口腔颌面导航手术

主　编　郭传瑸

北京大学医学出版社

KOUQIANG HEMIAN DAOHANG SHOUSHU

图书在版编目（CIP）数据

口腔颌面导航手术 / 郭传瑸主编．—北京：北京大学医学出版社，2020.3

ISBN 978-7-5659-2149-0

Ⅰ.①口…　Ⅱ.①郭…　Ⅲ.①口腔颌面部疾病－口腔外科手术　Ⅳ.① R782.05

中国版本图书馆 CIP 数据核字（2020）第 013713 号

口腔颌面导航手术

主　　编：郭传瑸
出版发行：北京大学医学出版社
地　　址：（100191）北京市海淀区学院路 38 号　北京大学医学部院内
电　　话：发行部 010-82802230；图书邮购 010-82802495
网　　址：http://www.pumpress.com.cn
E-mail：booksale@bjmu.edu.cn
印　　刷：北京强华印刷厂
经　　销：新华书店
责任编辑：董采萱　　**责任校对**：靳新强　　**责任印制**：李　啸
开　　本：710 mm×1000 mm　1/16　　**印张**：15.75　　**字数**：317 千字
版　　次：2020 年 3 月第 1 版　2020 年 3 月第 1 次印刷
书　　号：ISBN 978-7-5659-2149-0
定　　价：150.00 元

本书由

北京大学医学出版基金资助出版

编者名单

主　编：郭传瑸

副主编：刘筱菁

编　者：（按姓名汉语拼音排序）

蔡志刚　北京大学口腔医院口腔颌面外科

崔念晖　北京大学口腔医院口腔颌面外科

郭传瑸　北京大学口腔医院口腔颌面外科

郭玉兴　北京大学口腔医院口腔颌面外科

贺　洋　北京大学口腔医院口腔颌面外科

康晓伟　北京大学口腔医院手术室

李自力　北京大学口腔医院口腔颌面外科

刘瑞昌　北京大学口腔医院麻醉科

刘筱菁　北京大学口腔医院口腔颌面外科

彭　歆　北京大学口腔医院口腔颌面外科

王　晶　北京大学口腔医院口腔颌面外科

王　洋　北京大学口腔医院口腔颌面外科

许向亮　北京大学口腔医院口腔颌面外科

杨国勇　北京大学口腔医院手术室

翟新利　北京大学口腔医院口腔颌面外科

张建国　北京大学口腔医院口腔颌面外科

张　雷　北京大学口腔医院口腔颌面外科

张　益　北京大学口腔医院口腔颌面外科

郑　磊　北京大学口腔医院口腔颌面外科

周　兵　北京同仁医院耳鼻咽喉头颈外科

朱建华　北京大学口腔医院口腔颌面外科

编写秘书：许向亮　郭玉兴

序　言

数字化医学技术是21世纪医学领域最重大的进展之一，具有精准性、可重复性及微创性等诸多优点，迅速推动了各医学学科的大力发展。口腔医学作为医学的重要组成部分，数字化技术对其发展同样产生了深刻的影响，特别是在口腔颌面外科领域。数字化技术的不断推广与应用，使我国口腔颌面外科这个特色学科锦上添花，更加绚丽多彩。

北京大学口腔医院郭传瑸教授及其领导的团队在国内较早地将数字化医学技术应用于口腔颌面外科疾病的诊断和治疗，显著地提高了口腔颌面外科的诊治水平，有力地推动了口腔颌面外科的发展，在国内起到了很好的技术引领作用。在大量临床实践的基础上，他们编写了这本《口腔颌面导航手术》。本书编者均为在临床一线工作的专家或中青年医师，在各自专长的领域具有应用导航技术的丰富经验。本书将他们宝贵的临床经验与体会分享给读者，相信对初学者来说是一本很好的临床参考用书，对于进一步推广与普及导航技术在口腔颌面外科的应用将产生积极的推动作用。

本书内容较为系统全面，从基础理论到临床实践，多方位论述了导航手术在口腔颌面外科的应用。详细描述了从术前设计、术中实施到手术室麻醉和护理配合的整个操作流程，实用性强。特别是“导航失败原因分析”一章，更是对读者具有借鉴意义。

数字化医学技术是新兴技术，正在不断地发展和完善。我们热切地期待新的、更好的数字化医学技术源源不断地诞生，造福更多的患者。

中华口腔医学会会长

俞光岩

2019年10月

前　言

经过两年精心策划，由十余位具有丰富临床经验的一线专家共同编写的《口腔颌面导航手术》一书终于要面世了。本书作为面向医生的临床实践参考用书，从多个方面较为系统全面地阐述了导航技术在口腔颌面外科中的临床应用。手术导航技术的出现，对于提高颅、颌、面部结构复杂和功能重要部位的手术治疗水平，发挥着十分重要的作用，可以在很大程度上改善治疗效果，造福患者。对于计划开展导航手术治疗，以及对导航手术技术感兴趣的临床医师，可以从理论与应用两方面了解并逐渐掌握手术导航技术。本书汇集了北京大学口腔医院口腔颌面外科医师们十几年来在临床工作中积累的应用经验与体会，相信能够为各级临床医生提供一定的参考。

本书分为两部分，分别为“总论”和“临床应用”。内容涵盖了手术导航技术的理论基础、术前准备、口腔颌面外科各临床专业的术中应用、导航失败的原因分析、医疗机器人，以及内镜联合导航技术的应用等多个层次，旨在为读者呈现口腔颌面外科应用导航技术的立体化知识体系。

本书的一大特点是所有编者均为临床一线医务人员，具有丰富的导航技术应用经验，所著内容结合了自身的临床应用经验与体会，对临床医务工作者而言具有很好的参考价值。特别是第二部分“临床应用”，突出了实践性与可操作性，从术前准备、注册方法、术中导航，到手术室布局以及麻醉、护理的配合，还包含了对导航失败的分析，具有较为全面的临床借鉴意义。此外，本书还按照不同亚专业细化介绍术中导航方法，进一步丰富了应用范围。

本书各位编者在繁重的临床工作之余，查阅大量相关文献资料，汇总提炼临床经验，付出了艰辛的努力与汗水，协力完成本书，我在此表示衷心的感谢。期待本书的面世能为推动导航技术在口腔颅颌面外科中的应用尽一份绵薄之力。

本书的编写得到北京大学口腔医学院领导的大力支持和指导，北京大学医学出版社也给予热情帮助，在此一并表示诚挚的谢意。

限于编写水平，疏漏、不足之处在所难免，敬请读者指正。

北京大学口腔医院院长

郭传瑸

2019 年 10 月

目　录

第一部分　总论

第二部分　临床应用

附　　录

1　ADT 国际会议即“先进数字技术在头颈部重建中的应用”国际会议。

第一部分 总 论

第一章

外科导航技术概况

现代外科导航技术始于20世纪80年代末，首先应用于神经外科，随后逐渐推广到脊柱外科、整形外科、颅颌面外科、关节外科、腹部外科等手术中。手术导航是指医生在术前利用医学影像设备和计算机图形学的方法，对患者多模式的图像数据进行三维重建和可视化处理，获得三维模型，制定合理、精确的手术计划，开展术前模拟。在术中通过注册操作，把三维模型与患者的实际体位、空间中手术器械的实时位置统一在一个坐标系下，并利用三维定位系统实时采集并显示手术器械在空间中的位置。医生通过观察三维模型中手术器械与病变部位的相对位置关系，对患者进行导航手术治疗。

口腔颌面部解剖结构复杂，复杂的解剖结构给口腔颌面外科手术带来较大困难。组成颅颌面部的诸骨骨块大小不一、形态各异，骨缝多，骨质厚薄不均，有强大的咀嚼肌附着，骨折后移位有时复位难度大，导致面型改变或咬合紊乱，影响患者外貌和功能。口腔颌面部区域尤其是颅底及面侧深区含有重要的神经和血管（如颈内动脉），当这些部位出现病变需要手术时，由于重要神经和血管的位置深在，定位困难，手术风险很大（如颈内动脉破裂），轻者引起对侧肢体偏瘫，重者危及生命。因此，这些治疗难度高的病变常无人问津，患者常得不到及时的诊治，失去治疗机会。面对复杂解剖结构，如果盲目手术也会出现严重的并发症，影响治疗效果。手术导致的严重并发症或治疗效果不佳既会给患者带来痛苦，也会给术者、科室甚至医院带来负面影响，甚至阻碍医生个人及学科的发展。因此，在口腔颌面部复杂解剖区域施行手术非常需要精确定位系统的指引。当代科技的发展为此带来了可能，计算机导航技术的出现便是其中之一。现有的临床应用已证实，导航技术可以显著减小手术风险并且提高手术的准确度。

传统手术主要依靠术者经验进行。术者要取得这些经验必须经过长期的磨炼，一旦能掌握这些复杂手术，也就成了“老”医生；而且这些“老”医生的经验还不容易推广普及。有了导航技术，年轻医生也可以进行手术。由于导航技术具有通用性，并且容易同步化、同质化地进行推广，一下缩短了培训和普及时间。与传统手术方式相比，外科导航技术引导手术的优势主要表现在：第一，它摆脱了二维图像的局限性，彻底实现了三维观察。第二，图像引导技术允许外科医生在手术操作期间，按照术前设计方案进行手术，大大减少了手术当中可能出现的意外。第三，利用计算机导航技术，可以实现手术过程中的实时跟踪，提高手术准确性，明显缩短手术时间，提升手术效率。第四，利用可视化操作软件，术者可以在术前设计不同的手术方式，并选择最为合适的方法进行手术，从而达到最为理想的手术结果。另外，全程数字化的手术导航系统有利于网络传输与数字存储，不但可以进行诊疗全过程记录与回放用于术后分析，还可实现远程手术协作以及手术规划仿真与教学。

近十年来，外科导航技术已在口腔颌面外科得到较为广泛的应用。虽然在临床应用的时间不长，但已经显示出了其临床优势，并取得了初步经验。目前用于口腔颌面外科的导航系统大多是基于红外线双目视觉定位的被动式导航系统，电磁定位导航、超声定位导航和机械定位导航应用较少。北京大学口腔医院到2017年底已经应用导航技术引导口腔颌面外科十余种较为复杂、对精度要求高的手术操作，完成了700余例手术，取得了较为丰富的一手资料。从2012年起我们举办了6期全国颅颌面外科数字技术培训班及1次国际会议（2014年10月，北京），使该技术得到了一定的推广，促进了口腔颌面外科的学科发展和人才培养，提高了疑难疾病的诊疗能力。目前正在中华口腔医学会支持下，联合国内多家兄弟单位的有关专家制订颅底肿瘤穿刺活检、颌骨缺损重建、眼眶重建等导航手术的专家共识和技术规范，这些规范共识在不久将会被公布，有利于该技术的进一步推广普及和规范使用，并造福患者。总之，口腔颌面部复杂区域的手术难度大、风险高，利用计算机导航技术引导手术操作的位置和方向，可以有效预防手术区域周围血管、神经等组织的损伤，规避风险，提高手术成功率。

导航技术发展到今天，对于口腔颌面外科常见骨组织疾病如骨折、骨纤维异常增殖症、骨组织肿瘤或者颞下颌关节强直等均有相对完善的术前设计方法和丰富的术中导航经验。然而，在使用中仍存在很多实际问题：一些软组织的结构性漂移使导航系统在软组织应用中仍存在限制；下颌骨相对于上颌骨更具可移动性，导致下颌骨区域手术导航也存在一定问题；另外，基于光学定位的导航系统存在光线容易受阻挡，导致手术操作受干扰等问题仍待解决。因此，需要结合医生的经验及计算机技术、数字化医学图像设备的进步逐步完善。针对目前导航系统的自身局限性及临床需求，导航技术今后发展的主要方向大体有如下几个方面：①光学电磁导航一体机，同时整合光学技术和电磁技术，手术医生根据患者手术的不同选择跟踪方式。②光学导航精度高，可以连接显微镜实现镜内导航。③整合术中各种影像完成自动注册。④提供不同档次、不同种类导航设备满足不同医院和不同科室的需要，如便携式光学导航设备、电磁导航设备，以及地推式导航设备、悬挂式导航设备等。⑤通过输入术前影像，医生佩戴专用的3D眼镜，术前模拟手术操作，在三维空间完成模拟手术。⑥导航设备和机器人结合，利用导航设备的精准定位，手术机器人可以完成精细的微创手术，两者结合是未来发展的方向。随着技术的发展和完善，导航设备会逐步成为口腔颌面外科必备的手术设备。但手术导航设备终究是辅助设备，医生的重要性不能替代，二者完美结合才能取得更好效果。

（郭传瑸）

参考文献

[1] Stelter K，Theodoraki MN，Becker S，et al. Specific stressors in endonasal skull base surgery with and without navigation. Eur Arch Otorhinolaryngol，2015，272：631-638.

[2] Senior BA，Lanza DC，Kennedy DW，et al. Computer-assisted resection of benign sinonasal tumors with skull base and orbital extension. Arch Otolaryngol Head Neck Surg，1997，123：706-711.

[3] Beumer HW，Puscas L. Computer modeling and navigation in maxillofacial surgery. Curr Opin Otolaryngol Head Neck Surg，2009，17：270-273.

[4] 周东生 . 实用骨科导航技术 . 北京：人民军医出版社，2012.

[5] 张庆泉 . 耳鼻咽喉头颈外科影像导航技术 . 北京：人民卫生出版社，2013.

[6] 刘敏，孙国文，唐恩溢 . 计算机导航技术在口腔颌面外科应用中的新发展 . 中华口腔医学研究杂志（电子版），2017，11（3）：174-177.

[7] 方驰华 . 数字化肝脏外科学 . 北京：人民军医出版社，2014.

[8] 张文强，戴戎，王成焘 . 外科手术导航系统的研究现状及进展 . 医用生物力学，2004，19（1）：51-56.

[9] 罗火灵，贾富仓，胡庆茂 . 图像引导外科的研究概况及进展 . 先进技术研究通报，2010，4（11）：40-43.

第二章

数字外科技术发展历史

一、计算机辅助外科的发展与应用

（一）概述

伴随计算机技术及影像学的发展，数字化技术在现代医学中已经得到了广泛的应用。该技术通过应用自动化控制系统，可在外科手术中进行导航或对一些手术操作时未能见到或非直接进入的解剖结构进行可视化处理，以便于模拟手操作，简化操作过程，提高手术的精确性和微创性。“数字医学”也应运而生，它最早是由美国哈佛大学医学院的 Warner V. Slack 教授在其专著 *Cyber Medicine*：*How Computing Empowers Doctors And Patients For Better Health Care*（《赛博医学：计算机技术如何助力医患提高医疗质量》）中提出的。作为信息技术与医学的多学科交叉领域，数字医学是指信息技术在整个医学领域中的研究、应用与推广。计算机辅助外科（computer assisted surgery 或 computer aided surgery，CAS）是数字医学的重要组成部分。早在 20 世纪 80 年代，国外已经有了关于 CAS 的研发及临床应用的相关报道。CAS 的出现要归功于立体定位技术及成像技术的发展和结合。1986 年，日本、美国和瑞士几乎同时开发了由交互式二维 CT 机组成的导航设备，这是最初的 CAS。1987 年，无框架立体定位技术第一次被引入了神经外科手术，拉开了 CAS 的真正序幕。20 世纪 90 年代开始，国外的学者将 CAS 引入颅颌面外科，伴随螺旋 CT、MRI、锥体束 CT（cone beam CT，CBCT）和 PET-CT 等影像技术的发展，计算机辅助外科技术在医学领域的应用得到了更广泛的延伸。通过采集患者的术前影像学信息，经过计算机系统处理数据形成三维重建图像，使用人机交互系统评估虚拟手术模型及手术术式，合理地制定更加精确及个性化的手术方案，优化手术入路，减少手术创伤。在术中配合使用立体定位导航设备，可实时获得测量范围内的目标点的三维坐标，将实际手术区域与术前的医学图像进行融合配准后，引导术者精确实施预定的虚拟手术方案，提高手术成功率。

CAS 的理论研究、技术发展与实践应用已经成为国际上研究的热点，形成了一个蓬勃发展的新兴学科。CAS 的研发涉及学科广泛，技术要求高，包括计算机数据处理技术、追踪技术、传感器定位技术、图像配准技术等多个方面的内容。目前主流的计算机辅助外科手术系统及机器人系统几乎全部来自发达国家，瑞典 Elekta 公司以及德国 ZEISS MKM 公司的导航系统最早被引入国内，随之美国 Sofamor Danek 公司和 Stryker 公司、德国 Brainlab 公司的 CAS 设备以及美国 Intuitive Surgery 公司的 Da Vinci 机器人系统等也相继进入并迅速占领中国市场。在国内，清华大学、北京航空航天大学、上海交通大学、哈尔滨工业大学、复旦大学、北京理工大学、海军总医院、北京大学口腔医院、天津大学等高校及研究机构也开展了计算机辅助手术规划与导航系统、外科手术辅助决策系统、外科手术机器人系统等研究与应用。与国外高校及研究机构相比，我国 CAS 的起步较晚，虽然取得了很大成绩，但仍有较大差距，存在诸多不足和缺陷，离成熟的临床应用和商业化仍有一定的距离，需要付出更多的努力。

（二）计算机辅助外科系统的分类及特点

计算机辅助外科（CAS）包含计算机辅助设计与制造及快速成型、虚拟手术、导航手术以及机器人手术等，通过计算机对大量数据的处理及控制，可实现术前的虚拟手术规划、术中的实时引导及精确定位，推动外科手术向更加精确、微创以及个性化方向发展。

1. 计算机辅助设计与制造技术以及快速成型技术

计算机辅助设计与制造（computer aided design and manufacturing，CAD/CAM）技术在医学领域的应用是通过三维建模软件对 CT、MRI 图像中不同密度的组织，根据体素堆积成像的原理，将一系列连续的二维横切面图像叠合而成的实体的立体图像，利用镜像、反求等 CAS 技术建立骨骼硬组织或软组织三维重建模型，并通过 CAD 软件驱动计算机数控机床，经由切削或者分层增加、堆积的快速成型（rapid prototyping，RP）技术生产出不同材料的三维实体模型。

使用 CAD/CAM 技术以及 RP 技术可以进行个体化手术模板、导板及外科植入体的设计制造，结合三维图像的分析测量，使复杂的结构可视化，在组织器官快速原型上可以进一步验证手术设计方案的可行性，选择合适的外科植入物并将其预制（图 2-1）等，在提高手术效率的同时，也进一步保证了手术的精确性。目前，该技术主要应用于骨外科、心血管外科及口腔医学领域等，如骨肿瘤的切除、获得性缺损重建、先天性畸形矫正、个性化牙科修复体的制备、种植导板的制作等。在三维重建及建模的过程中，医学影像数据的精度是影响重建质量的主要因素。此外，虽然目前的 RP 技术能够制造结构复杂的解剖模型，但是在直接制造生物相容性植入物方面尚存在困难，部分工艺仍有待成熟，在材料选择、技术参数设定方面仍需进一步探索。

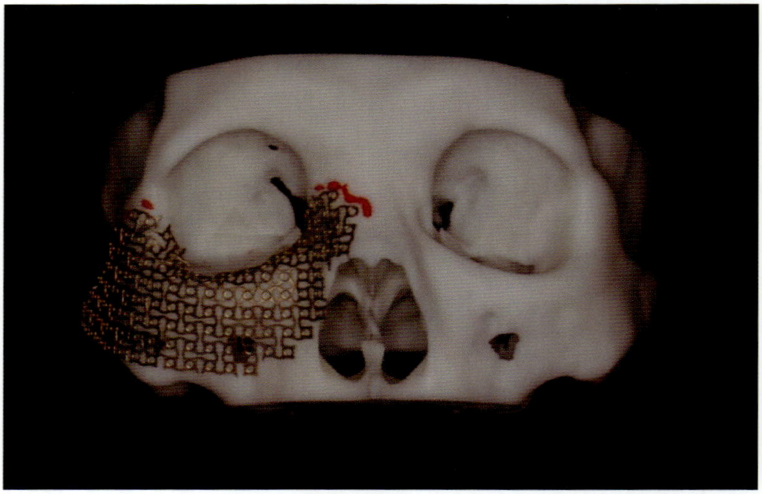

图 2-1　在 3D 打印模型上术前预制钛网

2. 虚拟手术

虚拟手术（virtual surgery，VS）是指在现有的各种医学影像数据基础之上，通过虚拟现实技术在计算机中建立一个模拟环境，使医生借助虚拟环境中的数据信息进行手术规划、术前训练，并在术中引导手术，以及进行术后效果评价的新兴技术。VS 是诸多学科交叉的新研究领域，也是 CAS 的一种形式。

传统的外科手术方案制定主要取决于主刀医生的临床经验，需要根据临床检查、影像信息、病理分型等数据信息，在术者头脑中综合分析、模拟过程，对整个手术团队的每一位成员来说，很难及时、充分地共享手术方案。使用计算机虚拟手术系统，导入 CT 或 MRI 等影像数据建立三维模型，可使外科医生在虚拟的三维空间进行手术方案的构思、讨论（图 2-2），实现精准的空间尺寸测量及手术效果的预判，汇集手术团体智慧，制定最佳的手术方案，对于优化手术入路、减少手术创伤、提高手术精度及成功率具有非常重要的意义。同时，可视化的手术预演过程可以使整个手术团队成员共享手术方案信息，也在一定程度上提高了手术效率。VS 还可以用于手术教学培训。利用计算机虚拟现实系统，年轻医生可反复观摩专家手术的过程，在极具临场感和现实感的训练环境中，不断重复、模仿、改进手术操作；同时，还可以对手术练习效果进行评价，在降低训练成本、快速提高医生手术水平的同时，也避免了严重意外的发生。用于虚拟手术训练的力触觉交互装置能增强手术真实感，提高培训效果。目前在研或已商业化的力触觉交互装置大多仍存在稳定性、保真性相对较差及体积较大的问题，研发能够基于双手操作、感觉更真实的虚拟手术训练装置及系统将是未来的重要发展

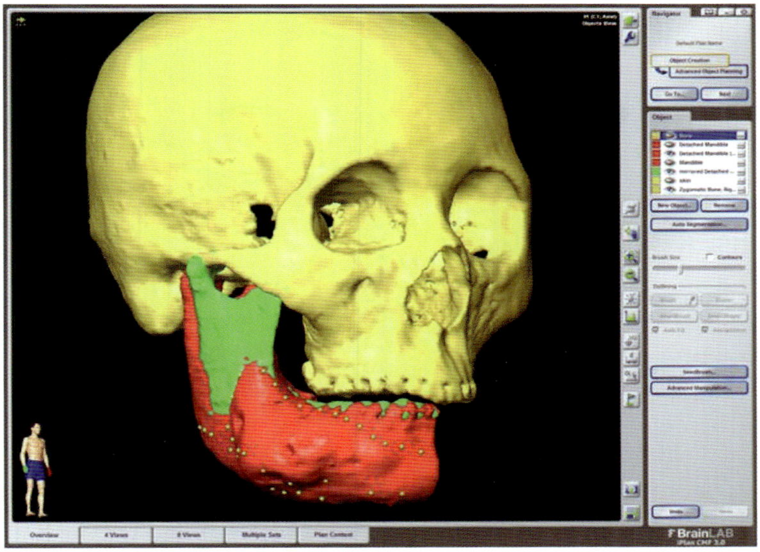

图 2-2　颌骨骨纤维异常增殖症的术前虚拟手术设计

方向。此外，在远程医疗的发展中，VS 也起到了举足轻重的作用。虚拟系统使远程专家的交互式会诊成为可能，通过指导或远程操纵仪器设备给予医疗支援，突破了传统意义上时间和空间的限制。

3. 导航手术

手术导航的概念最早起源于“立体定向神经外科技术”（stereotactic neurosurgery）。它是一个利用解剖影像和定向仪将手术工具导入脑内特定靶点提取组织标本，损毁病灶和去除病灶的过程。立体定向技术系统可分为有框架手术系统和无框架手术系统。伴随着图像和计算机技术的发展以及鉴于有框架手术系统的局限性，无框架立体定向技术成为我们目前意义上的导航手术（navigation surgery）。导航手术包含了虚拟手术及立体定位追踪装置，涉及的科学较为广泛，包括虚拟现实技术、镜像技术、反求技术、注册匹配技术、图像融合技术、传感器遥感技术等（图 2-3）。导航手术的工作原理是利用术前的图像数据信息，在计算机工作站中重建患者的三维模型，并进行术前虚拟手术规划设计，在手术过程中完成注册配准后，使用追踪定位探针在工作站中实时动态显示目标区域或追踪手术器械的当前位置，实现虚拟手术计划、手术器械、手术区域的交互定位，将手术方案由虚拟转化为现实，从而减少邻近组织的创伤、保护重要的解剖结构，实现微创、精确的 CAS 手术。目前主流的红外导航设备主要有美国 Stryker 公司的 SmartVision 系统、Sofamor Danek 公司的 StealthStation 系统、德国 Brainlab 公司的 Victor Vision 系统等。

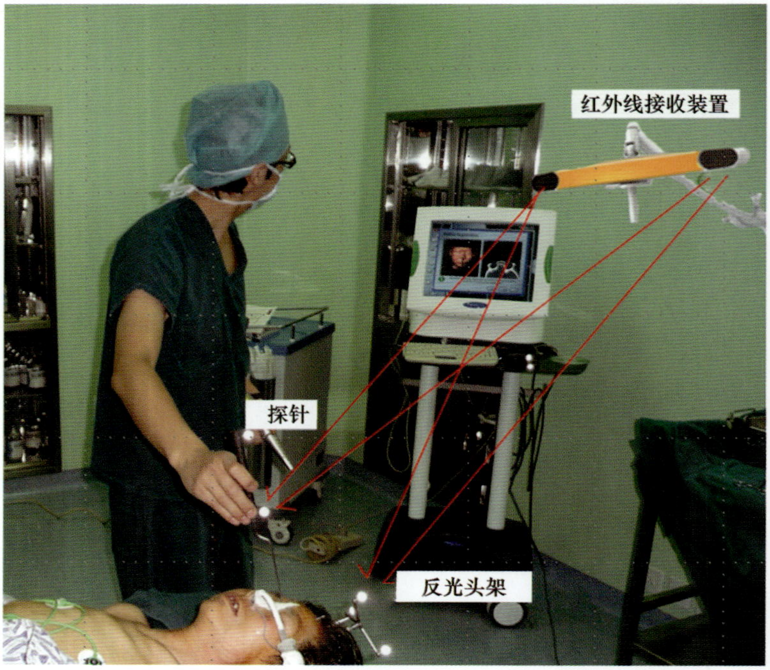

图 2-3 通过红外光学导航系统获得患者的实时位置信息，结合软件处理，实时显示被标定物体的位置

4. 机器人手术（robotic surgery）

手术机器人将医学及工程学充分结合并发挥各自优势，实现人机协作的最大化，较传统医学相比，在手术术前设计、路径规划、微创、可视化、虚拟及远程手术方面有着得天独厚的优势。Davies 将手术机器人定义为“一种具有人工传感的机械手，在计算机控制下能够重新设定程序移动和定位工具，从而实现一系列手术操作”。1985 年，Kwoh 等使用 UNIMATION PUMA 200 机器人对可疑的脑部病变进行活检手术，开创了外科手术机器人的先河。1991 年 4 月，Davies 使用 Probot 机器人在之前的可行性研究基础上成功实施了前列腺切除术，这是历史上第一次使用机器人自动从人体移除组织。在 20 世纪 90 年代后期，以腹腔镜手术为代表的微创外科迅速崛起。1994 年，美国 Computermotion 公司的 AESOP 机器人成为第一台获得美国食品药品监督管理局认证可应用于临床的机器人，在此基础上于 1996 年研发的 ZEUS 机器人以及 2001 年美国 Intuitive Surgical 公司研发的 Da Vinci 机器人是目前临床应用最为成熟的机器人。2001 年由 Marescaux 在美国纽约远程遥控位于法国斯特拉斯堡的 ZEUS 机器人，成功施行了腹腔镜胆囊切除术，开启了远程机器人手术的篇章。1994 年，Kavanagh 利用图像

引导的 Robodoc 机器人系统在颞骨上第一次进行了口腔颌面外科领域的临床前试验。1998 年诞生了第一台用于颅颌面外科的交互式手术机器人——OTTO 系统，Lueth 等将其安装在手术室天花板上用于钻孔或切割。

我国医疗机器人目前仍处于研发或临床试验阶段，整体发展水平不高，还未实现医疗机器人产品规模化，但是也取得了一些进展，例如北京航空航天大学和海军总医院研制的脑外科手术机器人、天津大学研制的“妙手”血管显微外科手术机器人、北京航空航天大学和北京积水潭医院合作研发的天智航机器人系统、哈尔滨工业大学机器人研究所研制的微创腹腔外科手术机器人系统、北京大学口腔医院和北京理工大学及清华大学合作研发的颅颌面外科辅助手术机器人以及颅底面侧深区疾病微创穿刺诊疗机器人等，在不同的学科领域都进行了机器人辅助外科手术的探索研究。目前，机器人手术已经成功应用于神经外科、妇产科、泌尿外科、介入科、心胸外科、腹腔外科、颅颌面头颈外科等手术。Da Vinci 机器人（图 2-4）以其高清的放大视野、自动滤除震颤、良好的可操控性及超越人手的自由度成为临床应用最多的产品，但是目前的手术机器人体积庞大、花费高昂、学习曲线长，并且大多没有考虑力觉反馈的问题，成为约束机器人手术发展的瓶颈。医疗手术的机器人应用目前仍属起步阶段，适用于不同领域的专科机器人及相关器械将是未来的研究热点。手术机器人的发展也将远离自动或半自动的模式动作，而向协同操作和虚拟设备方向发展。

总之，计算机辅助外科的发展必须致力于解决实际的健康问题。伴随技术的不断进步，其应用将越来越广泛。作为外科医生的第三只眼和手，计算机辅助外科通过细致的术前规划、术中的实时导航以及机器人等的辅助操作提高了手术的安全性和精确性，外科手术也因此会更加微创、完美。

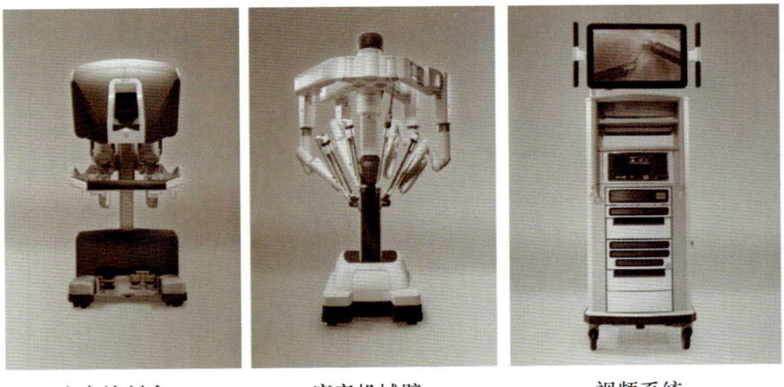

术者控制台　　床旁机械臂　　视频系统

图 2-4　Da Vinci 机器人系统

（朱建华　郭传瑸）

二、导航系统在头颈外科中的应用历史

很多研究已经报道了使用计算机辅助模拟和导航系统对复杂解剖部位进行操作和治疗，可以减少操作时间，使肿瘤根治手术更加彻底，也让靠近重要组织结构的治疗操作更加安全。术中导航最初为神经外科应用所研发，并在十余年前被引入到头颈部治疗中，将其应用于颅底手术、神经外科、颌面部及内镜鼻窦手术中，获得了令人鼓舞的经验。2002 年，Schmelzeisen 等报道了 2 例导航引导下颞下颌关节强直切除病例，成功地保护了颅底结构。

由于在十分狭小的空间中存在各种关乎生命的血管和神经结构，某些鼻窦手术以及前颅底区域的手术非常具有挑战性。另外，受到先前外科手术过程以及一些影响颅底结构和功能的疾病破坏，在某些情况下，手术部位标志性的解剖结构会受到影响，从而增加了术中、术后发生并发症的风险。在这种情况下，计算机辅助模拟和导航手术成为提高手术定位精度的一种重要手段，甚至是必需的治疗手段。

随着导航技术的不断发展，早期使用的机械导航设备已经被操作便捷的光学、电磁系统所取代。利用激光进行表面扫描配对的系统目前已被广泛使用，逐步代替了点配对系统。尽管不同导航系统原理并不相同（例如光学或电磁系统），但均需要高分辨率成像技术为其提供精确的术中定位，例如 CT 以及 MRI 等。

（一）导航系统在颌面部、颅底、鼻窦手术中的应用

近期的研究表明，3D 导航系统的使用通过个性化的解剖学“地图”来提供手术部位及周围结构的位置信息。该解剖学“地图”基于 CT 或 MRI 获取的图像数据。由于图像数据的完整性依赖于 CT 影像的断层厚度，因此术中导航系统的精度可能在 0 ～ 5 mm 之间而无法完全预知。然后，将术前影像数据与复杂的三维坐标测量设备和现代计算机图形学相结合，在术中将患者手术区域位置与术前影像提供的患者解剖结构进行精确实时空间配准，从而完成术中定位。导航系统的作用主要是完成更好的三维定位、更准确的外科手术、更精准的手术路径，并且减少手术时间，从而降低医源性损伤的风险。不过，手术的成功仍主要依赖于外科医生的技术和经验。

进行鼻窦、前颅底及侧颅底的手术要求术者掌握全面的解剖学知识，并且基于术前影像学检查，具备良好的三维空间“想象力”，特别是在利用微创内镜实施手术时。微创内镜手术的治疗目标是在最小的医源性损伤下达到最佳的治疗效果。通过微创入口引导内镜到达手术区域。由于内镜视野小以及周围邻近重要解剖结构，特别是在肿瘤破坏范围较广、修复手术和复发性手术局部解剖结构发生变化时，医源性损伤的风险较高。当外科医生不能充分了解特定

的病理学因素时，就不知道手术器械的准确位置，大多数术中并发症就发生在这种情况下。

Keschner 等学者于 2010 年综述了导航技术在内镜下颅底手术中的应用。内镜下颅底手术中运用外科导航技术与在鼻窦炎性疾病手术中运用导航技术差别很大。与典型鼻窦炎性疾病手术相比，在内镜下颅底手术中，导航技术对软组织的解剖分离发挥着非常重要的作用。导航手术应用的具体适应证包括内镜下治疗蝶鞍区病变、良性前颅底肿瘤、脊髓脊膜膨出以及脑脊液漏等。他们推荐进行内镜下颅底手术时使用导航技术。

Pham 等于 2007 年研究评价了利用术前计算机模型设计和术中导航技术进行颌面骨重建的病例。他们对 3 名外伤所致牙颌面畸形的患者进行治疗。首先对患者进行了术前薄层 CT 扫描，然后利用 MIMICS 软件进行了三维重建及骨骼复位，应用 StealthStation Tria 光学导航系统辅助完成手术治疗。结果表明，术后患者的眼球内陷得到了良好的纠正，鼻眶筛复合体的对称性得到了显著改善，颧上颌复合体也得到了有效的重建。

Beumer 等学者 2009 年研究了利用计算机模型及计算机辅助手术改善颌面部重建的复杂手术病例。他们认为术前 CT 数据对于计算机建模、进行虚拟重建至关重要。其运用术中导航系统进行重建，提高了手术结果的精度。通过评估 VectorVision、Voxim 以及 StealthStation3 种导航系统与患者解剖标志的注册方案，包括有创标记、皮肤表面扫描、骨性标记点和牙弓夹板，他们认为应该由术者根据手术损伤情况来选择最佳的注册方案。事实上，由于人颅面骨骼的不对称性，颌面部手术时会有一定程度的误差，临床治疗中可以忽略这些误差。

将导航技术与 PET/CT 结合也可以为头颈部肿瘤患者的治疗提供一种新的尝试。Feichtinger 等学者 2010 年报道了一种评价头颈部晚期癌症术中切缘阳性与否的新方法，即利用基于 PET/CT 融合成像的影像导航手术，对 6 名接受了手术治疗的 T4a 至 T4b 期头颈部癌症患者进行了术中影像导航，然后手术切除肿瘤。术中导航显示 4 名患者的常规手术切缘并不安全。对于其中的 3 名患者，需要进行影像引导下导航手术再次扩大切除肿瘤，才能达到局部控制的目的。另一名患者因为肿瘤侵犯颅底而未能再进行扩大切除手术。对 4 个肿瘤样本的组织病理学检查结果证实常规手术切缘阳性或肿瘤接近切缘。该研究表明，利用基于 PET/CT 融合成像的 3D 导航系统在术中对手术切缘进行控制，可以评估和提高头颈部晚期肿瘤局部控制的效果。

手术导航系统在发达国家已逐渐得到较广泛应用，但在发展中国家还处于起步阶段。Rai 等学者 2013 年报道了手术导航系统在印度的应用情况，论述了一些导航技术在印度临床上的应用、相关指征、实用的技巧和效果。他们认为对于复杂的病例来说，导航技术能够为鼻窦手术的医生提供可靠的帮助。熟练使用手术导航系统并不需要一个漫长的学习过程，因为它没有改变手术操作的方法。另外，他们也认为导航技术可以成为一个教学工具，但是不能替代正确的手术训练。

Irugu 等学者 2014 年介绍了电磁导航系统的技术进步，使鼻内镜手术领域发生了较大变革。电磁导航系统提高了手术的精度，降低了并发症的发生率。其重点论述导航系统的技术操作、工作机制、电磁导航系统的优势和劣势，指出虽然导航系统拥有很多优势，但它只能作为手术医生的辅助工具，而不能替代手术医生。

后颅窝导航手术时，需要进行体位的改变。Hermann 等学者 2015 年开展了一项有关安全性和可行性的研究。他们对 15 名患有脑干或脑中线处肿瘤的患者，包括 6 名儿童和 9 名成年人，进行了半坐位下采用电磁导航技术的后颅窝手术。导航技术用于在开颅过程中辨认和保护静脉窦，以及确定手术路径。他们发现患者为半坐位时，导航精度未明显降低。每一名患者都可以选择最佳的颈部角度，以保证手术医生能在其舒适的体位下对病变部位进行手术，而避免过屈现象。结果表明，在半坐位下采用电磁导航技术是安全可行的。尽管要改变患者体位，但其能够快速准确地注册且不会使导航精度下降。与光学导航技术相比，电磁导航不存在光线遮挡问题。

导航系统除了可以辅助颌面部肿瘤切除、创伤修复以及重建手术，还可以在颌面部异物取出术中发挥独特的作用。Lorenz 等学者于 2017 年进行了一项导航下取异物的研究。他们将 5 种不同材质的检测样本（玻璃、金属、木头、塑料和石头）通过口内切口置入 10 例尸体头颈部的左侧和右侧。一名医生在导航系统辅助下取出一侧异物，在不运用导航系统的情况下取出另一侧异物。然后记录手术时间、手术造成的组织创伤程度、取出异物所用的时间，以及对导航系统有效性的主观评价。结果发现在导航系统的辅助下，异物被发现的平均时间是 26.7±35.1 s（$P < 0.0001$），取出的平均时间是 79.1±66.2 s（$P = 0.0239$），切口平均长度是 10.0±3.5 mm（$P = 0.0007$）。在不使用导航系统的情况下，发现异物的平均时间是 86.5±77.7 s，取出的平均时间是 74.1±45.9 s，切口平均长度是 13.0±3.6 mm。结果表明，术中导航系统对于取出头颈部软组织中的异物很有帮助，运用导航系统可以减少手术时间并避免过长切口。

（二）导航系统精度的研究

临床上，在使用术中导航系统时应充分考虑到其局限性。在计算机辅助导航过程中，术前的影像分辨率、图像融合误差以及注册误差都带来了理论上的误差。注册误差是影响术中导航精度的主要因素。目前常采用激光表面扫描系统进行注册。该方法在前颅部病变的导航手术中准确性最高。不过，手术所造成的局部解剖位置改变导致了术前图像数据与手术部位真实结构之间的差异。解决这一问题的措施包括术中进行 MRI 或 CT 成像，以及进行导航下超声实时采集数据并输入导航系统中。另外，还有因定位结构的局部解剖学变化而带来的误差，特别是对于那些没有固定位置的结构，如下颌骨及其周围软组织。在图像采集时利用夹板可以减小这种解剖位置上的变化，从而重复相同的位置。采用颅骨表面标志作为参考标记点基本可以满足导航下颌面外科手术的需求。

朱建华等于 2016 年分析了机器人辅助下利用腓骨皮瓣进行颌骨重建的可行性和精度，并将计算机辅助导航系统和传统手术方法进行了比较。通过 15 例虚拟研究和 6 例动物实验，比较术前和术后三维表面虚拟模型来评价颌骨重建的精度。结果发现，机器人系统、计算机辅助导航系统和传统手术方法对腓骨移植的平均偏差分别是 1.221 mm、1.581 mm 和 2.313 mm，动物实验中相应的偏差分别是 1.7697 mm、1.7847 mm 和 2.0815 mm。机器人系统、计算机辅助导航系统和传统手术方法在下颌支近端重建中的平均偏差分别是 1.0420 mm、1.0532 mm 和 1.8800 mm，在下颌支远端重建中的平均偏差分别是 1.1645 mm、2.7198 mm 和 2.8445 mm。该研究表明，对于下颌骨重建来说，机器人系统是可行、有效和可靠的。利用机器人系统进行腓骨植入的精度与导航系统相当，优于传统手术方法。

颅底导航手术需要较高的导航精度，事实上目前造成精度下降的主要原因是注册过程。Grauvogel 等学者 2015 年比较了钛钉配对注册与三维 C 形臂注册的导航精度。基于患者的 CT 数据，制作了 4 个头颅模型，并安装了个体化定制的硅胶皮肤，然后比较钛钉配对注册与三维 C 形臂注册的导航精度。结果显示，C 形臂注册比钛钉注册具有明显的优势，这说明 C 形臂导航在颅底的导航精度高于点配对注册。由于三维 C 形臂能够做到实时显像和实时导航，将成为颅底外科一个很有临床价值的工具。

Soteriou 等学者在 2016 年比较了 5 种不同的注册模式，并评价其电磁导航精度。他们根据患者的 CT 图像数据，制作了 4 个头颅模型，同时，根据皮肤和软组织情况制作了个体化硅胶面具，分析了 5 种不同的注册模式：有创的标志点注册、自动图像注册、表面配准注册、解剖标志注册和口内夹板注册。他们将 26 枚钛钉置于头颅上，评价了整体导航精度。结果发现不同注册模式之间的导航精度有显著差异。有创的标志点注册的误差是 0.94±0.06 mm，自动图像注册是 1.41±0.04 mm，表面配准注册是 1.59±0.14 mm，解剖标志注册是 5.15±0.66 mm（4 个解剖标志）和 4.37±0.73 mm（5 个解剖标志），口内夹板注册不适用于该导航系统。结果表明在头颅大部分的部位，有创的标志点注册具有优势。但是，在筛窦和蝶窦处，自动图像注册的误差值很小。只有自动图像注册和表面配准注册符合无创注册的精度要求，尤其是自动图像注册在前颅底的误差值与有创的螺钉注册相当。

Bernstein 等学者 2017 年选择 4 名医生（2 名主治医生，2 名实习生）在解剖模型上完成 224 例非导航下截骨术，以及 224 例基于术前 3D 虚拟设计的导航下截骨术，然后对截骨后的骨骼进行了扫描分析。结果发现非导航截骨与虚拟设计之间的平均误差是 2.1 mm，导航下截骨的误差是 1.2 mm（$P < 0.0001$）；非导航截骨平均角度偏差为 4.5°，导航下截骨是 3.5°（$P < 0.0001$）。结果表明，3D 虚拟设计可以应用于导航下截骨术。3 mm 是一个适当的术前设计安全距离。

（三）不同导航系统之间的比较

从临床应用来看，目前的光学系统和电磁系统都满足术中导航的要求。光学导航系统的功能是基于患者头部附近的相机阵列检测发光二极管的位置，或记录来自标记点反射的红外线以确定其位置。由于光线沿直线传播，相机与二极管或者反射标记点之间必须无障碍，否则，无法检测到手术区域内的发光装置或反射探针的实际位置。电磁导航系统需要在手术区域周围叠加磁场。为此，示踪系统使用了磁场源、磁场检测传感器和处理软件。铁磁材料和电磁场可能导致系统故障。因此，必须尽可能地减少对系统电磁场的干扰，如使用无铁磁性的设备（例如钛金属等）。

2001 年 Cartellieri 等学者对 5 款不同 3D 导航系统在模拟人颅骨的条件下进行了测试，比较了导航系统的系统精度，包括 4 种光学导航系统——Insight、Easy Guide、SNM、Vector Vision，以及 1 种电磁导航系统——Insta Track。他们发现被测试的 3D 导航系统的系统精度均达到 1 mm 以下。电磁导航系统 Insta Track 的系统精度与其他系统相当。另外，CT 图像的层厚使重建过程中每层图像之间产生“间隙”，在很大程度上这是误差不一致的主要原因。因此，为了保证系统精度的可靠性，CT 图像的层厚必须尽可能小。他们测试的所有 3D 导航系统均达到了临床所需的高标准精度。

2003 年 Ecke 等学者在临床和实验室条件下对 3 种导航系统进行了比较，包括 Easy Guide、Vector Vision 和 Insta Track。Easy Guide 进行了一些适应鼻窦手术的改进，以确保手术入路的高度精确性。Vector Vision 适用于颅底手术，其研发的配准过程可以使图像数据在传输后能够立即执行。Insta Trak 是一种主要用于图像引导下内镜和显微鼻窦手术的导航系统，操作该设备所需的总时间比其他系统短。

2008 年 Strong 等学者比较了 3 种用于颌面部重建的导航系统精度。他们利用 4 个新鲜尸头评价了 3 种光学导航系统：Stealth Station、Vector Vision 和 Voxim。主要测量了平均靶点定位误差。结果发现 Stealth Station 精度最高，误差是 1.00±0.04 mm；其次是 Vector Vision，误差为 1.13±0.05 mm；Voxim 的误差为 1.34±0.04 mm。该研究证实 3 种导航系统的精度差异较小，对颌面部重建的临床影响可以忽略。

（四）导航系统新技术和其他研究

Helbig 等在 2009 年报道了一种新型导航应用方法，用于对颈部软组织开展导航引导下超声细针穿刺。该穿刺系统由导航超声探头、导航细穿刺针和坐标传感器组成。他们对该系统开展了适用性试验。其在体外构建了一个直径为 9 mm 的淋巴结穿刺模型。结果显示，导航穿刺针可以非常精确地达到目标部位，准确度是 97%，特异度是 99%。该方法的优势在于不需要把参照工具固定在患者身体上。该方法非常适用于颈部区域的手术。与其他头颈部导航引导下穿刺术不同，该方法不需要进行术前影像学检查（CT 或 MRT）。

Rana 等学者 2012 年基于 iPlan3.0 开发了一种用于治疗头颈部肿瘤的新型三维设计与导航软件，并开展了临床评估。该研究分析了 2005—2011 年计算机辅助手术下的 5 类肿瘤外科手术操作：术前设计路径引导下肿瘤活检、术中影像辅助下肿瘤切除、肿瘤定位、肿瘤术后重建和口腔康复方案设计。5 类手术都完成了成功的术前规划、图像数据输入和术中精确的红外线导航，未发生任何并发症。结果表明，用于治疗头颈部肿瘤的影像导航技术是一种精确、安全的手术方法，能够做到实时解剖定位。就计算机辅助手术的优势而言，该技术也会在颅面整复手术中发挥重要的作用，并成为肿瘤多学科治疗的通用解决方案。

还有学者对导航辅助手术中医生的精神心理状态做了研究。Stelter 等学者 2015 年利用现代组织管理心理学方法，研究了在使用和不使用导航辅助的鼻内镜手术过程中医生的精神心理需求，以评估其应激状态。该研究评价了由 4 名经验丰富的耳鼻喉科医生开展的 40 例鼻内镜手术（20 例运用了导航，20 例未运用导航，非盲法非随机）。手术过程中医生的心率、心率变化以及呼吸频率等作为统计参数，用于量化其心理需求。结果表明，医生的应激水平在导航手术与非导航手术中无显著差异。有趣的是，对于 10% 使用导航技术的手术来说，虽然手术医生在术前声称没有必要使用导航系统，但最后证明导航系统是有帮助的。其他应激源包括时间压力、学生或同事在手术中与手术医生交谈或聊天以及医疗设备的系统故障，例如导航、动力钻、电刀或刀片等故障。术中弥漫性出血和蝶窦的钻孔操作会造成视野模糊，也会成为手术应激源。平静的状态包括手术室安静的氛围（即手术室门关闭）以及另一名经验丰富的同事参与手术，尤其是一名神经外科医生。当导航系统这样的复杂医疗设备无法工作时，会导致应激状态。为了保证医疗设备发挥正确的功能，需要训练整个手术团队正确使用这些设备。另外，不合格以及不熟练的手术室工作人员会导致手术医生产生应激状态，并使团队出现不和谐的状态，这些因素最终会对整个手术过程造成不利影响。

纵观近些年来导航技术的不断蓬勃发展，其精准的治疗手段为外科医生处理重要部位以及复杂解剖结构处的病变提供了一种可靠的办法，其有限的术野暴露也大大减小了患者的手术创伤，特别是和内镜联合使用，这是术中导航系统一个很有前景的应用领域。一些研究报道了利用导航技术治疗失去或改变解剖标志结构的侵袭性肿瘤或复发性肿瘤，其结果是令人鼓舞的。软件的不断发展要求不仅标记某些解剖结构，将来还要模拟其运动方式。与非导航手术相比，导航系统对手术安全性和节约手术时间的重要作用将通过更多的研究来验证。

（许向亮　郭传瑸）

参考文献

[1] 王静，袁荣涛，董蒨．计算机辅助手术系统与 3D 打印技术在口腔颌面部缺损修复重建中的应用．国际口腔医学杂志，2016，43（6）：725-728.

[2] Schlöndorff G. Computer-assisted surgery：historical remarks [J]. Computer Aided Surgery，2015，3（4）：150-152.

[3] Stokbro K，Aagaard E，Torkov P，et al. Virtual planning in orthognathic surgery. International Journal of Oral & Maxillofacial Surgery，2014，43（8）：957-965.

[4] Mavrogenis AF，Savvidou OD，Mimidis G，et al. Computer-assisted navigation in orthopedic surgery. Orthopedics，2013，36（8）：631.

[5] Goldsmith MM，Bucholz RD，Smith KR，et al. Clinical applications of frameless stereotactic devices in neurotology：preliminary report. Am J Otol，1995，16（4）：475-479.

[6] Schmelzeisen R，Gellrich NC，Schramm A，et al. Navigation-guided resection of temporomandibular joint ankylosis promotes safety in skull base surgery. J Oral Maxillofac Surg，2002，60（11）：1275-1283.

[7] Keschner D，Lee J. Use of surgical navigation during endoscopic skull base surgery. Operative Techniques in Otolaryngology，2010（21）：44-50.

[8] Feichtinger M，Pau M，Zemann W，et al. Intraoperative control of resection margins in advanced head and neck cancer using a 3D-navigation system based on PET/CT image fusion. J Craniomaxillofac Surg，2010，38（8）：589-594.

[9] Rana M，Essig H，Eckardt AM，et al. Advances and innovations in computer-assisted head and neck oncologic surgery. J Craniofac Surg，2012，23（1）：272-278.

[10] Rai D，Munjal M，Rai V. Navigation in endoscopic sinus surgery：the first Indian experience. Indian J Otolaryngol Head Neck Surg，2013，65（Suppl 2）：394-399.

[11] Irugu DV，Stammberger HR. A note on the technical aspects and evaluation of the role of

navigation system in endoscopic endonasal surgeries. Indian J Otolaryngol Head Neck Surg 2014，66（Suppl 1）：307-313.

[12] Hermann EJ，Petrakakis I，Polemikos M，et al. Electromagnetic navigation-guided surgery in the semi-sitting position for posterior fossa tumours：a safety and feasibility study. Acta Neurochir（Wien），2015，157（7）：1229-1237.

[13] Lorenz KJ，Bockers A，Fassnacht U，et al. Implementation of a miniaturised navigation system in head and neck surgery for the detection and removal of foreign bodies. Eur Arch Otorhinolaryngol，2017，274（1）：553-559.

[14] Zhu JH，Deng J，Liu XJ，et al. Prospects of robot-assisted mandibular reconstruction with fibula flap：comparison with a computer-assisted navigation system and freehand technique. J Reconstr Microsurg，2016，32（9）：661-669.

[15] Grauvogel TD，Becker C，Hassepass F，et al. Comparison of 3D C-arm-based registration to conventional pair-point registration regarding navigation accuracy in ENT surgery. Otolaryngol Head Neck Surg，2015，152（2）：266-271.

[16] Soteriou E，Grauvogel J，Laszig R，et al. Prospects and limitations of different registration modalities in electromagnetic ENT navigation. Eur Arch Otorhinolaryngol，2016，273（11）：3979-3986.

[17] Bernstein JM，Daly MJ，Chan H，et al. Accuracy and reproducibility of virtual cutting guides and 3D-navigation for osteotomies of the mandible and maxilla. PLoS One，2017，12（3）：e0173111.

[18] Stelter K，Theodoraki MN，Becker S，et al. Specific stressors in endonasal skull base surgery with and without navigation. Eur Arch Otorhinolaryngol，2015，272（3）：631-638.

第三章

图像处理技术

一、计算机图像处理技术在医学的发展

自 20 世纪 70 年代以来，利用计算机 X 线断层投影（computer tomography，CT）、磁共振成像（magnetic resonance imaging，MRI）、超声（ultrasound，US）、数字血管减影成像技术（digital subtraction angiography，DSA）等医学成像技术可以得到二维数字断层图像序列，可有效辅助对深部疾病的诊断和鉴别。但是，仅依靠这些二维图像，很难直观地体现或确定物体的三维结构及其相互之间的关系。

由于物体的三维信息在医学诊断、治疗及其他临床领域所具有的特殊应用价值，使得三维医学图像的可视化技术越来越引起人们的关注。通过计算机图像处理技术，可以对二维医学图像进行分析和处理，从而实现对人体器官、软组织和病变体的分割提取、三维重建及显示，进而辅助医生对病变体及其他感兴趣的区域进行定性甚至定量的分析，大大提高了医疗诊断的准确性和可靠性。

计算机辅助医学图像处理是集成了解剖学、外科学、图像处理学等多学科专业知识的交叉学科。现代医学影像可视化技术起源于图像学中 Marching Cubes 算法的出现，该算法又称移动立方体法，是表面绘制的经典算法，它是 W. Lorensen 等于 1987 年提出来的一种体像素级重建方法。该算法的核心包括：①体素中由三角面片逼近的等值面计算；②三角面片各顶点法向量计算。通过这两项核心计算，能够提取二维医学影像的边界，并进行等值面重建，得到三维立体的网格数据（.stl 数据），被大多数三维编辑软件识别并处理。这一算法的出现为医学影像和图像处理技术提供了桥梁，也开启了数字医学技术的大门。

从 19 世纪 80 年代至今，医学图像处理技术经历了从二维到三维，从单一影像到多源影像融合，从使用工业三维设计软件到医学专业设计软件的发展过程，迄今已经发展为一个多元化、专业化、集成化的学科，是一个汇聚了图形图像处理人员、编程人员、精密制造人员、材料学专家、外科医生、放射科医生、医学工程学人员等各类人才的交叉领域。医学图像处理技术的发展，为之后出现的增材制造技术、机器人辅助手术和医学可视化提供了必不可少的前提条件。

二、口腔颌面外科领域常用的图像处理学技术

1. 三维重建技术（3D reconstruction）

医学图像的三维重建是利用各类医学成像系统及其他数据来源获取的二维图像构建组织或器官的三维几何模型，在计算机屏幕上“真实”地绘制并显示出来。根据绘制过程中数据描述方法的不同，目前医学图像三维重建的方法主要有两类：①通过几何单元拼接拟合物体表面来描述物体的三维结构，称为表面绘制方法，又称间接绘制方法，即面绘制法；②直接将体素投影到显示平面的方法，称为体绘制方法，即体绘制法。

（1）表面绘制三维重建（图 3-1）：面绘制法是显示三维物体形状最基本的方法，它可以提供三维物体形状的全面信息。它的基本思想是从体数据中抽取一系列相关表面，并用多边形拟合近似后，再通过传统的图形学算法显示出来。表面绘制方法的处理过程主要包括下面三部分：体数据中待显示物体表面的分割，通过几何单元内插形成物体表面，通过照明、浓淡处理、纹理映射等图形学算法来显示有真实感的图像。经典的算法主要有立方块（Cuberille）方法、移动立方体法（Marching Cubes）、Marching Tetrahedral（MT）和剖分立方体法（Dividing Cubes）等。表面绘制三维重建生成的网格数据（.stl 数据）能够被大多数三维编辑软件接受，也是计算机辅助手术设计的主要数据格式。

（2）体绘制三维重建（图 3-2）：体绘制法是由 Drebin 和 Levoy 在 20 世纪 80 年代末提出的。该方法避免了面绘制技术中构造几何多边形等表面的中间过程，采用直接对所有体数据进行明暗处理的方法，进而合成具有三维效果的图像。其优点是无须进行分割即可直接进行绘制，有利于保留三维医学图像的细节信息，增强图像整体的绘制效果。但缺点是需要对所有体素进行处理，加大了计算量，限制了图像的绘制速度。体绘制三维重建是医学影像设备工作站常用的三维重建方式。

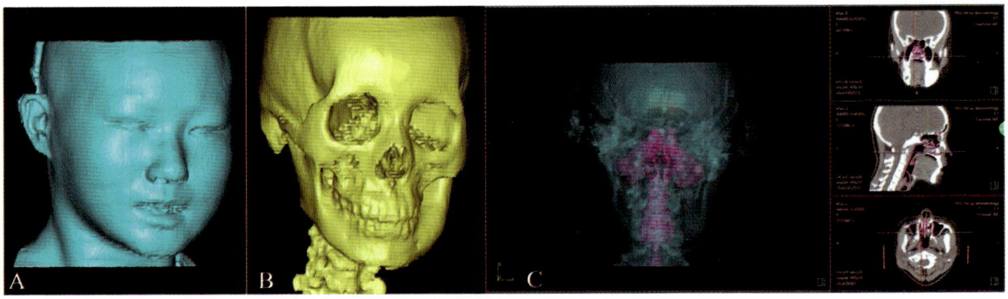

图 3-1　表面绘制三维重建。**A.** 皮肤表面绘制重建，显示皮肤的轮廓外观；**B.** 骨骼表面绘制重建，显示骨骼轮廓外观；**C.** 气道表面绘制重建，显示气道轮廓

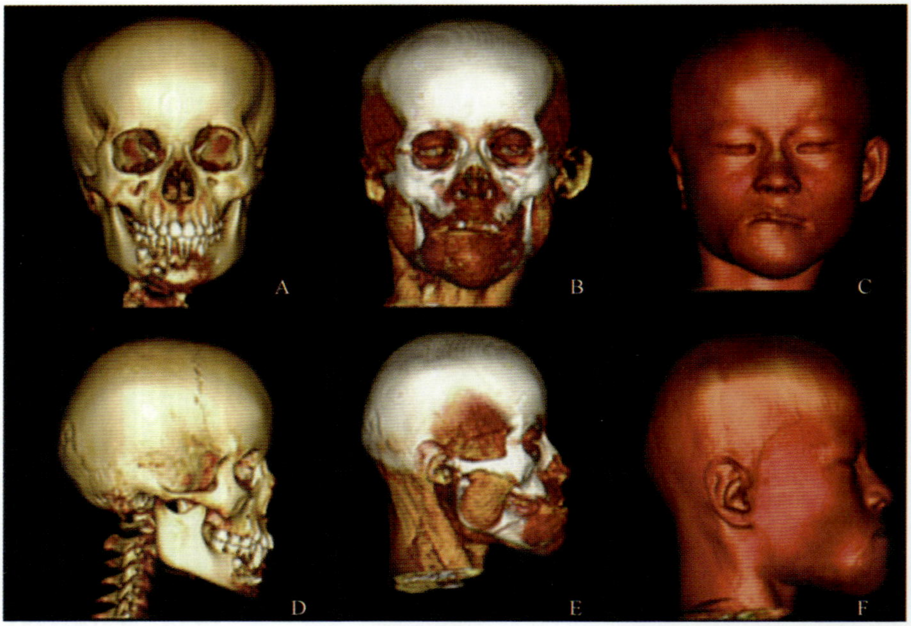

图 3-2　体绘制重建。**A** 和 **D**. 骨骼阈值体绘制重建；**B** 和 **E**. 咀嚼肌阈值体绘制重建；**C** 和 **F**. 皮肤阈值体绘制重建

（3）多平面重建（multi-plan reformation，MPR；图 3-3）：在三维重建的基础上，根据需要重新组合成不同方位（包括冠状位、矢状位、斜位）的断层图像（如图 3-3 所示），这种方法称为多平面重建。由于扫描孔径的限制，CT、MRI 等仅能沿人体长轴做横断扫描。如要从冠状位或者矢状位观察病灶长轴时，CT 的横切面则常无法提供有用的信息，这给诊断带来很大的困难。因此，利用 MPR 技术可较好地显示组织器官内复杂的解剖关系，弥补横断图像观察的不足，有利于病变的准确定位。

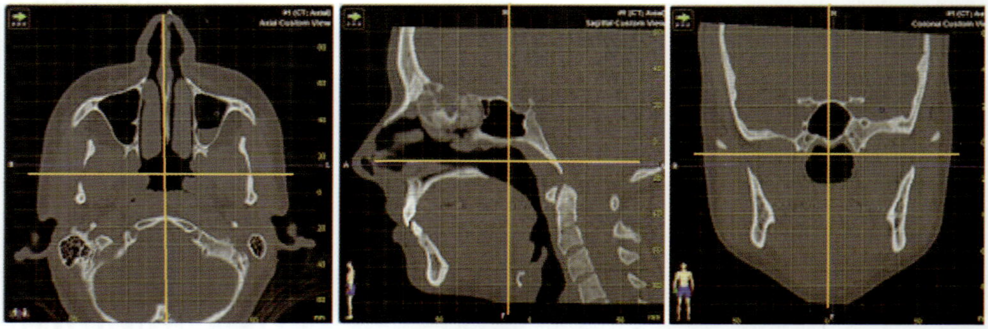

图 3-3　多平面重建。图像可以在轴位、矢状位、冠状位之间进行关联。操作者可以将十字交叉的坐标轴中心放在感兴趣区域内，这个中心可以通过软件同时映射在 3 个不同的平面

（4）曲面重建（curved planar reformation，CPR）：曲面重建与 MPR 类似，不同之处在于叠加成三维容积排列后，选取按曲线走行重建出对应的截面图像，这种重建方式称为曲面重建。

（5）表面遮盖显示（shaded surface display，SSD）：表面遮盖显示技术一般是通过密度阈值提取位于组织结构边缘的体素信息，再利用形态学上的过滤或连接方法进行强化，把容积数据转换为一系列多边形面片拟合的等值面，然后再根据光照、明暗模型进行消隐和渲染，从而得到三维显示图像。SSD 可用于胸腹大血管、肺门及肺内血管、肠系膜血管、肾血管及骨与关节的三维显示。但由于 SSD 需要对容积数据进行分类判断，在处理复杂的、边界模糊的人体组织时，经常会出现错误，从而造成虚假面显示或在显示面上产生空洞。此外，该方法无法充分显示容积数据体内部的细节信息，目前已逐渐被体绘制技术所取代。

2. 图像分割技术（image segmentation）

图像分割是指将一个区域间的数字图像根据其性质的差异分割成若干区域的过程。其目的在于简化信息，使每一亚分区的影像信息具有其独特的意义，便于分析（图 3-4）。目前，医学图像分割技术主要基于以下几种理论方法：

（1）基于阈值的方法：基于不同组织在医学图像中所表现出的灰度值不同，选取相应的阈值范围，将该区域变成二元图像，从而达到对图像进行分割的目的。但对于存在伪影及阈值近似的区域，该方法的特异性较差。

（2）基于边界的方法：基于边界的分割主要是基于边界探测理论，也就是找出某一特定区域与其他区域的边界。由于灰度值、颜色等在某一区域的边界时属性具有明显的差异，可以此作为区分。

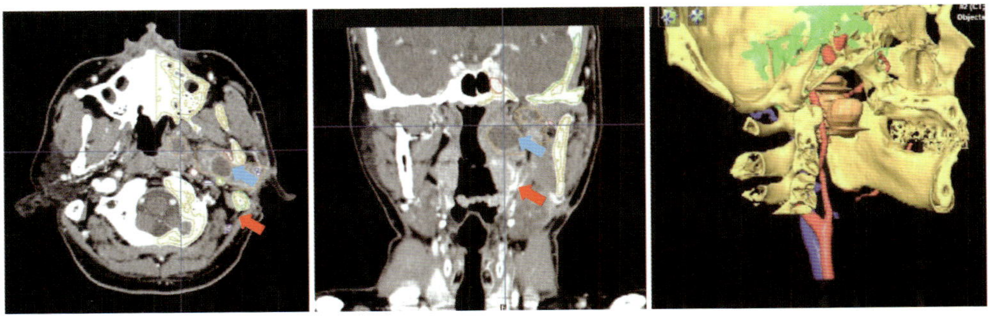

图 3-4 图像分割技术。左图和中图显示了增强 CT 的轴位和冠状位，蓝色和红色箭头分别指示了肿瘤组织和颈部主要的血管，经过图像分割和三维重建得到右侧的图像，显示了肿瘤组织、骨骼、颈部主要动静脉的位置关系

（3）基于分类器或聚类算法：分类器算法和聚类算法均是通过机器学习图像中的信息，进行运算后得出更为精确的图像分割结果。其不同之处是分类器算法需要在计算伊始提供人工分割的图像作为标签，而聚类算法则通过学习待分割图像进行迭代运算。此二者的优点在于计算速度快，但是受噪音及区域内多相性的影响较大，通过结合其他算法可以提高此类算法的鲁棒性。

（4）基于图集的方法：当标准图集或分割模板存在时，基于图集的运算是医学影像分割中最强有力的方法。通过编译待分割区域的标准图集解剖信息生成新的图集，再以新图集作为标准来分割新的影像。基于图集的分割方法适于应用在解剖形态变异较小的区域。

（5）基于人工神经网络的方法：人工神经网络是一种模仿生物神经网络结构和功能，用于对函数进行估计或近似的机器学习方法。机器学习先验知识及训练数据，可以作为图像信息的初始分类器；也可结合聚类算法，提高其稳定性。

医学图像分割作为计算机辅助技术的重要组成部分，对疾病的诊断和治疗具有重要的意义。不同的图像分割方法各具优缺点，例如基于灰度值的阈值分割或区域分割方法简单，但受到许多因素干扰。现有的任何一种单独的图像分割算法都难以对一般图像取得比较满意的结果，将多种分割算法进行结合是必然趋势。结合神经网络及经验学习的分割方法可以有效地去除噪声和干扰，提高计算效率和准确性。未来图像分割方法的研究应以自动、精确、可靠、自适应和鲁棒性等几个方向作为研究目标，经典分割技术与机器学习的综合利用是今后医学图像分割技术的发展方向。

3. 图像融合技术（image fusion）

图像融合是通过一个数学模型把来自不同传感器的多幅图像综合成一幅满足特定应用需求的图像的过程，可以有效地把不同图像的优点结合起来，提高对图像信息分析和提取的能力（图 3-5 和图 3-6）。其主要目的是通过对多幅图像间冗余数据及互补信息的处理来提高图像的可靠性和清晰度。根据融合处理所处的阶段不同，图像融合通常可以划分为像素级、特征级和决策级。融合的层次不同，所采用的算法、适用的范围也不相同。在融合的三个级别中，像素级作为各级图像融合的基础，尽可能多地保留了场景的原始信息，提供其他融合层次所不能提供的丰富、精确、可靠的信息，有利于图像的进一步分析、处理与理解，进而提供最优的决策和识别性能。

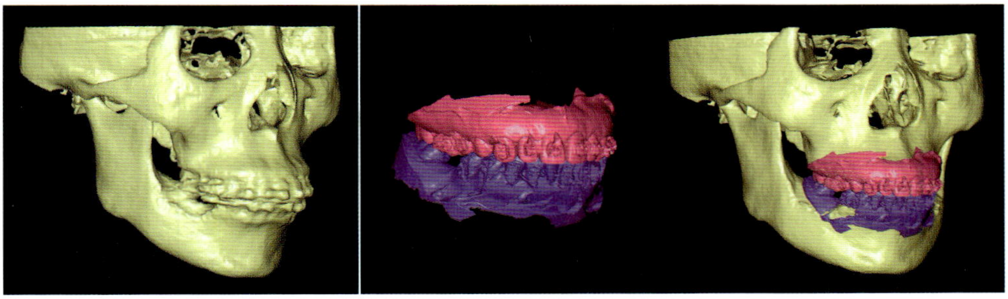

图 3-5　图像融合。左图为 CBCT 扫描获得的颌面部骨骼数据，中图为咬合石膏模型的表面扫描数据。根据特征标志点配准及特征表面融合运算处理后，得到两种数据融合的模型（右图）

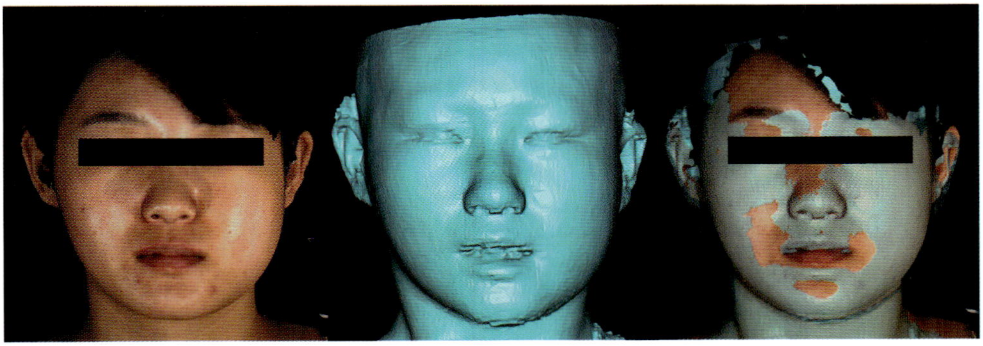

图 3-6　图像融合。左图为三维照相机获得的表面皮肤轮廓和纹理数据，中图为 CBCT 重建的表面皮肤轮廓数据，右图为通过轮廓配准法得到的两者的融合数据

三、总结

图像引导技术的基础是医学图像信息，多种医学影像学设备获取的二维平面图像对诊疗的帮助有限。图像重建可以根据不同的算法将二维平面图像重建成三维立体图像，通过图像分割又可对具有特殊意义的区域进行单独分析和运算，通过图像融合技术将不同来源的三维数据整合，便于术前设计和综合分析。深入理解、综合运用不同的医学图像处理技术是导航技术的基础，也是灵活运用影像辅助医疗的关键。

（刘筱菁）

参考文献

[1] Lorensen WE，Cline HE. Marching cubes：a high resolution 3D surface construction algorithm. ACM Siggraph Computer Graphics，1987.

[2] Schreyer AG，Warfield SK. Surface rendering//Caramella D，Bartolozzi C. 3D Image Processing：Techniques and Clinical Applications. Berlin，Heidelberg：Springer Berlin Heidelberg，2002：31-31.

[3] John NW. Volume rendering//Caramella D，Bartolozzi C. 3D Image Processing：Techniques and Clinical Applications. Berlin，Heidelberg：Springer Berlin Heidelberg，2002：35-41.

[4] Pham DL，Xu C，Prince JL. Current methods in medical image segmentation. Annual Review of Biomedical Engineering，2000，2（1）：315-337.

[5] 朱洪艳，段战胜 . 多源信息融合 . 北京：清华大学出版社，2006.

[6] 胡钢，刘哲，徐小平，等 . 像素级图像融合技术的研究与进展，2008，25（3）：650-655.

第四章

计算机辅助设计

一、概述

计算机辅助设计（computer aided design，CAD）是指利用计算机及其图形设备帮助设计人员进行设计工作。计算机辅助设计技术源于工业设计，可以帮助设计人员担负计算、信息存储和制图等多项工作。在设计中通常要用计算机对不同方案进行大量的计算、分析和比较，以决定最优方案；各种设计信息，不论是数字的、文字的或图形的，都能存放在计算机的内存或外存里，并能快速地检索；利用计算机可以进行与图形的内容编辑、放大、缩小、平移和旋转等有关的图形数据加工工作。

20 世纪 50 年代在美国诞生了第一个计算机绘图系统，开始出现具有简单绘图输出功能的被动式计算机辅助设计技术。20 世纪 60 年代初期出现了 CAD 的曲面片技术，中期推出商品化的计算机绘图设备。至 20 世纪 70 年代，完整的 CAD 系统开始形成，后期出现了能产生逼真图形的光栅扫描显示器，推出了手动游标、图形输入板等多种形式的图形输入设备，促进了 CAD 技术的发展。

20 世纪 80 年代，随着强有力的超大规模集成电路制成的微处理器和存储器件的出现，工程工作站问世，CAD 技术在中小型企业逐步普及。20 世纪 80 年代中期以来，CAD 技术向标准化、集成化、智能化方向发展。一些标准的图形接口软件和图形功能相继推出，为 CAD 技术的推广、软件的移植和数据共享起了重要的促进作用；系统构造由过去的单一功能变成综合功能，出现了计算机辅助设计与辅助制造联成一体的计算机集成制造系统；固化技术、网络技术、多处理机和并行处理技术在 CAD 中的应用，极大地提高了 CAD 系统的性能；人工智能和专家系统技术引入 CAD，出现了智能 CAD 技术，使 CAD 系统的问题求解能力大为增强，设计过程更趋自动化。

CAD 在口腔颌面外科领域的应用主要体现在利用三维 CT 扫描得到对颅面部解剖结构的虚拟数据。术者利用三维编辑软件环境，对头颅数据进行各种处理，模拟真实手术的过程，从而选择效果最佳、风险最小的的手术方案。

口腔颌面外科手术设计常用的商业化软件系统包括 Mimics、Proplan CMF、Geomagics 和 Brainlab iPlan System。

除此以外，国内团队也基于手术操作特点，开发了具有自主知识产权的手术设计软件，如北京大学口腔医院和清华大学软件学院联合开发的手术设计系统，以及上海交通大学机电学院和上海第九人民医院联合开发的手术设计系统。

二、口腔颌面外科手术模拟的数据准备

口腔颌面外科手术设计常用的数据来源包括锥体束 CT、螺旋 CT、MRI、咬合模型数据、静态三维面相和动态三维面相。每一种数据获取方式都有自己的优势，同样也存在不足。目前没有任何一种方式能够准确获取面部组织的所有数据。在实际工作中，需要根据手术设计的需要，采用两种或两种以上的方式分别获取数据，通过数据匹配、融合，在软件环境下全息、精确地呈现患者的“虚拟头颅”，才能为计算机辅助手术设计奠定良好的数据基础。

（一）锥体束 CT（cone beam computer tomography，CBCT）

1998 年，侧重对颅面部骨组织进行三维结构再现的锥体束 CT 被引入到口腔学科中并得到不断完善。不同于传统 CT 采用扇形 X 线束获得及记录图像，且接收器呈线形沿患者 360° 环绕的特点，CBCT 采用特别图像增强器以圆锥状（cone-shaped）X 线束获得图像，且接收器呈二维板形，旋转时可同时获得许多断层影像。CBCT 具有放射剂量低，空间分辨率高，准确度高等优点。研究表明，一次投照只相当于传统 CT 放射量的 1/30 ～ 1/40（36.9 μSv），仅相当于 4 次数字化曲面断层投照放射量。CBCT 的空间分辨率高，能获得最低 0.1 mm 的真实数据断层图像（而非计算模拟处理数据图像），并且图像重建层厚在扫描之后可根据临床需要任意设定；而传统多层螺旋 CT 一般最低扫描断层厚度只能达到 0.5 ～ 0.6 mm。CBCT 的线性测量误差小于 0.6 mm，角度误差在 1° 以内。对于含有金属冠、种植体的患者，CBCT 能避免或者减少在进行颅颌面部 CT 扫描时金属带来的伪影。CBCT 成像也有缺陷：首先，它只能获得骨组织和皮肤组织的轮廓数据，内部的肌肉等数据成像效果不满意。其次，由于放射剂量低，进行阈值筛选的时候，很多组织的影像不能被清晰地解离，因而冗余数据较多。这些冗余数据会给计算带来很多困难，耗费大量内存，对软件的重建功能和计算机工作站的硬件水平要求较高。

目前，CBCT 主要用于颞下颌关节疾病诊疗成像，获取牙列数据和颌骨数据。

（二）螺旋 CT

螺旋 CT 于 1989 年投入临床应用以来，逐步替代了以前的断层 CT。螺旋 CT 相对于断层 CT 的优势在于：螺旋 CT 可以不间断地采集投影数据，可以重建得到物体的体数据（volume data），扫描时间缩短，分辨率提高，减少了运动伪迹和漏扫，可以重建出高质量的三维图像。多层螺旋 CT（multi-slices helical CT）是在单层螺旋 CT 的基础上发展起来的。Elscint 公司于 1991 年首先推出了双层螺旋 CT，迄今多层螺旋 CT 已经发展至 128 排，扫描一周的时间已达到亚秒级。

由于口腔颌面的影像数据受呼吸、心搏的影像较小，因而对扫描速度要求并不太高。一般来说，8 排螺旋 CT 的扫描速度已经能够满足手术设计的要求。

普通螺旋 CT 能够获取面部骨骼、咀嚼肌、表情肌数据。增强螺旋 CT 还可以获得面部大血管的数据。

常见的螺旋 CT 扫描要满足一定的条件：

1. 扫描范围

受区扫描范围为眶上缘以上 2 cm 至锁骨上水平。如果是腓骨、髂骨瓣修复患者，扫描范围应包括受区（头颈部）与供区（双下肢或骨盆）。术前制作薄咬合板，用于将患者的咬合维持在稳定的咬合关系上。受区扫描时，患者佩戴咬合板，咬合处于基线咬合关系。

2. 扫描参数为

准直器宽度 16×1.25 mm，电压 120 kV，电流 150 mA，扫描矩阵 512×512，层厚 1.25 mm。

3. 数据要求

层厚≤ 1.25 mm，数据以 DICOM 文件格式输出。

（三）面部三维照相机

面部三维照相机的基本原理是结构光成像，它是一种非接触式快速获得三维物体表面轮廓的方法。用普通白光将矩形光栅或正弦光栅投影于三维物体上，由于物体表面凹凸不平的几何特征，光栅形成畸变条纹，这些条纹就包含了物体表面的轮廓信息，通过 CCD 相机获取这些条纹畸变的信息，通过后台软件的处理，根据数学转化模型和重构算法对物体进行三维重构，就可以得到被测物体的三维形貌信息了。而为了让照相结果生动逼真，大部分三维照相机还同时从 3 个角度记录患者皮肤的纹理数据，将这些纹理数据贴附在轮廓数据表面，最终得到可以任意旋转观测的具有皮肤、瞳孔等纹理数据的三维面相。

三维照相机又分为固定和手持两种。前者占用空间较大，CCD 相机固定在设备的支架上，相对稳定；操作简单，成像速度快，图像采集速度以毫秒计算；由于图像在固定坐标系下采集，图像缝合简单便利，扫描的成功率高，对操作者技术要求不高。手持三维照相机移动方便，操作者需要手持 CCD 相机进行多角度环形采集；同时，后台软件对采集到的图像进行缝合和轮廓重建，因而对扫描的稳定性、相机与面部距离的均一性要求较高，操作者需要经过训练才能完成扫描。

（四）牙齿模型扫描设备

获取牙齿模型的设备包括模型扫描设备和口内扫描仪。其工作原理与三维照相机相同，都是通过结构光扫描获取牙齿咬合面的三维形貌数据。所不同的是，扫描牙齿（模型）的设备视野较小，比面部扫描设备精度高，满足了口腔医学精确重建牙齿尖窝和其他精细结构的要求。其扫描精度可达 10^{-6} m 数量级。

牙齿模型的三维轮廓包括上下牙列咬合平面和邻面的数据，以及上下咬合关系两个方面。目前市场上设备的扫描流程大致相同，即通过扫描单独上颌、下颌牙列（模型）以及牙尖交错位时牙列（模型）的颊面三个步骤，得到包含咬合关系的牙齿数据。

三、口腔颌面外科手术模拟常用的计算机辅助设计操作

（一）自然头位记录及转移

参考平面的设定对治疗设计具有重大影响，是计算机辅助手术设计技术要解决的关键问题。传统的口腔颌面外科测量源于正颌外科理论体系。以模型外科和头影测量技术为核心的术前设计过程均以眶耳平面为标准进行测量。然而这一方法存在缺陷：首先，正常人的眶耳平面并非与水平面平行，在评价颌骨突度时，需要通过颅底角度进行校正。其次，不对称畸形患者双侧外耳道顶点、眶下点并不在同一水平，面弓转移时无法使其与水平面平行。近年来三维手术规划逐步普及，自然头位的记录和转移成为可能，越来越多的学者逐步采用自然头位作为虚拟设计的参考坐标系。

关于自然头位的记录和将其向虚拟手术设计系统的转移有着成熟的技术流程，可分为陀螺仪法和三维照相机法。

1. 陀螺仪法

物体在三维空间的位姿可以用它相对于参考坐标系的 3 个角度记录，分别为旋进角（Pitch）、俯仰角（Roll）和章动角（Yaw）。这一度量概念被广泛用于天文、物理、航空航天等领域。2010 年，Xia 等首次报道了利用陀螺仪记录患者

处于自然头位（nature head position，NHP）时的旋进角、俯仰角和章动角角度，并用于正颌外科手术设计中，使术前流程更加规范。

（1）装置准备：记录装置由3DM陀螺仪（LORD MicroStrain®，USA）、面弓、𬌗叉（Medical Modeling，USA）组成，三者之间通过螺丝固定（图4-1）。将陀螺仪与面弓相连，摆放陀螺仪，使其Pitch、Roll、Yaw均为0°，进行CBCT（DCT Pro；Vatech，Korea）扫描，管电压90 kVp，电流7.0 mA，扫描视野20 cm×19 cm。DICOM数据在ProPlan CMF（Materialise，Swiss）进行三维重建，生成.stl数据，建立陀螺仪标准模型。

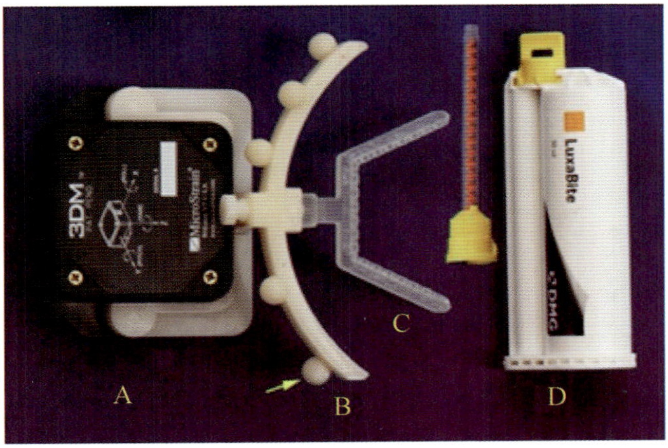

图4-1　陀螺仪记录自然头位的硬件装置。**A.** 陀螺仪；**B.** 面弓；**C.** 𬌗叉；**D.** 咬合记录材料

（2）记录自然头位：在𬌗叉上、下两面涂抹印模材料LuxaBite（DMG，Germany），获取患者正中𬌗位咬合记录。材料完全固化后，适当修整印模材料边缘，将陀螺仪、面弓与𬌗叉相连。患者佩戴陀螺仪，通过直视镜子中自己的眼睛调整头颅姿态，此时医生记录陀螺仪读数Pitch、Roll、Yaw。重复记录3次，每次间隔不少于2分钟，计算平均角度，作为患者的NHP。

CT扫描时患者口内佩戴𬌗叉和面弓。CT数据导入ProPlan CMF，选取系统默认的软组织阈值提取皮肤及面弓数据，三维重建，生成.stl数据建立患者数字头颅模型。

（3）转移NHP：在三维辅助设计软件中，以面弓为依据，通过点配准和全局配准将患者数字头颅数据与陀螺仪标准数据进行配准融合，此时数字头颅位姿为（0，0，0）（图4-2）。按记录的患者NHP（Pitch、Roll、Yaw）旋转操作窗口，标准陀螺仪与头颅共同旋转至NHP（图4-3A）。软件自动计算数字头颅数据从初始位置经过配准、旋转两个步骤的角度变化，以X、Y、Z表示（图4-3B）。将这3个角度输入手术设计软件，即可将数字头颅在手术设计软件中转换为自然头位（图4-3C）。

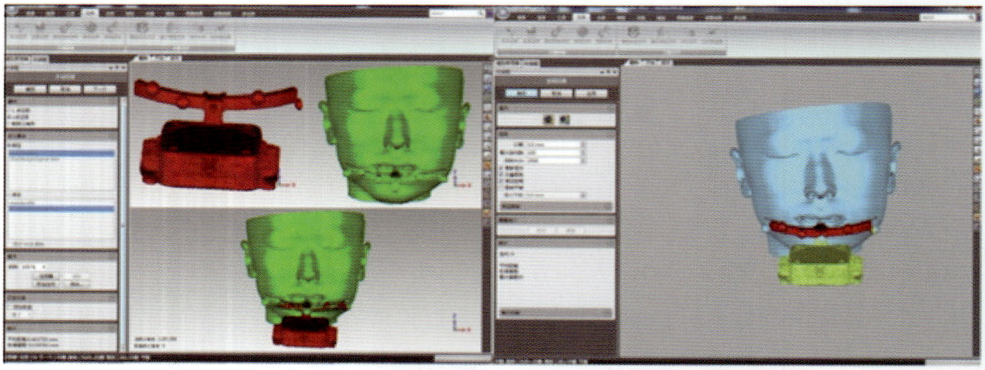

图 4-2　数字头颅数据与标准陀螺仪数据配准融合

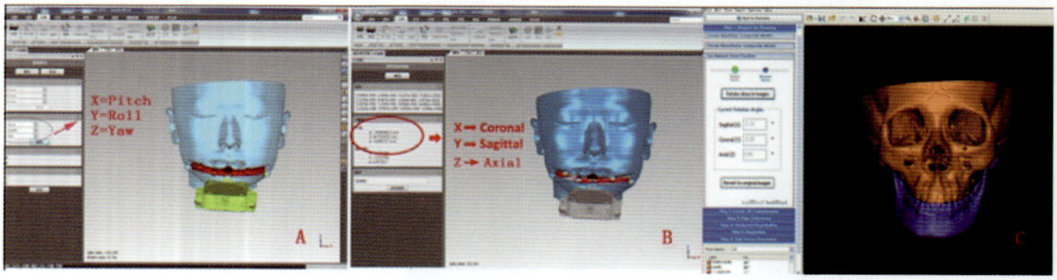

图 4-3　自然头位转移

2. 三维照相机法

三维照相机是目前较为普及的记录面部轮廓和纹理数据的设备。通过激光水平仪和三维照相机，可以更加简单便捷地转移和记录自然头位（图 4-4）。患者

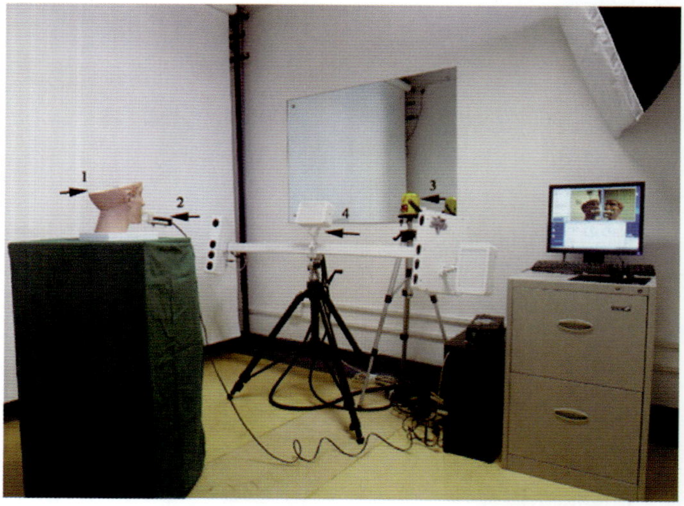

图 4-4　三维照相机结合激光水平仪记录自然头位。1. 头颅模型；2. 三维数字陀螺仪；3. 激光水平仪；4. 三维照相机

平视前方，将激光水平仪的水平光线投射在患者面部，此时进行三维照相，水平激光线可以与面部纹理一同被记录下来。在手术设计软件中，按照记录的水平线调整自然头位的 Pitch 和 Roll 角度（图 4-5）。

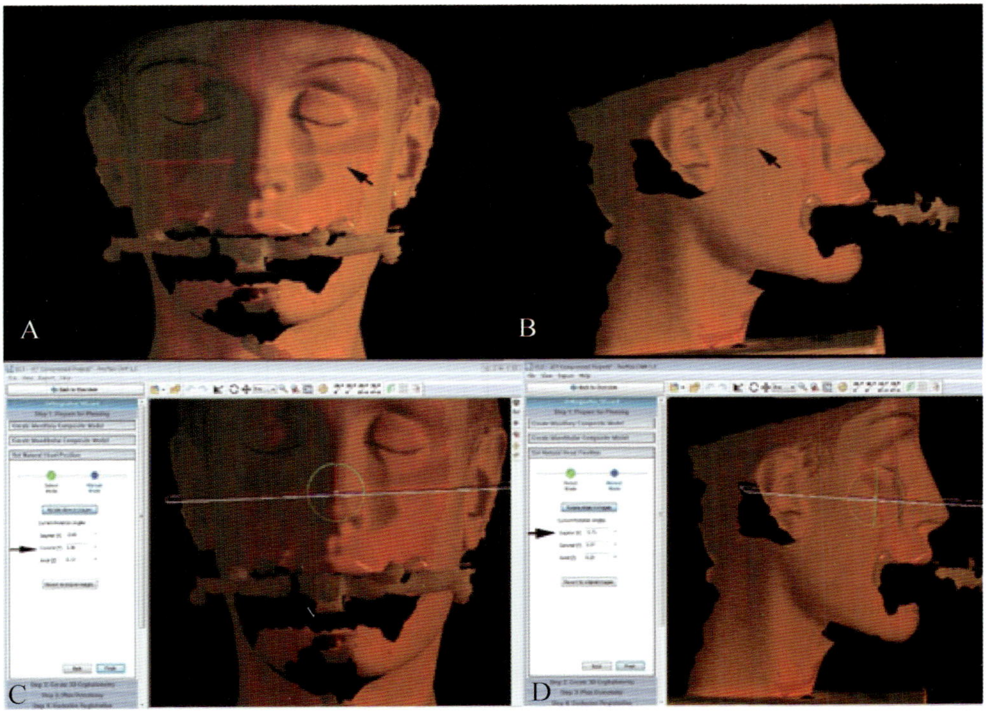

图 4-5　在手术设计软件重现自然头位。**A**. 正面记录激光水平线；**B**. 侧面记录激光水平线；**C**. 调整 Roll 角；**D**. 调整 Pitch 角

（二）镜像技术

镜像技术能够实现头颅数据的左右翻转，是单侧颅骨及颌骨缺损修复、对称性评价的常用方法。操作要点包括选取镜像轴和选定镜像区域。在软件操作中，先圈定目标范围。镜像轴一般为正中矢状面，选定之后，目标物体会被翻转到镜像轴的对侧，同时形貌数据左右翻转。设计者需要将镜像物体进行适当的剪裁、位置调整，进一步完成设计。

（三）测量

大部分手术设计软件都能提供点、线、面的测量功能。一些软件还提供用于设定的常见测量菜单，方便操作者对近似病例进行测量。本文仅以正颌外科三维头影测量为例，说明头颅测量的方法和技巧。

1. 建立测量参考平面

目前头颅三维头影测量可以依照传统的正颌外科理论，以眶耳平面为基准建立XY平面，也可以自然头位水平面为基准建立。前者适用于面部大致对称的头颅。选取双侧眶点和耳点时，应观察四点是否大致共面，如不共面且相差较多，最好采用自然头位水平面为基准进行测量。

YZ平面大多选用正中矢状面。确定正中矢状面的方法也分为手动选择法和自动计算法。确定了XY和YZ平面，测量坐标系就建立好了，所有点、线、面的测量都是以这个坐标系为基础的。坐标系的选择至关重要，在不同的坐标系下，测量的数值可能具有较大差异。

2. 角度测量（SNA，SNB，ANB）

在轴位、冠状位、矢状位上选取蝶鞍中心点（S）、鼻根点（N）、上颌齿槽座点（A）、下颌齿槽座点（B）点对应的解剖标志点，在系统中设置相应的角度计算公式，系统自动给出相应的角度（图4-6）。

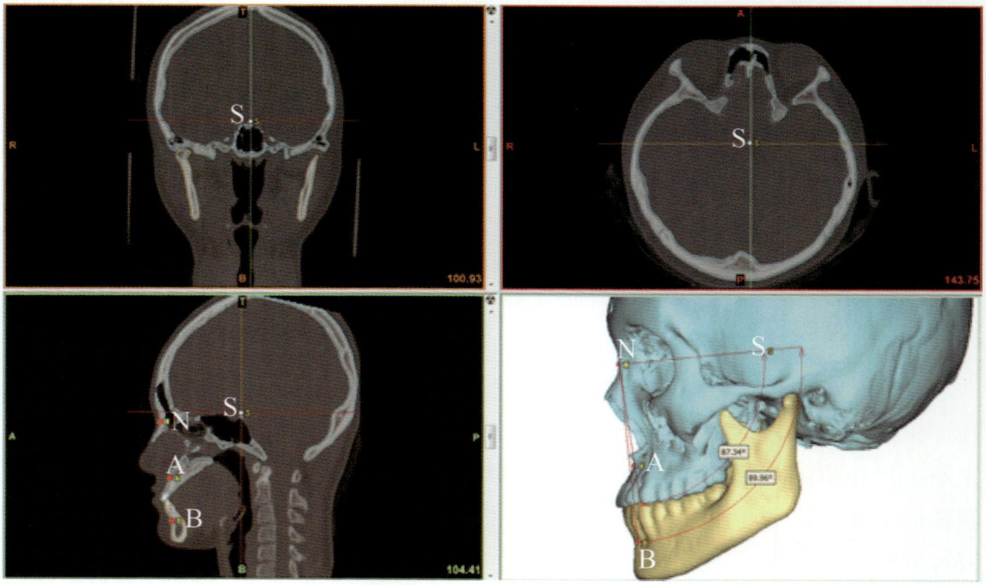

图4-6 角度测量：设置三维上的蝶鞍中心点为S点，鼻根点为N，上齿槽座点、下齿槽座点分别为A、B测得相应的角度

3. 咬合平面的测量

测量双侧第一磨牙颊尖点、尖牙牙尖点至基准平面的距离，以判断咬合平面是否与基准平面平行（图 4-7 和图 4-8）。

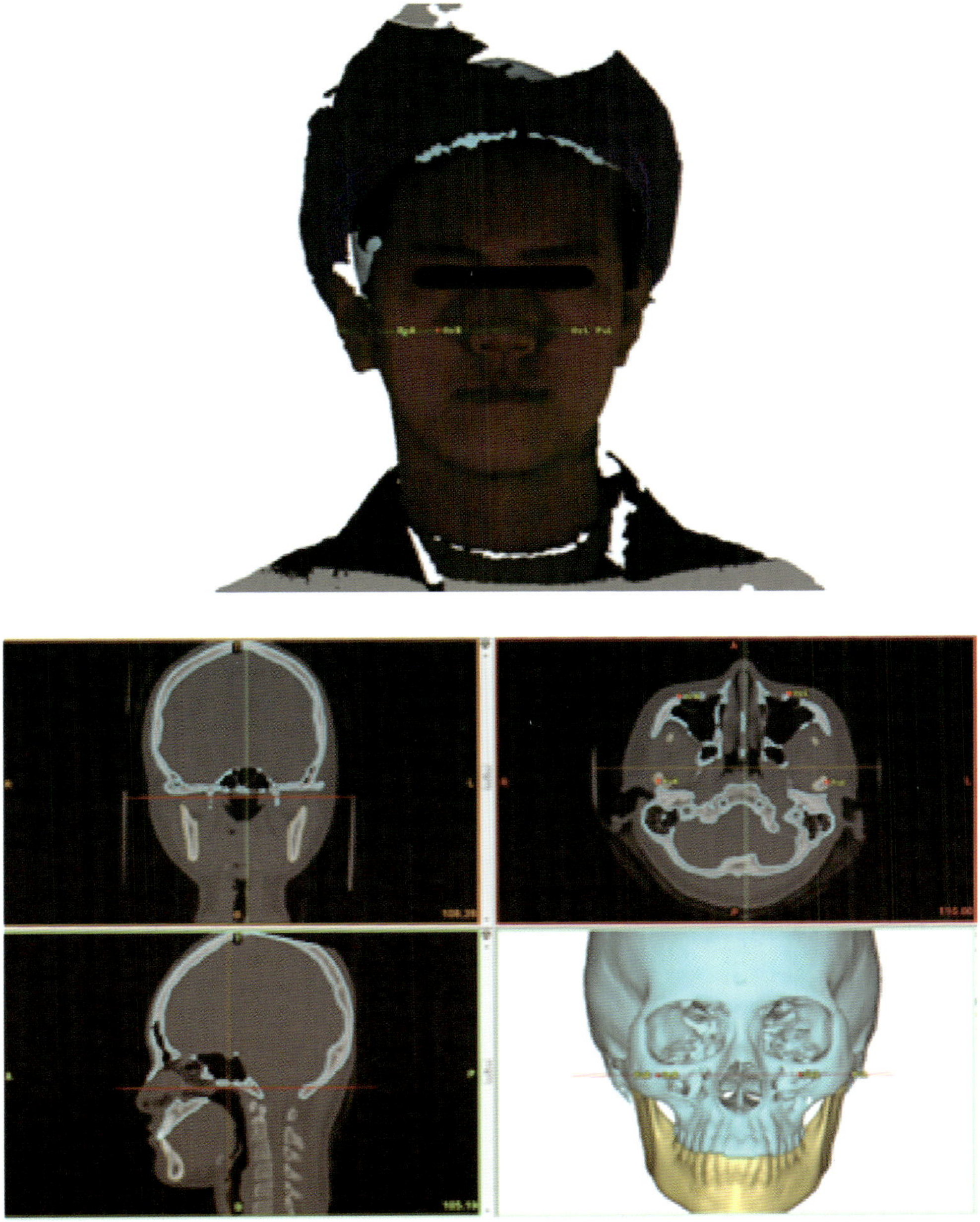

图 4-7　咬合平面测量：以自然头位水平面（或眶耳平面）建立参考平面

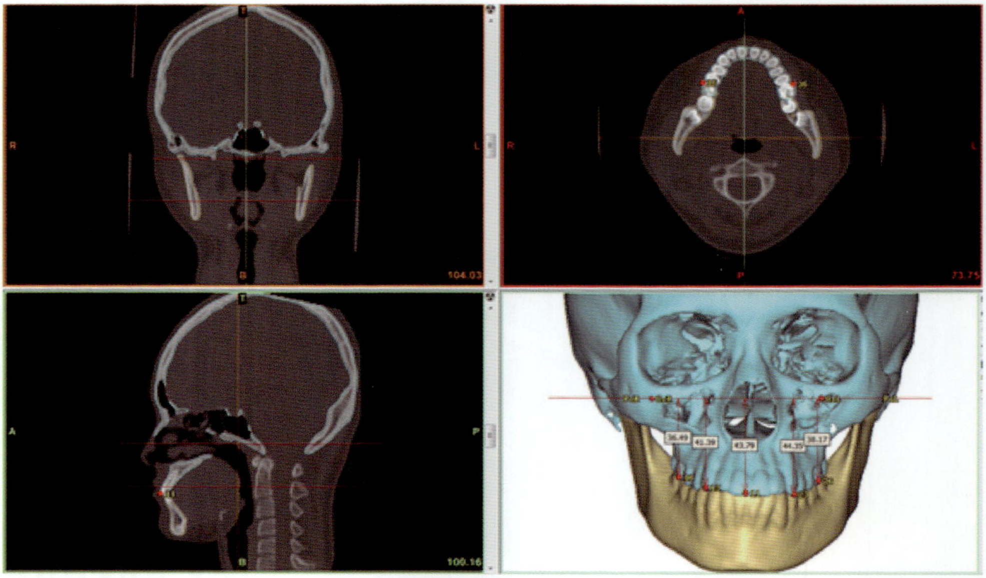

图 4-8 咬合平面测量。在三维头影测量模块中输入定义式，选取咬合平面上对应点后，给出各点至参考平面的距离，以辅助判断咬合平面高度

4. 对称性测量（下颌下缘垂直高度的测量）

以参考平面为基准，选择下颌下缘相应的特征点获得其到参考平面的距离以判断下颌下缘对称性（图 4-9）。

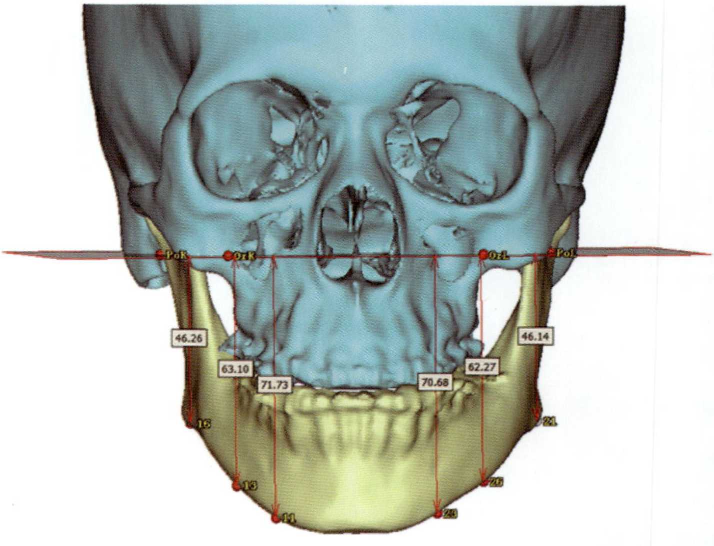

图 4-9 下颌下缘对称性测量。在三维头影测量模块中输入定义式，选取下颌下缘特征点后，给出各点至参考平面的距离，以辅助判断下颌下缘对称性

（四）物体配准

配准（registration）是指同一区域内以不同成像手段所获得的不同图像、图形地理坐标的匹配，包括几何纠正、投影变换与统一比例尺三方面的处理。对于医学影像而言，由于大部分的获取设备都是等比获得患者的解剖结构数据，因而不存在比例尺和大小配准，故手术设计的配准大多指不同时间、不同获取设备获得的影像数据之间的物理坐标系匹配。CT 数据与牙齿模型三维数据的融合、术前与术后 CT 数据重合比对，都需要用到图像配准技术。

1. 基于点的配准

基于点的配准由医生与电脑交互实现。医生在两套数据上分别标记同一解剖结构或人工标记的点，软件就会通过这些点将两套数据融合匹配在一起。点的对数越多，分布越均匀，配准精度越高。影像可识别的解剖标记点有限，人工标记布点可能给患者造成损伤，因此设计者应该在配准精度和点的数目之间找到最佳平衡点。以颅底配准为例，我们的研究表明，围绕手术区域平均分布的 11 个点具有最佳配准精度。

2. 基于表面特征的配准

形状特征有两类表示方法：一类是轮廓特征，另一类是区域特征。图像的轮廓特征主要针对物体的外边界，而图像的区域特征则关系到整个形状区域。利用轮廓和区域特征配准的数学本质是计算两个特征表面最大程度的重合。特征融合的应用场景很多，手术导航的患者注册、术前与术后数据的匹配融合都会用到基于特征的配准技术。特征区域的选择是影响配准精度的最重要因素，一般来说选择的特征越明显，覆盖度越大，配准精度越高。基于牙齿轮廓数据的配准非常准确，因为牙面的尖窝结构曲面变化十分复杂，而基于前额部的配准精度很差，因为前额部表面几乎没有曲面变化的特征（图 4-10）。

（五）虚拟截骨

采用适当的平面或曲面把完整封闭的几何物体分为两个或两个以上，从而实现模拟手术中截骨的过程（图 4-11）。

（六）平移、旋转变换

平移变换（translation transformation）简称平移或直移，即在欧氏平面上（欧氏空间中），把每一点按照已知向量 A 的方向移到 P，使 P ＝ A，如此

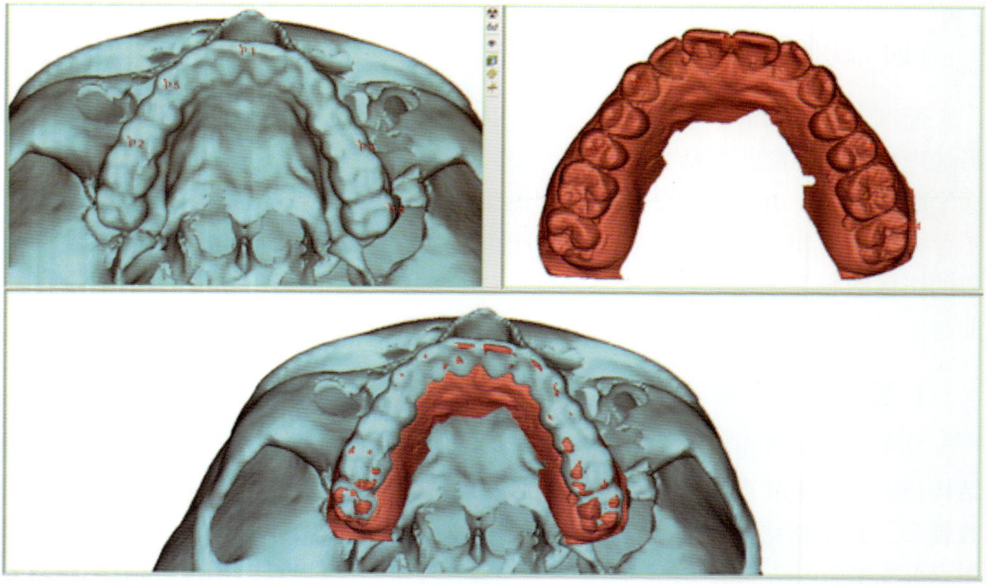

图 4-10　基于轮廓特征将牙列与头颅 CT 的三维模型进行配准，获得更精确的牙列信息以辅助设计

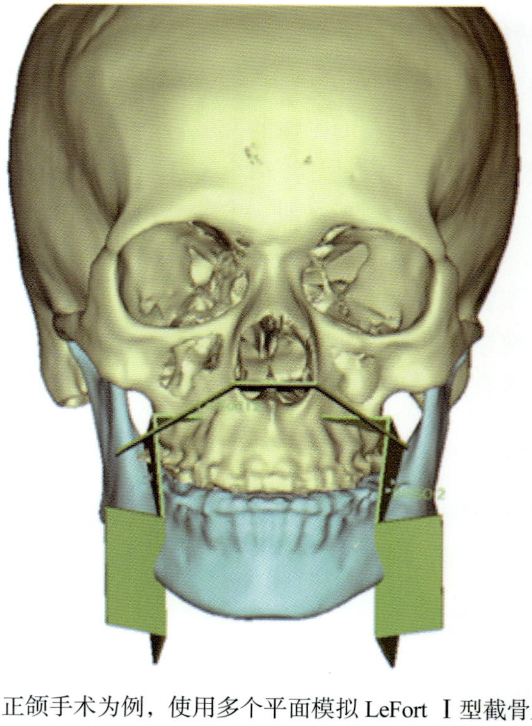

图 4-11　虚拟截骨。以正颌手术为例，使用多个平面模拟 LeFort Ⅰ型截骨及双侧下颌骨升支矢状劈开截骨

产生的变换称为平面上（空间中）沿向量 A 的平移变换，简称平移。在设计软件中可对选定物体在三维方向上进行移动，以模拟手术中对骨块及组织的移动。

旋转变换（rotation transformation）简称旋转（图 4-12），即在欧氏平面上（欧氏空间中），让每一点 P 绕一固定点（固定轴线）旋转一个定角，变成另一点 P′，如此产生的变换称为平面上（空间中）的旋转变换。此固定点（固定直线）称为旋转中心（旋转轴），该定角称为旋转角。在设计软件中可对选定物体进行自由角度的旋转或设定角度的旋转。

平移和旋转是实现骨块、组织移动和就位的重要计算方法。

（七）自由曲面造型

工业产品的形状大致上可分为两类或由这两类组成：一类是仅由初等解析曲

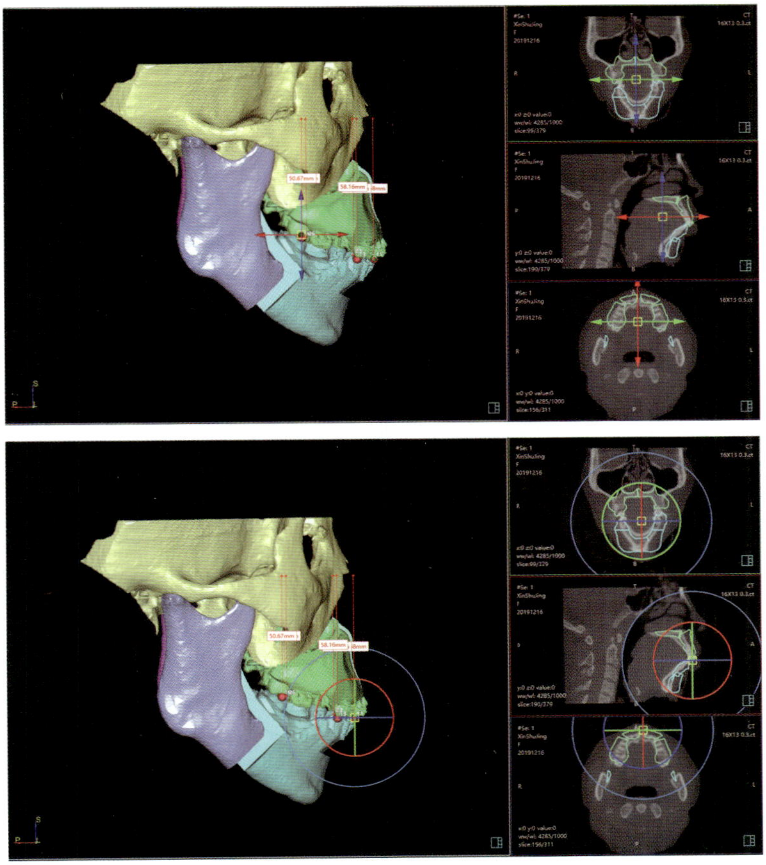

图 4-12　平移及旋转（以正颌手术为例）。截骨后，对相应骨块进行平移（上图）及旋转（下图）的操作，以模拟手术中上颌骨前徙、上下颌骨复合体旋转的操作

面例如平面、圆柱面、圆锥面、球面等组成，大部分工业零件属于此类，可以用画法几何与机械制图完全清楚表达和传递所包含的全部形状信息；另一类是不能由初等解析曲面组成，而由复杂方式自由变化的曲线和曲面，即所谓的自由曲线和曲面组成，头面部的形貌数据大部分属于此类。

自由曲面造型技术是一个工业 CAD 设计的重要技术，可以用来设计汽车、飞机、轮船的外表面。在颅颌面手术设计中，常用于复杂植入体的设计（图 4-13）。

四、总结

计算机辅助手术设计是工业设计与医学结合的最佳范例。通过数据融合，将多源平台数据结合以辅助诊断及制定治疗计划。通过手术设计软件，可以实现图像分割、测量、镜像、截骨、平移和旋转等，并可辅助设计个性化植入体及赝复体，实现直接制造。目前，计算机辅助设计可以模拟口腔颌面外科大部分手术操作，临床上常规应用于预测手术难度、制定和比较手术方案，提前制造手术导板、植入物，预测术后效果，增加了口腔颌面外科手术的精确性、安全性及可预测性。

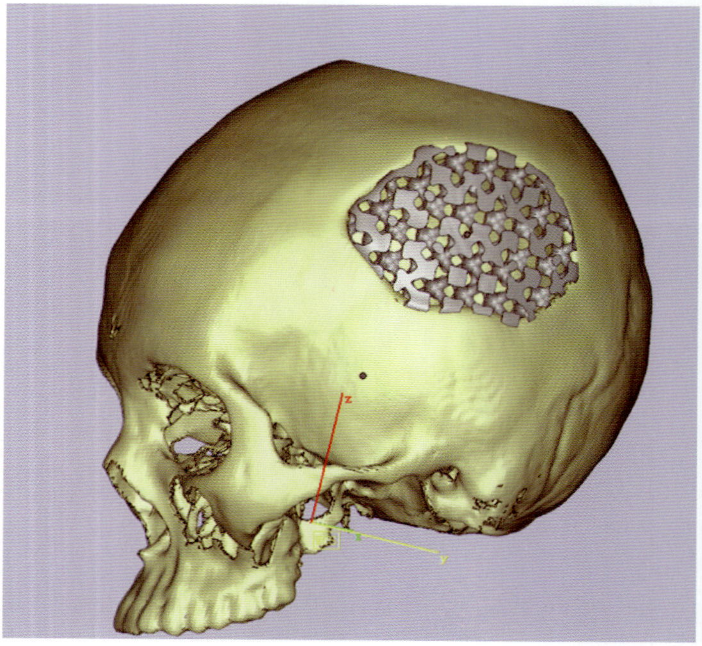

图 4-13　根据颅骨缺损的形态，使用自由曲面方法设计重建颅骨的植入体形态

视频 4-1 导航手术计算机辅助设计

（刘筱菁）

参考文献

[1] Bell RB. Computer planning and intraoperative navigation in cranio-maxillofacial surgery. Oral and Maxillofacial Surgery Clinics of North America，2010，22（1）：135-156.

[2] Bell RB，Markiewicz MR. Computer-assisted planning，stereolithographic modeling，and intraoperative navigation for complex orbital reconstruction：a descriptive study in a preliminary cohort. J Oral Maxillofac Surg，2009，67（12）：2559-2570.

[3] Hwang H-S，Hwang CH，Lee K-H，等 . Maxillofacial 3-dimensional image analysis for the diagnosis of facial asymmetry. American Journal of Orthodontics and Dentofacial Orthopedics，2006，130（6）：779-785.

[4] Eggers G，Senoo H，Kane G，等 . The accuracy of image guided surgery based on cone beam computer tomography image data. Oral Surgery，Oral Medicine，Oral Pathology，Oral Radiology，and Endodontology，2009，107（3）：e41-e8.

[5] Xia JJ，Gateno J，Teichgraeber JF. New clinical protocol to evaluate craniomaxillofacial deformity and plan surgical correction. J Oral Maxillofac Surg，2009，67（10）：2093-2106.

[6] Xia JJ，Gateno J，Teichgraeber JF，et al. Algorithm for planning a double-jaw orthognathic surgery using a computer-aided surgical simulation（CASS）protocol. Part 1：planning sequence. Int J Oral Maxillofac Surg，2015，44（12）：1431-1440.

第五章

医学影像和多源形态数据库的建立

随着数字医学及导航技术在口腔颌面外科的广泛应用，口腔颌面部影像及形态数据的数量和种类日渐增多。建立影像和形态数据库，获取、管理影像数据，并将其与数字化和导航设计数据、患者基本信息、预后随访信息相互连接，建立患者完整的数据链，为影像分析、远程医疗的实现奠定基础。影像和形态数据库也是数字设计的重要数据资源，在形态设计、测量等方面均有重要的作用。建立起影像和形态数据库已经成为数字技术和导航技术在临床广泛和深入应用的重要标志，也是深入研究数字技术和导航技术的重要基础资源。

一、概述

医学影像数据库通常由以下部分组成：影像数据、影像显示系统、影像处理系统、获取系统、管理与评估系统、患者医疗信息等。

医学影像存储与传输系统（Picture Archiving and Communication System，PACS）是医学影像数据库的重要应用，已经成为医学临床信息化的重要一环。它不仅实现数据库的存储管理功能，更重要的是实现医学影像的标准化和网络传输，以使医学影像资源的利用最优化。

在医学影像和PACS系统的研究和发展过程中，由于医疗设备生产厂商不同，医学图像存储格式千差万别，使得医学影像及患者信息在不同系统之间的信息交换受到阻碍。为解决这一问题，1985年美国放射学会（American College of Radiology）和全美电子厂商联合会（National Electrical Manufactures' Association）联合提出了数字医学图像通信标准（Digital Imaging Communications in Medicine，DICOM）。DICOM是医学图像和相关信息的国际标准（ISO 12052）。它实现了医学图像信息的交换，推动了PACS、远程放射学的发展。基于其开放性和互联性，医学图像信息与医院信息系统的集成和整合成为可能。DICOM标准涉及医学图像、数据通信、管理信息系统等领域，定义了专用的数据字典和数据信息组成规则，从而实现不同国家、不同设备制造商、不同网络环境中大量复杂医学图像有序地存储和传输。采用 DICOM 标准的医学影像设备可以输出 DICOM 格式的文件，含有患者信息、拍摄信息和图像。DICOM 信息分为患者-实例-序列-图像 4 个层次：一名患者可以对应多个实例，一个实例可包含多个序列，一个序列可包含多个图像。目前我们所见到的几乎所有 CT、MRI 等医学图像都可以输出为 DICOM 标准格式。

获得影像之后，需要进行医学影像的处理和分析，借助计算机图形图像相关技术，提高医学图像的质量，提炼医学图像中有价值的诊断信息，为临床诊断、计算机辅助设计和外科手术、临床研究提供技术支持。根据图像处理的层次和方法，分为图像处理、图像分析和图像理解 3 个层次。图像处理是对图像进行各种加工，如放大、增强、翻转、调整窗宽窗位、调整对比度等，以改善图像的观察效果。图像分析是通过对图像中感兴趣的目标进行检测和测量，获得客观信息，建立对图像的描述，即从图像到数据。图像理解是通过研究图像中各个目标的性质和相互关系，理解图像含义，是对图像的高级描述和识别。计算机辅助诊断（computer aided diagnosis）就是一种图像理解的应用，采用计算机分析处理医学图像，发现并检出病变特征，辅助医生做出诊断。

医学图像以像素的数字矩阵方式存储，而不是以医生熟知的基于解剖学、形态学的图形直接存储，有意义的信息却来源于医生进行解剖学解读后的医学影像。目前，解决这一问题的主流思路有两种。一种是由医生对图像中正常或患病的区域征象进行注释，以文字方式标注图像，相当于用已有知识将图像人工转化成文字信息存储，最后建立诊断，并建立这些文字注解与诊断之间的联系。这种方式可以说已经将图像抛开，只留下了经过医生处理的文字信息，丢失了大量信息。另一种可以称作基于内容的图像检索（content-based image retrieval，CBIR），完全从图像中所含数据出发，根据数据特征实现自动检索。这些对图像的分析有很多种思路，如进行灰度的统计分析、兴趣区域（ROI）的识别提取、主成分分析等。CBIR 要求算法的设计建立在影像解剖学知识以及对疾病诊断的基础上，能够实现更深程度的计算机智能化，适用于医学影像海量数据库的应用。随着人工智能领域算法的飞速发展，基于机器学习和神经网络等智能算法，加上数以十万、百万计的大型影像数据库的训练和学习，研究者们已经在医学影像智能分析、特征提取、自动诊断等方面取得了很大的进步。未来，大规模医学影像数据库将与人工智能共同建立起更加完善的自动分析和智能诊断体系，服务于医疗实践。

医学影像数据库在头颈外科的应用十分广泛。头颈部影像数据库主要应用于以下方面：测量学，放射治疗的规划设计，重建模板的建立，软硬组织关系的建立，手术设计及效果评价等。

二、多源形态数据库的建立

多源形态数据库包含有采集自正常人群和口腔颌面部疾病患者的CT、CBCT、MRI、面部三维照相、牙列和咬合模型等多种三维数据，并以有序的方式进行数据的组织和存储，与医院信息系统相互连通，便于管理患者和进行科学研究。

建立多源形态数据库的目标是：①有序存储患者的多种三维形态数据；②实现疾病诊断、数字设计、手术和患者基本信息的快速检索；③建立多个器官的形态数据库；④建立基于数据库的专家决策系统。

多源形态数据库从内容上可以分为以下5个子系统：①患者基本信息系统；②影像资料系统；③三维形态系统；④颅颌面特征参数系统；⑤临床诊疗随访资料系统。

患者基本信息系统主要包括：①患者基本信息；②患者诊疗信息；③手术信息。数据主要来源为医院信息管理系统（Hospital Information System，HIS系统），还包含部分与疾病分类和数字外科设计系统相关的字段。

影像资料系统包含CT数据、CBCT数据、MRI数据等医学影像数据，采用标准DICOM格式，以文件方式存储，并以接口接入手术设计软件平台，保证需要时能够调用相关文件。还可以包括面部三维照相、模型扫描、口内扫描等多种三维采集源的原始数据文件。影像资料系统的特点是：数据量大，不易传输；原始数据未经处理时不易直接分析，借助图像阅读软件可以进行诊断；数据安全性要求较高，难以进行检索索引。

三维形态系统包含来自于医学影像并经过预处理的三维重建模型。根据不同的需求，可以包含皮肤软组织、骨组织、牙等表面绘制三维模型，也可以包含体绘制三维模型。三维形态系统的特点是：数据量大，不易传输；依赖三维重建软件，数据可以进行测量分析和数字化设计；难以进行检索索引。

颅颌面特征参数是依据二维头影测量学及人类学既往研究，结合临床应用特点选定的颅颌面软硬组织特征点、特征线距、角度和比例等参数。还可以包括患者特殊形态的测量参数，例如牙槽嵴裂的宽度等。针对存入数据库的颅颌面形态特征参数，可以制定数据库检索策略，进行测量分析和精确的数字化设计，还可以对人群进行分类分析，获取平均数据，测定正常值，对异常值进行诊断分析。因此，具有临床意义的特征参数在数据库的实际应用中非常重要。参数需要结合数据库的专科特点和使用目的进行设计。

临床诊疗随访资料系统包括患者病史，术前、术中及术后照片，检查结果，手术虚拟设计数据，诊断治疗信息，检验检查信息，病理标本及报告信息，随访时间及内容，后续治疗等多种临床诊疗资料。这部分资料的特点是：来源较多，内容和文件形式多种多样；属于形态数据库的辅助系统，但却存储了科学研究以及临床诊疗中重要的信息。这部分资料系统的建立和完善在很大程度上依赖于医院信息化的程度。医院信息化程度越高，临床数据中心建设越完备，这一资料系统的功能和信息也就越丰富。

三、影像和形态数据库在口腔颌面外科中的应用

在口腔颌面外科的各个亚专科领域中，影像和形态数据库均有一定的应用。多数应用集中于两个方面：第一类是用于患者信息管理、影像数据存储、治疗方案制定、术后随访等，医生或医疗机构、研究所等可进行临床资料管理和积累、长期随访以及临床科学研究；第二类是采集正常人或一类患者的二维、三维甚至是运动数据，采用测量、分析、建模等方法，分析其形态特征，用于辅助临床诊断、临床治疗、医疗教学，也可作为计算机辅助制造人工假体的数据来源。以下是一些典型实例。

（一）颌面部创伤数据库

颌面部创伤数据库是颌面部创伤专业的专科数据库，应用不同的创伤分类及分级系统，对复杂的颌面部创伤进行有效、客观的评价，为临床科研提供了便利条件。Meaders 的数据库中包含了作者所在医院两年之内的 418 例外伤患者，数据库内容包括基本信息、外伤时间和具体情况、颌面部外伤的详细分类、影像学分类、AAOMS 治疗参数、治疗方案以及并发症。Roccia 等编写了一个数据库的应用软件，用于录入、查询、统计创伤患者，进行了详细的颌面部创伤分类，并给出 FISS 创伤等级分值。

第四军医大学开发了颌面部创伤的专业数据库系统，建立了创伤患者信息管理、用户管理、资料审核、信息检索、资料统计分析、病例回访、系统维护 7 个功能模块。该系统可以收集颌面部创伤患者的伤因、伤情、救治情况等信息资料，进行检索、统计分析和创伤评分研究，通过网络可实现颌面部创伤的协作研究、标准化创伤病例资料的收集，系统稳定性、安全性、兼容性可靠，专科特色明显。

（二）整形外科面部畸形数据库

研究者通过三维扫描仪采集面部畸形患者的三维面部数据，获取患者面部各点的空间信息，并通过逆向工程软件对获得的三维点云数据进行曲面重建，构建三维模型。研究者还建立了基于网络的数据库，包括患者的基本信息、疾病信息和手术信息。基于网络的查询系统方便、准确，具有潜在的数据挖掘功能。该类

数据库可用于整形外科临床治疗以及科研教学。

（三）儿童颅面部发育形态数据库

Marcus 等采集幼儿颅部 CT 扫描数据，采用三维向量分析的方法，建模颅骨部分的形态特征，并能够比较正常人和患者不同的颅部形态特征，将有可能用于儿童先天颅部畸形、颅缝早闭的计算机自动诊断。这一研究利用计算机自动提取颅部多点，以点的三维向量作为其颅部形态分析的参数，与传统的借助特征点的分析方法有很大区别。

另一个研究应用 3D 人脸成像系统（3dMDFace System）采集 3D 人脸模型，创建 0 ～ 18 岁的 3D 人脸数据库，建立儿童面部发育评估系统，为儿童面部发育的评估以及其他基于 3D 人脸模型的应用提供了完善的数据来源，为儿童面部畸形的筛查和诊断提供参考标准。另外，该研究还采集了一定数量患有遗传性疾病的儿童人脸样本作为分析对象，利用该数据库建立的面部发育评估系统能准确地反映患有遗传性疾病的人脸特征，具有一定的敏感性。该研究建立的儿童面部发育评估系统，对有特殊面容的遗传性疾病的识别具有重要意义，可望达到早筛查和早诊断的目的，具有一定的临床价值。

（四）三维数字化诊疗数据库

在国内的一项研究中，研究者建立了颅颌面外科三维诊疗数据库，保存与管理颅颌面外科患者的基本资料、三维图像、三维测量及诊断资料。该数据库具有以下功能：储存与管理颅颌面外科患者的基本病史资料，读取与储存三维图像，进行三维自动测量与诊断，打印诊断报告。此类数据库可用于更精细与准确地了解颅颌面复杂的结构及病变特征，为了解和掌握病情并制定合理的手术治疗方案提供依据，辅助医生对颅颌面畸形进行全面、客观的定性和定量诊断分析，增强医患间的沟通。

（五）用于颅面部复杂缺损修复设计的数据库

颅面部骨性缺损的精确修复和功能性修复一直是近年来的研究热点。颅面部骨性形态具有多样性和复杂性，既有共性特征，又具备个性特征。计算机辅助设计技术（CAD）及快速成型技术（RP）已经为精确的缺损修复提供了技术支持。但对于复杂、大面积的颅面部缺损，精确设计修复体的形态仍然是一个难题。我们采用正常人数据库检索并设计个性化的颅面部缺损精确修复体，是数据库应用的又一个实例。

我们建立了正常人颅面部骨三维形态数据库，提取颅颌面 71 个骨性三维特征点，建立标准化坐标系。所有颅颌面骨性三维特征归一化，采用基于特征点归一化坐标的检索策略，对颅面部复杂缺损的患者进行数据库内形态检索与匹配，获得匹配程度最佳的个性化修复模板。然后设计制造个性化修复体，用于创伤后、肿瘤切除后、先天畸形等颅面复杂缺损的修复。

（王晶）

参考文献

[1] 姚志洪. 医院信息系统理论与实践. 北京：高等教育出版社，2014：18-23.

[2] Muller H，Michoux N，Bandon D，et al.，A review of content-based image retrieval systems in medical applications-clinical benefits and future directions. Int J Med Inform，2004，73（1）：1-23.

[3] 张海钟，步荣发，柳春明，等. 中国北方美貌女性颅面骨三维测量数据库的建立. 中华整形外科杂志，2007，23（2）：130-134.

[4] Commowick O，Malandain G，Efficient selection of the most similar image in a database for critical structures segmentation. Med Image Comput Comput Assist Interv，2007，10（Pt 2）：203-210.

[5] Law MY，Liu B，Chan LW，Informatics in radiology：DICOM-RT-based electronic patient record information system for radiation therapy. Radiographics，2009，29（4）：961-972.

[6] Apaydin F，Akyildiz S，Hecht DA，et al.，Rhinobase：a comprehensive database，facial analysis，and picture-archiving software for rhinoplasty. Arch Facial Plast Surg，2009，11（3）：209-211.

[7] Kotler HS. Rhinoplasty perioperative database using a personal digital assistant. Arch Facial Plast Surg，2004，6（5）：321-327.

[8] De Greef S，Claes P，Vandermeulen D，et al.，Large-scale in-vivo Caucasian facial soft tissue thickness database for craniofacial reconstruction. Forensic Sci Int，2006，159（Suppl 1）：S126-146.

[9] Claes P，Vandermeulen D，De Greef S，et al.，Craniofacial reconstruction using a combined statistical model of face shape and soft tissue depths：methodology and validation. Forensic Sci Int，2006，159（Suppl 1）：S147-158.

[10] Vandermeulen D，Claes P，Loeckx D，et al.，Computerized craniofacial reconstruction using CT-derived implicit surface representations. Forensic Sci Int，2006，159（Suppl 1）：S164-174.

[11] Peretta R，Concheri G，Comelli D，et al.，A 3-Dimensional Facial Morpho-Dynamic Database in the development of a prediction model in orthognathic surgery. Prog Orthod，

2008，9（2）：8-19.

［12］Meaders RA，Sullivan SM，The development and use of a computerized database for the evaluation of facial fractures incorporating aspects of the AAOMS Parameters of Care. J Oral Maxillofac Surg，1998，56（8）：924-929.

［13］Roccia F，Caldarelli C，Spada MC，et al.，Development of a regional database for studying epidemiology of maxillofacial trauma. J Craniofac Surg，21（4）：1045-1050.

［14］Exadaktylos AK，Eggensperger NM，Eggli S，et al.，Sports related maxillofacial injuries：the first maxillofacial trauma database in Switzerland. Br J Sports Med，2004，38（6）：750-753.

［15］薄斌，周树夏 . 创建中国人颌面创伤评分及创伤数据库管理系统的思考 . 中华口腔医学杂志，2006（10）：577-578.

［16］刘哲，张海林，张正国，等 . 基于网络的面部畸形患者三维数据库的建立 . 中华整形外科杂志，2008，24（4）：311-313.

［17］Carvalho AL，Nishimoto IN，Califano JA，et al.，Trends in incidence and prognosis for head and neck cancer in the United States：a site-specific analysis of the SEER database. Int J Cancer，2005，114（5）：806-816.

［18］Cooper JS，Porter K，Mallin K，et al.，National Cancer Database report on cancer of the head and neck：10-year update. Head Neck，2009，31（6）：748-758.

［19］褚晶晶 . 颅颌面外科三维诊疗数据库的构建 . 广州：南方医科大学，2012.

第六章

导航系统的组成及其基本原理

一、概述

外科手术导航技术集中了计算机科学、数学、机械学、外科、内科及生物医学工程等领域的成果，把图像图形处理、空间立体定位、精密机械和外科手术等结合在一起，建立了新的外科手术诊疗模式：在术前对患者多模态图像数据进行三维重建和可视化，获得三维模型，制定合理、定量的手术计划，开展术前模拟；在术中利用三维空间定位系统进行图像和患者物理空间的注册 / 配准，把患者的实际体位、手术器械的实时空间位置映射到患者的三维图像空间，对手术器械在空间中的位置实时采集并显示，医生通过观察三维图像中手术器械与病变部位的相对位置关系，对患者进行精确的手术治疗。外科手术导航技术延伸了外科医生的视野，突破了传统外科手术的禁区，更新了外科手术的概念，对于提高手术定位精度、减少手术损伤、优化手术路径及提高手术成功率等具有十分重要的意义。

1990 年，Medtronic 公司推出了全球第一台红外手术导航系统 StealthStation。此后，在临床需求的推动下，一些发达国家竞相开展了手术导航系统的研究和开发。目前，已公开的国外专利超过 60 项，主要分布在美国、加拿大、英国和德国。临床上应用最广的商业导航系统有 StealthStation 系统（美国 Medtronic 公司）、VISLAN 系统（英国 Roke Manor Research 公司）、Stryke 导航系统（美国 Stryker 公司）和 Brainlab 导航系统（德国 Brainlab 公司）（图 6-1）。2005 年，上海交通大学第九人民医院在国内首次报道了自主研发针对正颌外科手术的导航引导系统。2009 年，本课题组研发了配合颅颌面外科手术辅助机器人工作的图像引导系统。手术导航的临床应用范围也从最初的神经外科逐步扩展到脊柱外科、耳鼻喉科、整形外科、腹部外科、前列腺外科等。在颅颌面外科，导航引导手术主要应用于颅面部复杂骨折继发畸形的整复、颞下颌关节强直松解成形术、口腔颌面部肿瘤切除重建等高风险、高精度的大型手术。

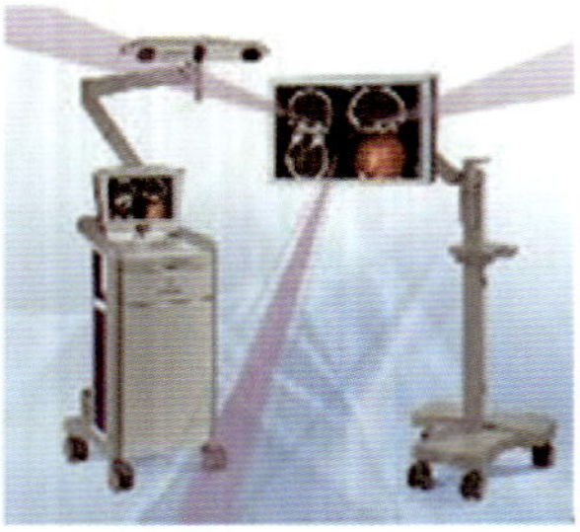

Medtronic 公司的
StealthStation S7 系统

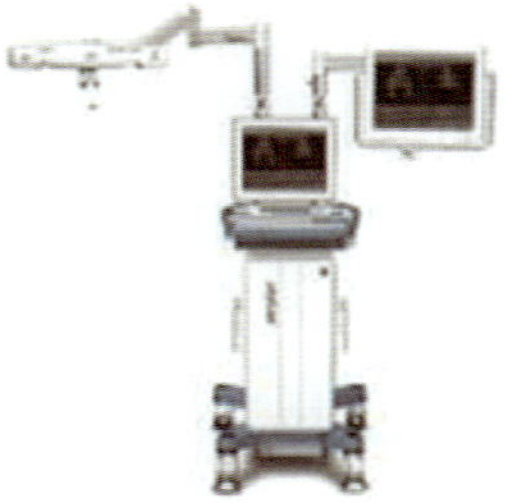

Stryker 公司的
Stryker 系统

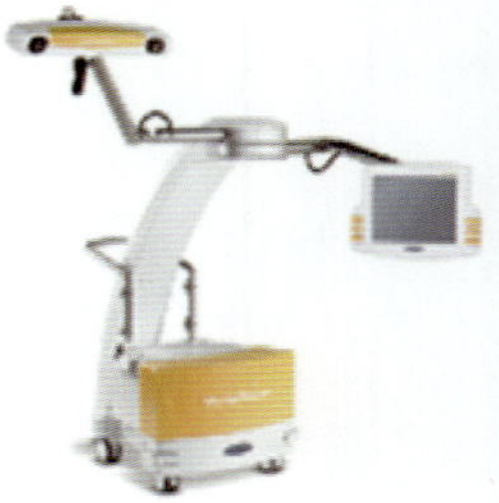

Brainlab 公司的
VectorVision 系统

图 6-1 目前常用的商业导航系统

二、手术导航系统的工作原理

手术导航系统根据数据来源、跟踪方式、光学定位系统的不同有很多种类。根据数据来源不同，可以分为基于 CT 的导航、基于 MRI 的导航和基于 B 超的导航；按照跟踪方式不同，又可以分为红外线导航、“结构光导航”、电磁定位系统、超声定位系统和机械定位系统：红外线导航的精度为 0.1 ～ 0.5 mm，结构光导航的精度为 0.1 mm，电磁定位的精度为 0.5 mm 以上，超声定位的精度为 0.2 mm，机械定位的精度最高，据报道可达到 0.01 mm。

目前，国内、外用于口腔颌面外科手术的导航系统大多是基于红外线双目视觉定位的被动式导航系统。根据导航系统的工作原理，它由术前计划系统、术中跟踪系统两大部分组成。其中，术前计划系统在本书其他章节中描述，本章节着重讲解术中跟踪定位装置及原理。

手术导航的核心技术可以用两个词语描述，就是“跟踪”和“映射”。跟踪是指导航设备能够捕捉到目标物体的运动，映射是指系统能够将跟踪信号映射在术前计划的图像中。

（一）跟踪

目前用于外科手术的跟踪系统绝大多数是红外线双目视觉跟踪系统。双目视觉技术是模拟人类视觉原理感知距离的方法：从两个或者多个点观察一个物体，获取在不同视角下的图像，根据图像之间像素的匹配关系，通过三角测量原理计算出像素之间的偏移来获取物体的三维信息。得到了物体的景深信息，就可以计算出物体与相机之间的实际距离、物体三维大小以及两点之间实际距离（图 6-2）。

红外线双目视觉技术采用的光源是“红外线”，通过两个空间位置相对固定的红外线探测器，发出光线到达目标物体，并由该物体反射到接收探测器，就能够实时获取该物体（或称反光点）的三维坐标。这就是红外跟踪的基本原理。

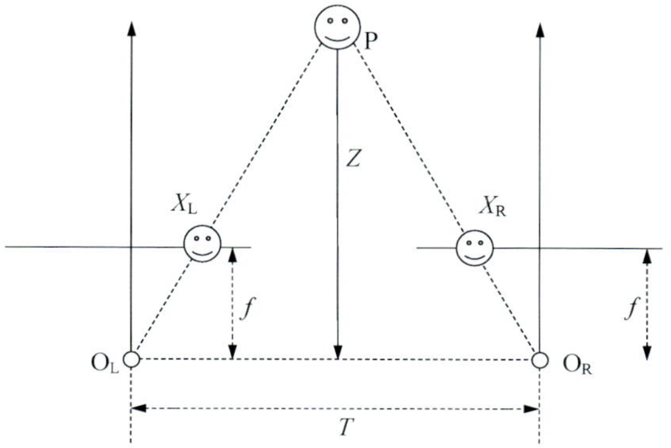

图 6-2　双目视觉原理。O_L 与 O_R 分别为两个相机，相机间距 T 为定值。在各自的视野观察到同一物体 P。其中，物体与各自视野中线的相对距离分别为 X_L 和 X_R，物体与相机的相对距离为 f。依据相似三角形原理，则物体的位置 $Z = \dfrac{fT}{X_L - X_R}$

探头一旦制作完成，两个红外探测器的距离就确定了，那么探头能够测量的视场范围、最佳精度范围就确定下来。如果物体过分偏离视场中心，或者距离过近或过远，都会导致跟踪精度下降，这是影响跟踪精度的一个重要因素（图 6-3）。

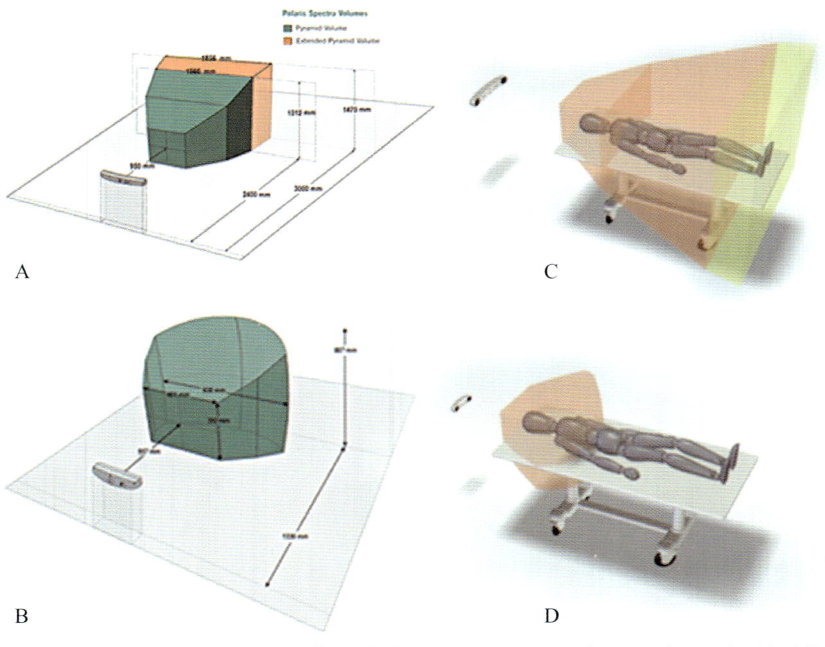

图 6-3　**A** 和 **B**. 双目视觉系统的最佳跟踪范围：NDI 公司生产的两种双目视觉系统，两个红外探测器距离不同，最佳跟踪范围也随之不同（Polaris Spectraò 及 Polaris Vicraò 系统，NDI）。**C** 和 **D**. 探头与患者的位置关系：手术区域应该位于跟踪视野的中间，以保证跟踪精度（来源：ndigital.com/medical/products/polaris-family）

（二）映射

仅仅跟踪到患者或手术器械的位置还不够，只有将这些位置投射到患者术前CT或者术前计划影像中才有意义。患者进行术前CT或MRI扫描时与手术室的坐标系完全不同，要实现映射，首先要将这两个坐标系进行统一。这一过程在图像学中称为配准，在导航操作中称为“患者注册”。

图6-4为采用无接触式表面扫描仪获取患者面部轮廓数据及处理的过程。左图中扫描范围包含额头、鼻子、双侧颧骨。这些区域的轮廓特征复杂且软组织菲薄，表面轮廓随体位变化不显著。而腮腺区、颌下区软组织较厚，表面轮廓随着体位改变会产生很大变化，为配准带来困难。中图显示扫描时，双目视觉探头识别定位扫描中的点的坐标，并传送到导航工作站，即刻完成三维重建，形成患者脸部的表面轮廓。右图表示扫描获得的轮廓数据与工作站中术前计划的相同区域脸部轮廓形态（粉色区域）进行特征配准，得到患者所在坐标系与术前计划图像坐标系的变换矩阵。

完成坐标系的匹配后，红外探头追踪到的任意点就可以通过变换矩阵转换成术前计划系统坐标系下的点，并可以通过图像显示系统让医生观察到，这就是映射过程（图6-5）。

三、导航引导手术的操作流程

导航引导手术的操作流程分为术前计划导入、患者注册、器械注册、图像引导4个部分。

（一）术前计划导入

有些手术无须进行详尽的术前计划，直接把光盘插入导航工作站即可。但是对于大部分颅颌面外科的手术，往往需要使用2个或2个以上的设计软件才能完成设计，那么术前规划就需要从计划工作站导入导航工作站。

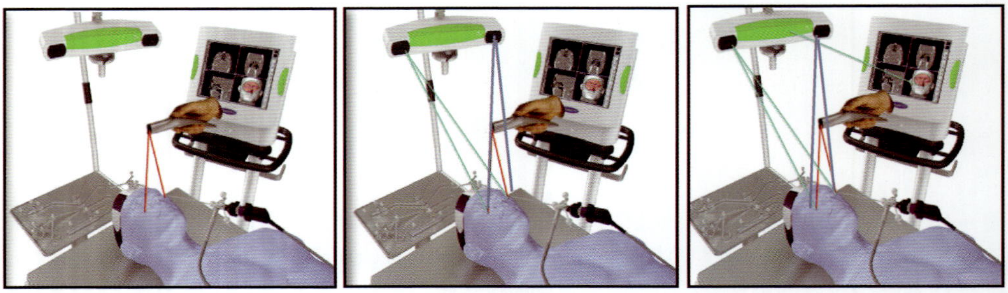

图6-4　患者注册过程（Brainlab系统）

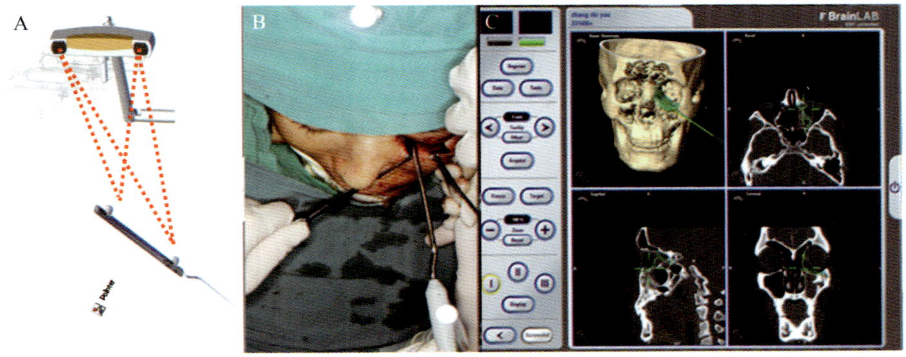

图 6-5　术中映射。**A.** 导航探头定位探针的原理。**B.** 手术时，医生将探针置于眶底缺损的后界。**C.** 导航工作站的图像上，能够实时映射出探针的实时位置以及计划的眶底修复体后界，医生可以借助这种方法验证剥离范围与视神经孔的关系，以及实际操作是否与术前计划一致（Brainlab 系统）

生成计划时，应注意将导航引导需要的物体悉数选入术前计划中。

（二）患者注册

1. 安装导航头架 / 基准架（reference array）

头架是导航系统识别患者头颅位置的标记物，保持头架与患者头部连接牢固是导航准确的前提。一旦头架脱落，导航失败，图像引导出现偏差，不仅不能精确引导手术，还会给手术造成风险。

对于操作时间短、创伤小和头位移动不太频繁的手术，可以选择无创头带法（图 6-6A）。这种方法无创、操作简单，但是固定力有限。术中不能剧烈搬动患者头部，否则容易导致头带脱落或移位，从而影响导航手术精确性。

对于操作时间长或需要频繁改变头位的手术，应选择有创固定头架（图 6-6B）。该头架安装时，需要在头皮上切一个 3 ～ 5 mm 的切口，自骨膜下剥离，通过一个单皮质螺钉将颅骨支架稳固固定于颅骨（图 6-6C）。

头架固定好后，安装基准架及基准架上的反光球。注意基准架与头架连接的

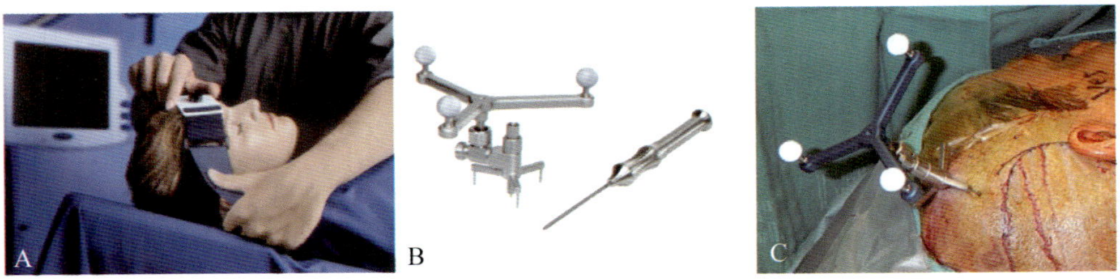

图 6-6　头架装置。**A.** 无创头带式固定架；**B.** 有创固定头架；**C.** 有创固定头架安装后（Brainlab 系统）

适配装置，应保证每次拆装基准架的位置保持不变。

2. 患者注册

患者注册是虚拟设计坐标系与患者坐标系融合的过程。目前口腔颌面外科手术常规使用的注册方法包括无接触式表面注册法、标志点注册法。如前文所述，表面注册法的实质是实现面部特征区域的配准，而面部最常见的特征区域就是额-鼻-眶-颧区域（图 6-7）。扫描时应注意：①双侧对称区域交替扫描，避免单侧扫描结束再扫描另外一侧；②扫描时无接触式扫描仪（Z-touch）应该与扫描区域垂直；③如果手术操作区域距离额-鼻-眶-颧区域较远，比如在下颌角区域，那么要在手术操作区域增加人工注册点。

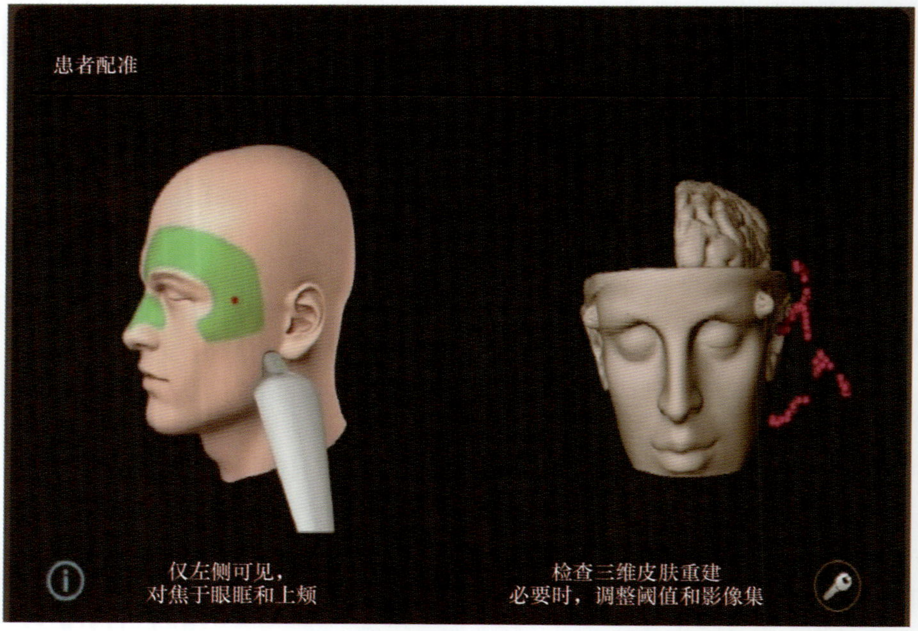

图 6-7　无接触式配准的扫描区域（Brainlab 系统）

扫描结束后，采用导航探针在内眦点、鼻小柱点、鼻翼点验证配准精度。如果精度不能达到要求，应重新配准。

（三）器械注册

器械注册就是把手术操作的核心器械注册到导航系统中，使手术操作时器械的尖端能够映射在计划工作站上。

器械注册的基本原理就是让导航系统识别器械的尖端，通过追踪器械末端的基准架换算成器械尖端的位置显示出来。在大多数情况下，器械都将被识别成一个不会形变的针状刚体。注册时，首先将导航基准架安装在器械的尾端，以不影响手术操作为宜；利用万能注册器，将器械尖端插入孔径与之匹配的孔内，以末端中心为圆心做圆锥状旋转运动，系统就会自动完成器械注册（图 6-8 和图 6-9）。

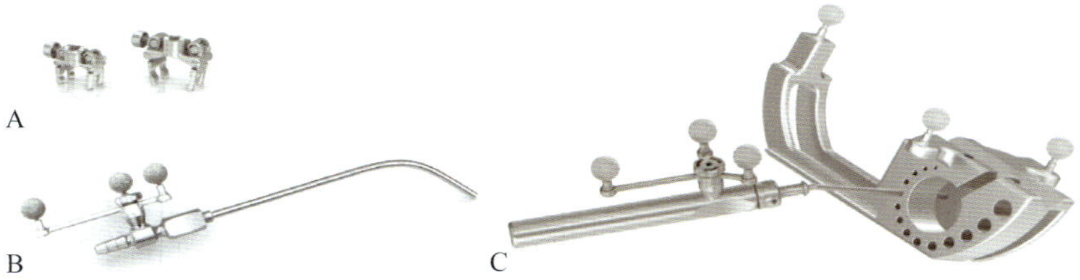

图 6-8　手术器械的注册。**A.** 连接支架；**B.** 基准架固定于器械尾端；**C.** 采用特定装置进行器械注册

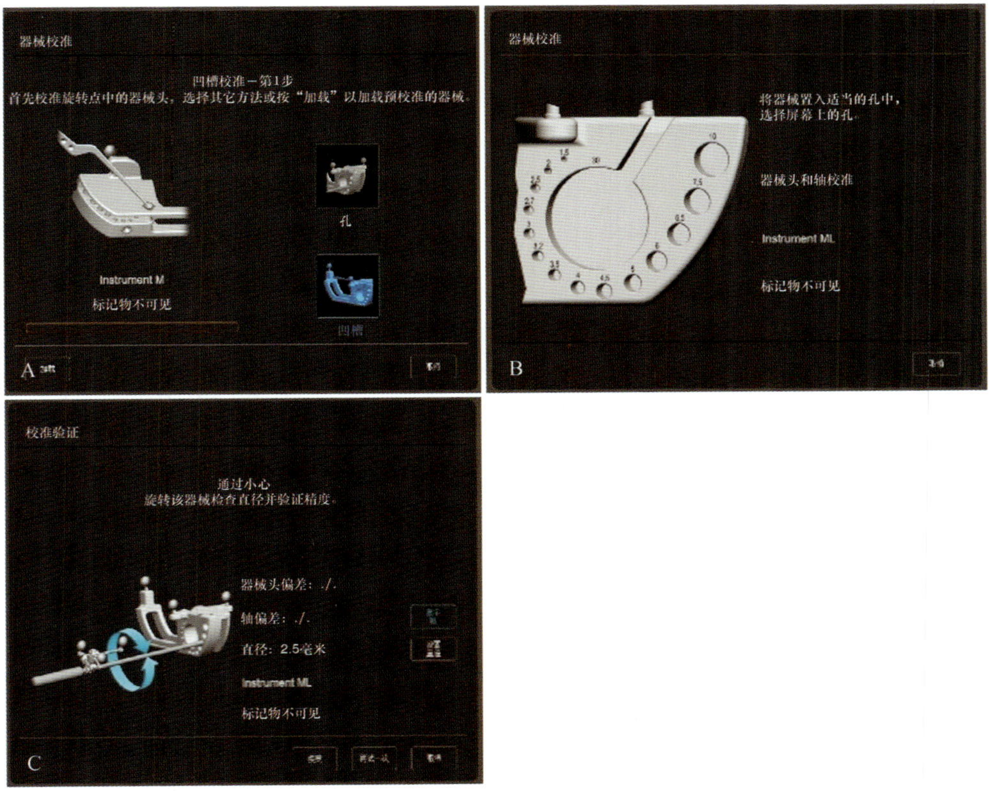

图 6-9　器械注册的步骤。**A.** 点击器械注册菜单，进入注册界面；**B.** 选择与器械尖端大小匹配的孔径；**C.** 以尖端为圆心旋转手术器械，屏幕会显示注册精度

（四）图像引导

手术操作时，医生采用被动验证的方法进行图像引导。

1. 医生将导航探针置于要检查的解剖区域，观察导航屏幕上显示的探针所在位置是否与实际解剖位置相同，如果发生偏差，可以用屏幕的标尺测量偏差距离。

2. 医生目视引导图像，将探针置于事先设计的标记点上。当探针与标记点重合后，进行相应的操作，例如“钻孔”固定。

3. 医生将探针沿着某一特定解剖结构的边界进行移动，观察该边界与设计边界的关系，例如关节强直松解手术时探查颅底边界。

关于图像引导在口腔颌面外科各领域中的应用细节将在本书其他章节中详述。

三、总结

目前，国内、外用于口腔颌面外科手术的导航系统大多是基于红外线双目视觉定位的被动式导航系统。这一系统由术前计划软件、定位跟踪装置和导航软件组成。手术导航的核心技术是“跟踪”和“映射”：跟踪是指导航设备能够捕捉到目标物体的运动，映射是指系统能够将跟踪信号映射在术前计划的图像中。在导航系统辅助下，通过将术前计划导入系统，完成患者及器械注册，即可实现术中实时的图像引导手术。

（刘筱菁）

参考文献

[1] Bell RB. Computer planning and intraoperative navigation in cranio-maxillofacial surgery. Oral and Maxillofacial Surgery Clinics of North America，2010，22（1）：135-156.

[2] Schramm A，Gellrich N-C，Schmelzeisen R. Navigational Surgery of the Facial Skeleton. Springer Science & Business Media，2007.

[3] Bradski G，Kaehler A. Chapter 12：Projection and 3D Vision. Learning OpenCV：Computer vision with the OpenCV library. O’Reilly Media，2008.

[4] https://www.ndigital.cn/products/medical-research-simulation/polaris-optical-tracking-systems/

第七章

颅颌面解剖与导航手术

颅颌面部解剖结构非常复杂，范围相对狭小，有很多重要器官行使着重要功能。颅颌面部骨骼形态不规则，骨连接紧密，构成整体，支撑面部轮廓，并传导生物应力。颅骨腔窦孔洞多，交通复杂，走行着重要的神经、血管等结构。颅颌面部唯一可以运动的关节是颞下颌关节，该关节是参与完成口腔功能的重要结构。颌面部的肌肉协助完成表情、咀嚼、吞咽以及呼吸等多种功能。颅颌面部的血管分布密集，血运十分丰富，这一特点有利于伤口的愈合，但也会造成外伤或手术出血过多。颅颌面部的神经复杂，分支交通多，支配结构繁复，其中三叉神经传递了口腔颌面大部分区域的感觉，面神经支配了面部表情运动。以上复杂、重要的结构集中在颅颌面狭小的空间中，使该部位的手术难度大、风险高，手术操作稍有偏差就可能导致严重不良后果。基于这些解剖特点，定位准确、精度高的导航手术应运而生，为颅颌面手术提供了一种精准、安全的手段。另外，导航手术的术前设计与术中定位参考也离不开具有标志性的解剖结构。因此，熟练掌握与深入理解颅颌面部解剖结构对于顺利完成导航手术具有重要意义。

一、颅骨

颅骨位于人体脊柱上端之上方，分为脑颅骨和面颅骨，共计 23 块骨，其中 21 块骨均通过骨缝彼此牢固连接，只有下颌骨与舌骨可运动（图 7-1）。脑颅骨 8 块，包括成对的颞骨与顶骨，以及单块的额骨、蝶骨、筛骨与枕骨；面颅骨 15 块，包括成对的鼻骨、泪骨、颧骨、上颌骨、腭骨与下鼻甲，以及单块的犁骨、下颌骨与舌骨。骨骼形态结构稳定，影像学成像清晰、易辨识，常作为导航手术时注册或实时验证的解剖标记点。

（一）脑颅

脑颅骨包括额骨、顶骨、枕骨、蝶骨、颞骨和筛骨。额骨构成颅盖前部、眶顶大部及颅前窝底。顶骨为似四边形扁骨，位于颅顶的中部，左右各一，以矢状

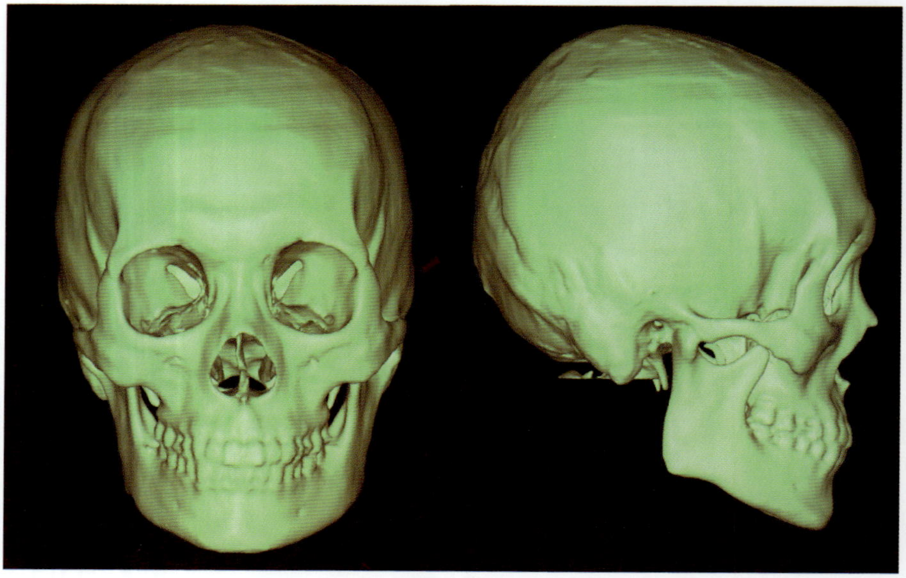

图 7-1　三维重建颅骨正侧位观

缝相连接，构成颅盖的大部分。枕骨构成颅的后下部，围绕枕骨大孔，由枕骨鳞部、基底部和侧部组成。蝶骨形似蝴蝶，分为体、大翼、小翼和翼突四部。整个蝶骨嵌入额骨、颞骨和枕骨之间，参与颅前窝、颅中窝、眶的外侧壁、鼻腔顶的后份、颞窝、颞下窝和翼腭窝等构成。颞骨介于蝶骨、顶骨与枕骨之间，参与颅底及颅腔侧壁的构成，分为鳞部、乳突、岩部、鼓板等四部分。筛骨为脆弱的含气房骨，呈立方形，位于颅底前部，构成眶内侧壁、鼻中隔、鼻腔顶和鼻腔外侧壁。

脑颅位于颅的后上部，由以上颅骨构成，容纳并保护大脑，分为颅盖和颅底两部分。颅底形态复杂，高低不平，毗邻重要血管神经等结构（图 7-2）。

1. 颅底外面观

可分为前、中和后部。前部由硬腭和上颌牙槽骨弓构成，较中、后部位置低。中部位于硬腭后缘与枕骨大孔前缘的横线之间。后部正中为枕骨大孔，孔前外侧有枕骨髁，最外侧为颞骨乳突；后部后份正中与颅盖的分界线上有枕外隆凸。

颅底外面观中部有如下主要解剖结构：①鼻后孔：鼻腔后方的开口，由犁骨后缘分为左右两半，后方为枕骨基底部。②蝶骨翼突：鼻后孔两侧为蝶骨翼突，分为内侧板和外侧板，两板间夹有翼突窝。翼内板下端尖锐弯向外侧即翼钩，翼内板的根部有翼管。③卵圆孔和棘孔：蝶骨翼突外侧板根部后外为卵圆孔，有三叉神经下颌支和脑膜副动脉通过。卵圆孔后外有棘孔，脑膜中动脉和下颌神经脑

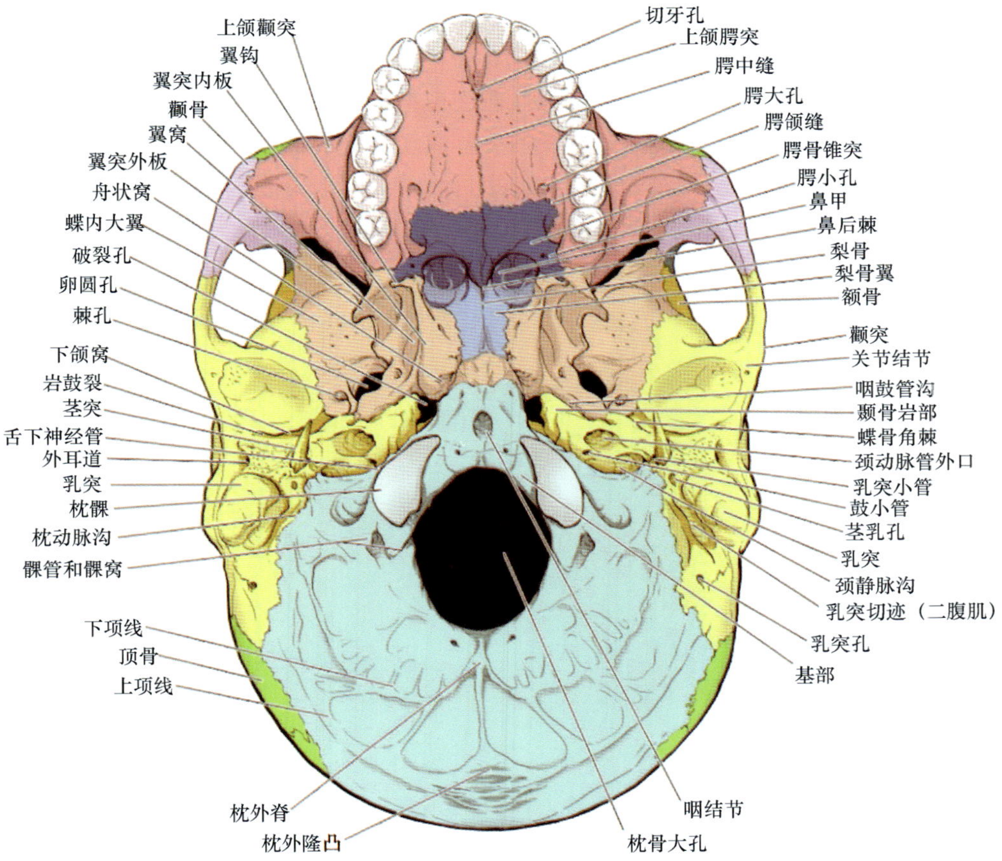

图 7-2 颅底外面观

膜支经此孔入颅中窝。棘孔后内方有颈动脉管外口，颈内动脉由此入颅，其前内为破裂孔。棘孔外侧有关节窝。颅底中部后外侧有颈静脉孔和茎突。④茎突：为颞骨鼓部下方伸出的锥形突起，指向前下方，在临床上是一重要解剖标志，可以作为导航手术的标记点。茎突根部的后外方为茎乳孔，面神经干由此孔穿出。

2. 颅底内面观

可分为颅前、中、后窝。颅底内面的形态与脑底面外形相适应。由于脑底面的额叶最高，颞叶次之，小脑最低，故颅底内面也相应形成阶梯状。

（1）颅前窝：位置最高，容纳大脑额叶，由额骨的眶板、筛骨筛板、蝶骨体上面的前部以及蝶骨小翼所构成。筛板有约 20 个筛孔通鼻腔，有嗅神经根丝通过。颅底正中线自前而后有额嵴、盲孔、鸡冠等结构。

（2）颅中窝：较颅前窝位置低，容纳大脑颞叶及脑垂体等。由蝶骨体的上面、蝶骨大翼的脑面、颞骨岩部的前面以及颞骨鳞部等构成。颅中窝可分为中部和两外侧部。

中部以蝶鞍为中心，其凹陷的前部有横行的鞍结节，将凹分成前方较浅的交叉沟和后方深凹的垂体窝。交叉沟向两侧连视神经孔，通眼眶，为视神经及眼动脉所通过。蝶鞍两侧有海绵窦，该窦内有颈内动脉和展神经通过；窦外侧壁有动眼神经、滑车神经、眼神经和上颌神经穿行。贴近海绵窦侧壁常作为导航引导下三叉神经热凝治疗穿刺的路径，如图 7-3 所示。

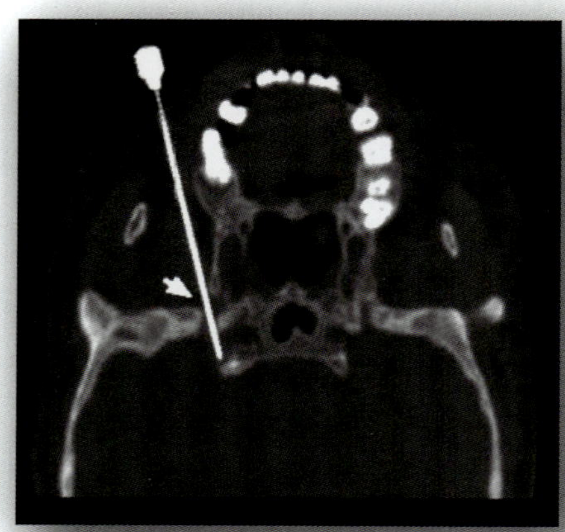

图 7-3　导航下三叉神经热凝针贴近海绵窦侧壁。箭头所示为射频热凝治疗针

外侧部结构主要包括一些重要的孔、管、裂和压迹，从前向后依次为：①眶上裂：位于蝶骨大翼和小翼之间，向前通眶，主要有动眼、滑车、眼、展神经及眼上静脉等通过。②圆孔：位于眶上裂内侧端之后下，该孔向前到达翼腭窝。③卵圆孔：位于圆孔之后外，向下通颞下窝，该孔可作为导航下三叉神经热凝治疗的穿刺目标。④棘孔：位于卵圆孔的后外方，脑膜中动脉经此入颅。⑤破裂孔：位于颞骨岩部尖和蝶骨体之间，内侧界为枕骨基底部。人体内，此孔由纤维软骨封闭，颈内动脉越过此处入颅。⑥三叉神经压迹：在破裂孔后外方，为颞骨岩部前面靠近尖端处，承托三叉神经半月节。

（3）颅后窝：该颅窝最深、最宽大，主要由枕骨内面和颞骨岩部的后面构成，容纳小脑、脑桥和延髓。窝的中央有枕骨大孔，孔的前外侧缘上方有舌下神经管内口，舌下神经经此处出颅。舌下神经管内口的外上方为颈静脉孔，与乙状窦沟相连。颈静脉孔内有副神经、迷走神经、舌咽神经和颈内静脉穿过。颈静脉孔前上方有内耳门，内有面神经、位听神经及内耳血管通过。

（二）面颅

面颅与脑颅相连接，位于其前下方，构成面部框架，参与构成并保护眼眶、鼻腔、口腔、颞下窝和翼腭窝等相关结构。面颅骨包括上颌骨、下颌骨、颧骨、鼻骨、泪骨、腭骨、下鼻甲、犁骨和舌骨。除下颌骨及舌骨外，所有面颅骨均由骨缝紧密相连，不能移动。由于下颌骨位置活动，因而，在利用导航技术进行与下颌骨有关的手术时，如下颌骨骨折复位固定、下颌骨肿瘤切除后重建以及下颌骨正颌手术等，需采用夹板使下颌骨保持固定，以此来提高注册和导航的精度。

1. 分离面颅骨

（1）上颌骨：上颌骨左右各一，位于面中部，参与构成眼眶底部、口腔顶部、鼻腔侧壁和底部、颞下窝和翼腭窝、翼上颌裂及眶下裂，也参与上颌-眶-颧骨复合体等重要结构的组成。上颌骨常分为“一体”和“四突”。

“一体”为上颌体，略呈锥体形，分为前、后、上、内四面，上颌体内有上颌窦。①前面：又称脸面。在该面上有一结构称为尖牙窝，一般位于前磨牙根尖的上方，与上颌窦仅有薄骨板相隔。尖牙窝上方有一小椭圆形的眶下孔位于眶下缘中点下方约 0.5 cm 处，孔内有眶下神经、血管通过，是眶下神经阻滞麻醉的进针部位，也可作为导航手术的标记点。前面向下止于尖端的突起，与对侧尖端的突起共同形成鼻前棘，也是导航手术注册的标记点之一。②后面：又称颞下面。其下部有较粗糙的隆起，为上颌结节。上颌体后面与前面的移行处有颧牙槽嵴，为上颌第一磨牙向上延续的骨嵴，是上颌骨前外方骨质较厚的部位，支撑咬合力的传导。③上面：又称眶面，构成眶底的大部，中部有眶下沟，向前、内、下通眶下管，并以眶下孔开口于上颌体的前面。④内面：又称鼻面，参与形成鼻腔外侧壁。⑤上颌窦：为上颌骨内的空腔，呈锥体形。上颌窦开口于中鼻道。上颌窦上壁为眶面，故眶底发生爆裂性骨折时眶内容物可冲破骨壁进入上颌窦腔。上颌窦下壁与上颌第二前磨牙、磨牙各根尖之间隔以较薄或较厚的骨板，甚至仅覆盖以黏膜，其中以上颌第一磨牙根尖距上颌窦底壁最近，其次为上颌第二磨牙根尖。

上颌骨的“四突”为额突、颧突、腭突和牙槽突。①额突：位于鼻骨和泪骨之间。②颧突：向外上与颧骨相接，向下至第一磨牙处形成颧牙槽嵴。③腭突：位于上颌骨内侧面下部，呈水平位，向内侧突出，与对侧上颌骨腭突在中线相接，形成腭中缝，构成鼻腔底部和硬腭的大部分，分隔鼻腔与口腔。腭中缝与两侧尖牙连线的交点上有切牙孔，向上后通入切牙管。腭突后缘与腭骨水平部呈锯齿状相接。④牙槽突：又称牙槽骨，呈蹄铁形，为上颌骨包围牙根的突起骨质。牙槽突中容纳牙根的部分称为牙槽窝，其形态、大小、数目和深度与牙根相适应。导航手术中，上颌牙槽突植入钛钉可以作为导航注册的标记点。上颌牙槽突与腭骨水平部共同围成腭大孔，有腭前神经和腭大血管通过。

上颌骨的血液供应非常丰富，其抗感染能力强，但外伤或手术中出血也较多。上颌骨形态不规则，与周围骨骼以骨缝相连接，骨折常呈复合型。累及眼眶、颧上颌复合体等部位的骨折精准复位难度大，利用导航技术优势，可以实时探测手术位置，规避风险，确保复位和重建精度，达到理想的功能与外形效果。

（2）下颌骨：下颌骨主要位于面部下 1/3，对于维持面部的外形轮廓十分重要。同时，下颌骨的下缘与后缘曲线对于调整截骨段的位置具有很重要的解剖参考价值。下颌骨由水平部（下颌体）和垂直部（下颌支）组成。下颌体下缘与下颌支后缘相连接的转角处称为下颌角，常作为术中导航实时验证的参考部位。

下颌体呈蹄铁形，分内、外两面和上、下两缘。下颌体外面的中线处为正中联合，其下部有颏结节。在下颌第一、第二前磨牙之间或第二前磨牙的下方，略靠近上缘处有颏孔，孔内有颏神经、血管束通过。在下颌体外面有一条增厚的骨嵴，起自颏结节，经颏孔下方，向后上与下颌支前缘相延续，称为外斜线。下颌体内面上与外斜线相对应，也有一条骨嵴，自下颌第三磨牙后部向前下方延伸至正中线，称为内斜线或下颌舌骨线，下颌舌骨肌附着于其上。内斜线上部有舌下腺窝，与同侧舌下腺相邻；下部有二腹肌窝以及下颌下腺窝。下颌体上缘即牙槽突。下颌体下缘外形圆钝，为下颌骨骨质最致密处，也是进行计算机辅助设计、测量制定下颌骨修复计划的重要参考结构。

下颌支又称下颌升支，位于下颌体后方，左右各一，几乎呈垂直方向。下颌支有两个突起，为髁突与喙突。髁突又称关节突或髁状突，为颞下颌关节的关节头，其上端有关节面，与关节盘下面相对，常作为下颌骨手术导航中实时验证的参考部位。髁突之下是较窄的髁突颈，又称下颌颈。髁突是下颌骨的主要生长中心之一，在成年之前，如髁突受到损伤或破坏，将严重影响下颌骨的生长发育。喙突又称肌突或冠状突，呈扁三角形，其向后与髁突之间为弧形向下的骨切迹，称为下颌切迹，又称乙状切迹。喙突前缘和内侧面有颞肌附着，外侧有咬肌前部和颧弓覆盖。下颌支也分为内外两面。下颌支内面中央偏后上方处有一较大骨孔，为下颌孔，开口朝向后上方，下牙槽神经、血管经过下颌神经沟进入下颌孔。下颌孔向下内通入下颌管。下颌角内侧骨面比较粗糙，称为翼肌粗隆，为翼内肌的附着处。下颌支外面的下方骨面较粗糙，称为咬肌粗隆，是咬肌的附着部位。下颌骨表层为骨密质，内部为骨松质，其内有下颌管，走行下牙槽神经和血管。利用导航手术进行下颌骨重建时，在术前设计及手术中，均需参考髁突、颏部的突度以及下颌角等解剖结构的特点及位置关系。

（3）鼻骨：鼻骨似梯形，位于颜面中部，左右鼻骨并列于上颌骨额突之间，参与构成鼻背。鼻骨下部较薄，向前突出，易受损伤发生骨折。成人两侧鼻骨连接紧密，骨折多为双侧同时发生。鼻骨也可为导航手术的骨性标记点。

（4）颧骨：颧骨位于眶的外下方，左右各一，近似菱形，为面颅骨与脑颅骨之间的主要支架，它形成面部的隆起，对面部外形起重要作用。其参与眶外侧壁、眶底、颞窝、颞下窝以及颧弓的构成。颧骨颞突向后，与颞骨颧突相接构成颧弓。颧骨与颧弓均位于面部较突起的部位，易受损伤发生骨折。颧骨表面缺乏自然孔隙沟嵴等明确的标记点，可通过钻孔标记，形成“人造”解剖标记物作为导航手术的标记点。

（5）腭骨：腭骨为“L”形骨板，左右成对，位于鼻腔后部，参与构成鼻腔底和侧壁、硬腭、眶底、翼腭窝和眶下裂。腭骨分为水平与垂直两部分。水平部构成鼻腔底的后部与硬腭的后 1/4，并有一明显的沟与上颌骨牙槽突共同构成腭大孔，向上通翼腭管。垂直部构成鼻腔的后外侧壁，其外侧面有翼腭沟，与上颌体内面和蝶骨翼突前面的沟共同形成翼腭管。

（6）下鼻甲：下鼻甲骨质薄而弯曲，附着于上颌骨体的鼻面。

（7）泪骨：泪骨薄而不规则，是颅骨中最小、最易碎的骨，位于眶内侧壁的前份，与上颌骨额突共同构成泪囊窝。

（8）犁骨：犁骨位于鼻腔正中，薄而扁平，为斜方形的骨板，组成鼻中隔的后下部。

（9）舌骨：舌骨是颈部的重要骨性标志，呈“U”形，位于甲状软骨上方、下颌骨后下方，借茎突舌骨韧带连于颞骨茎突。舌骨中部为舌骨体，两边有左右成对的突起，较大者为大角，短突者为小角。舌骨大角上缘一般与舌动脉起始部在同一水平，为舌骨舌肌的起始处。舌骨小角起于舌骨体和大角的连接处，为小的圆锥状突起，有茎突舌骨韧带附着。临床上舌骨大角是寻找或结扎舌动脉的重要解剖标志。

2. 面颅整体观

面颅位于颅的较突出部位，从正面观，可以见到成对的眼眶位于骨性鼻腔前口梨状孔的外上方，同时能见到上、下颌骨及牙列（图 7-4）。从侧面观，主要可见颞下窝、翼腭窝和颧弓（图 7-5）。颞下窝与翼腭窝位置深在，结构复杂，内有重要的血管和神经，是颅底外科的重要治疗部位。该区域手术风险高，难度大，导航技术为该部位的手术提供了有力、可靠的辅助手段。

（1）眶：眶由 7 块骨组成，其中面颅骨有上颌骨、颧骨、腭骨和泪骨，脑颅骨有额骨、筛骨和蝶骨（图 7-6）。眶容纳并保护眼球及相关肌肉、血管、神经和结缔组织。眶骨折手术操作风险高，导航手术效果良好，优势明显。眶内侧壁平行于矢状面，外侧壁与之成 45° 角。眶的内部空间为锥体状，最宽处是前部的眶缘，最窄处是后部的眶尖。眶可分成眶基底、眶上壁（顶）、眶下壁（底）、眶外侧壁、眶内侧壁及眶尖。

1）眶基底（眶口）：或称眶缘，由额骨、颧骨和上颌骨组成。眶上缘由额

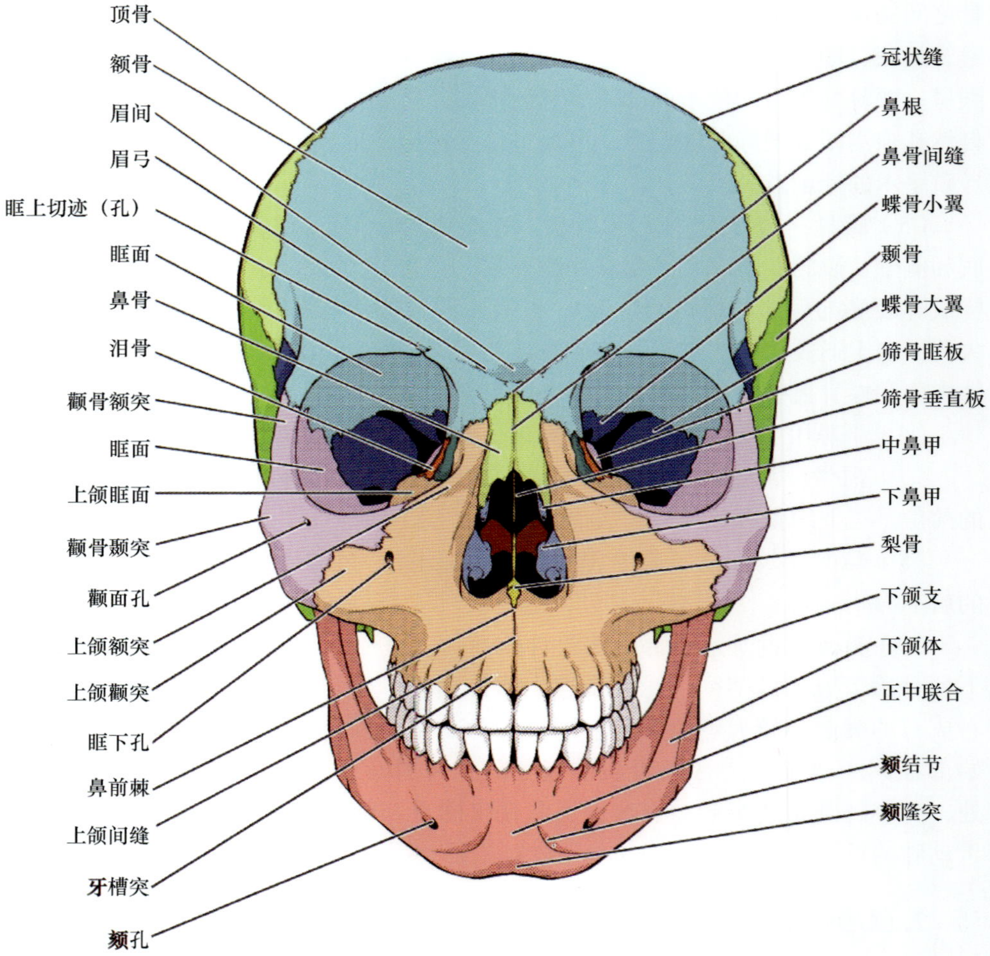

图 7-4　颅的正面观

骨构成，眶内侧缘大部和眶下缘内侧大部由上颌骨额突构成，眶下缘外侧部和眶外侧缘大部由颧骨构成。

2）眶上壁：由额骨眶部和蝶骨小翼的小部分构成，前内侧有小的滑车凹，为眼上斜肌的滑车附着；前外侧有较大的泪腺窝，容纳泪腺。

3）眶下壁：即眶底，由上颌骨、腭骨、颧骨组成。在眶下壁中部有眶下沟，经过眶下管出眶下孔，有眶下神经、血管通过。眶底后外有眶下裂，与翼腭窝及颞下窝相通。

4）眶外侧壁：由颧骨额突和蝶骨大翼构成。眶顶与外侧壁在前部融合，后部分开成眶上裂与颅中窝交通，并有动眼、滑车、展神经及三叉神经的眼支、眼

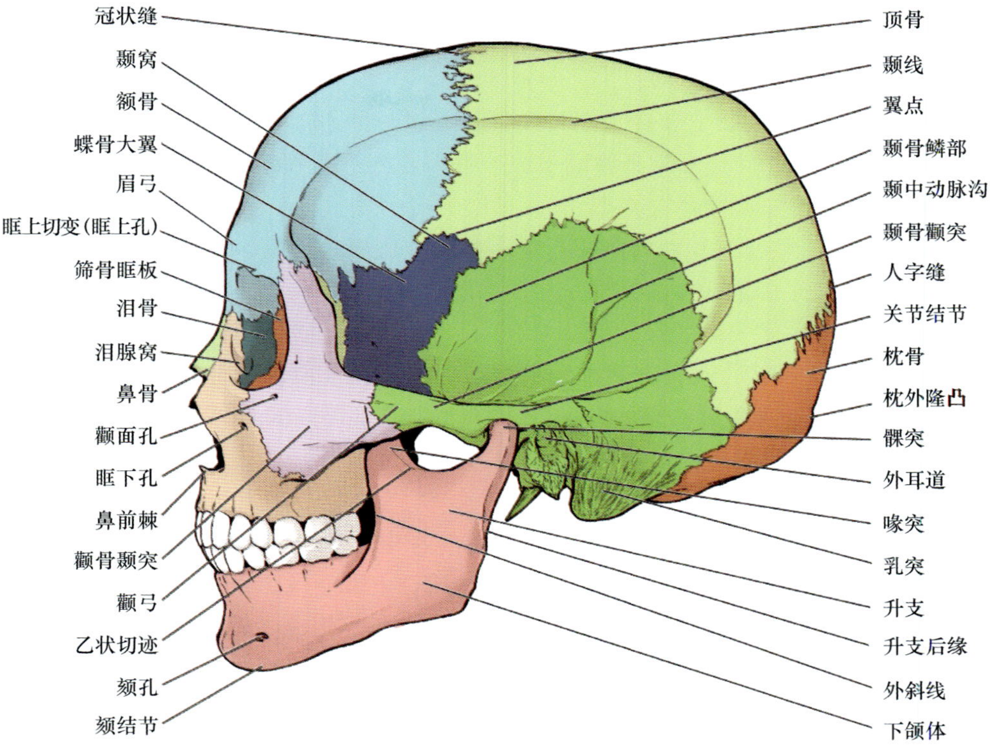

图 7-5　颅的侧面观

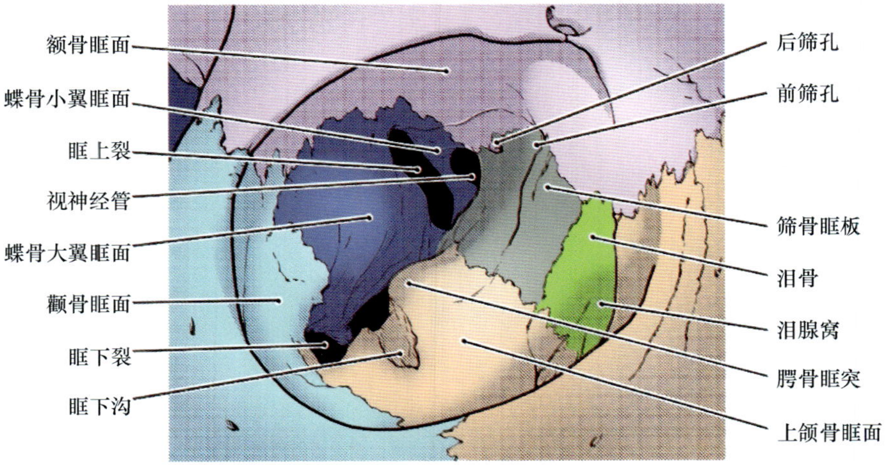

图 7-6　眼眶结构

上静脉通过。眶外侧壁和眶下壁（眶底）间的裂隙称为眶下裂，由蝶骨大翼、上颌骨、腭骨、颧骨形成，有三叉神经上颌支、颧神经、眶下血管等通过，并有眼下静脉经眶下裂通翼丛。

5）眶内侧壁：由上颌骨、泪骨、筛骨、蝶骨的小部分组成。近眶内侧缘有泪囊窝，由上颌骨额突和泪骨共同形成。眶内侧壁筛额缝处分别有筛前孔和筛后孔，通过同名血管和神经。

6）眶尖：靠近眶上裂内侧端。尖端向后，有视神经孔，其上缘、下缘及内侧缘均为眼球肌总腱环的附着部位。

眼眶骨折手术复杂、风险高，原因在于眶壁形态不规则，重建钛网放置困难，眶缘后 35 mm 后方为眶壁手术危险区域，走行重要的神经和血管，稍有不慎即可损伤，造成严重后果。导航技术的优势在于可以即刻评价重建钛网的位置，并准确判断眶内骨性结构如视神经孔、眶上裂等的位置，避免手术中损伤重要解剖结构。

（2）骨性鼻腔：位于面颅中部，由面颅骨中的上颌骨、腭骨、犁骨、泪骨和下鼻甲及脑颅骨中的额骨、筛骨、蝶骨构成，上邻颅底，下邻口腔，两侧邻筛窦、眼眶和上颌窦。骨性鼻中隔由筛骨垂直板和犁骨构成。骨性鼻腔前口为梨状孔，后方经鼻后孔通鼻咽部。

（3）颞下窝：颞下窝位于颧弓下方的深面、上颌骨的后方以及颞窝的下方。其前壁为上颌骨体的颞下面和颧骨后面，上壁为蝶骨大翼的颞下面（含卵圆孔和棘孔）、颞下嵴及部分颞骨鳞部，内壁为蝶骨翼突外侧板和翼上颌裂，向下外方开放。颞下窝向前经眶下裂通眶，向上经卵圆孔及棘孔通颅中窝，向内经翼上颌裂通翼腭窝（图 7-7 和图 7-8）。

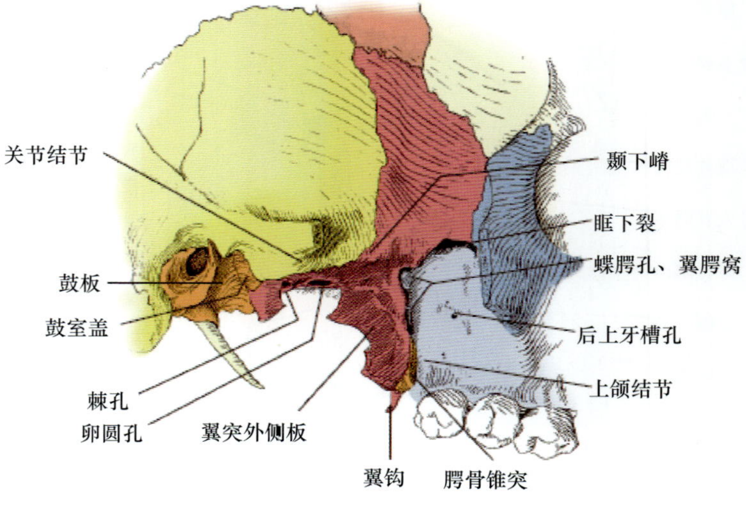

图 7-7　颞下窝及周围结构

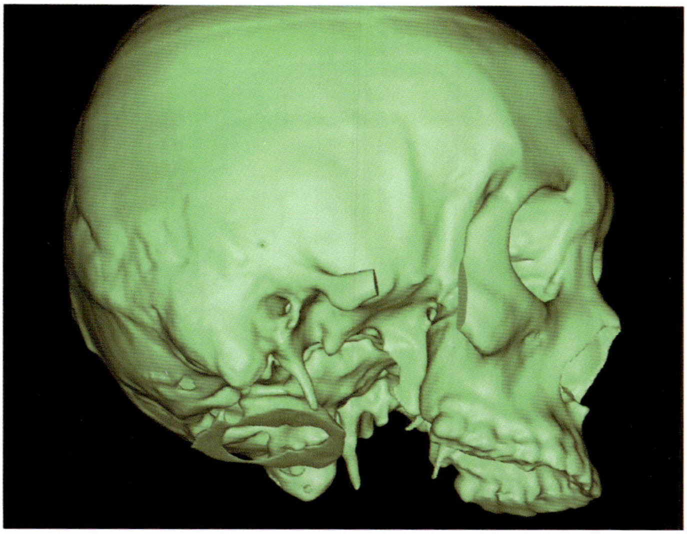

图 7-8 三维重建颞下窝及周围结构

（4）翼腭窝：位于眶的后下方，略呈锥形，主要由上颌骨、腭骨和蝶骨翼突围成。该窝前壁为上颌骨的上内侧部，上壁为蝶骨大翼的下面，后壁为翼突根和邻近的蝶骨大翼，内壁为腭骨垂直板，外壁即翼上颌裂。翼腭窝向前经眶下裂通眼眶，向后上经圆孔通颅中窝，向内经蝶腭孔通鼻腔，向后经翼管（位于翼突根部）通破裂孔，向外经翼上颌裂通颞下窝，向下经翼腭管出腭大孔通口腔。翼腭窝可以理解为翼腭管向上逐渐变宽，形成与周围多个骨腔相通的锥形窝结构。翼腭窝内有上颌神经、翼腭神经节、上颌动脉的终末支。

二、颞下颌关节

颞下颌关节是颅面部唯一能活动的关节，行使着复杂的生理功能，在咀嚼时可承受高达数十千克的咀嚼力，在表达言语时又需要运动非常灵活。因此，颞下颌关节既要在咀嚼时保持稳定，又要在表达言语时足够灵活。这些复杂的功能需要导致颞下颌关节成为人体最为复杂的关节之一。颞下颌关节周围解剖结构复杂，其上方为颅中窝，内侧为上颌动脉、颈内静脉等重要血管，后方为外耳道前壁。该部位手术风险大，适合应用导航技术进行手术。颞下颌关节由下颌骨髁突、颞骨关节面、关节盘、关节囊和关节诸韧带组成（图 7-9）。

下颌骨髁突外形略呈椭圆形，其内外径长，前后径窄。通过内外极在髁突顶面连成一隆起的骨嵴称横嵴，把髁突分为前后两个斜面：前斜面窄，是负重区；后斜面宽而平，不是负重区。髁突和下颌支之间骨质收缩变细的部分是髁颈，是

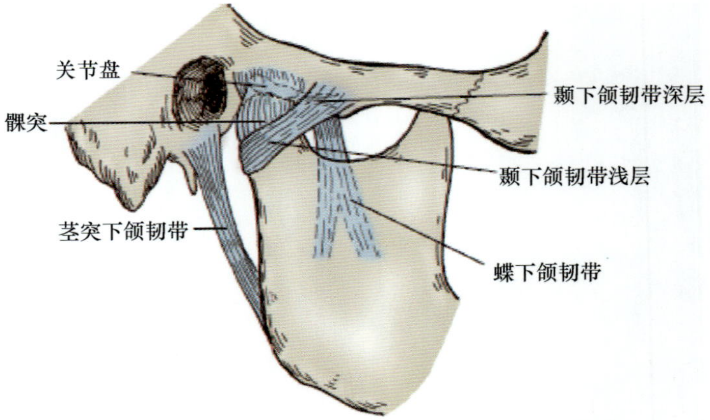

图 7-9　颞下颌关节的组成

下颌骨骨折好发部位。

颞骨关节面由两个部分组成，即一个关节窝和一个关节结节。关节窝容纳下颌骨髁突，其顶部很薄，与颅中窝相隔，关节窝顶部不是负重区。关节结节位于关节窝前方的颧弓根部。关节结节由关节结节嵴顶分为两个斜面，嵴顶的前方是前斜面，斜度较小。关节结节嵴顶的后面为后斜面，是关节的负重区。关节结节是人类颞下颌关节特有的结构。

颞下颌关节的功能运动归纳起来就是转动运动和滑动运动两种方式。有两种方式的转动运动，即水平轴转动和垂直轴转动。水平轴转动是指以两侧髁突的水平轴做转动，垂直轴转动是指以一侧髁突垂直轴做转动。滑动运动包括两侧髁突向前下滑动的下颌前伸运动，一侧髁突向前向下滑动的下颌侧方运动以及一侧髁突的上下滑动运动等。

颞下颌关节强直手术治疗复杂，如何做到最大限度去除关节周围骨球，同时也不穿通颅中窝与外耳道、不损伤上颌动脉与颈内静脉，是临床上面临的难题。手术导航系统可以术中实时显示手术位置与周围重要解剖结构的关系，从而能够大大降低手术风险，提高手术精确性，特别适用于颞下颌关节强直关节间隙成形手术。

三、肌肉

与口腔颌面部相关的肌肉包括头部肌、腭部肌以及颈部肌。

头部肌可分为浅层的表情肌及深层的咀嚼肌。

表情肌又称为颅面肌，是面部肌肉的重要组成部分，属于皮肌，由薄层肌束构成，肌力较弱，大部分起自面颅骨表面或筋膜，止于皮肤（图 7-10）。其肌组

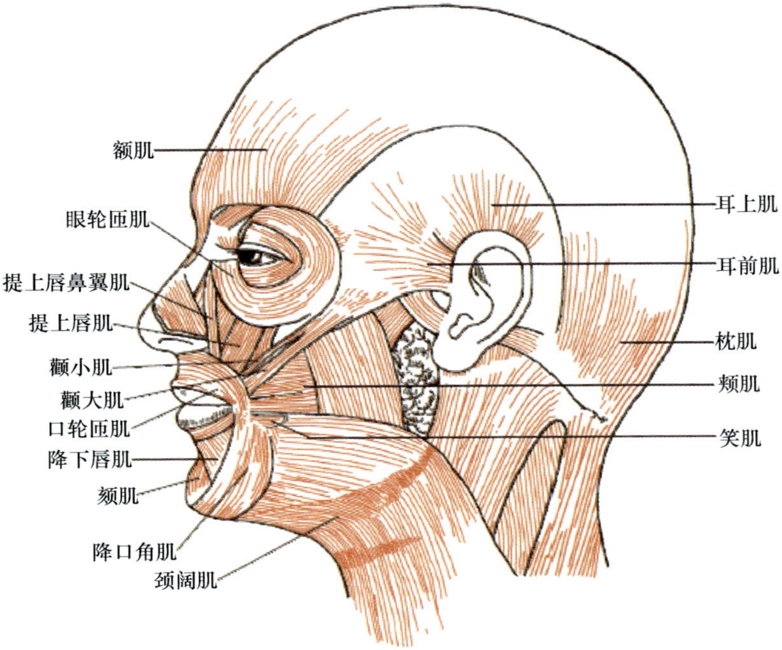

图 7-10　表情肌

织直接与颅面部皮肤相连，并深入至皮肤之中，所分布区域的皮下没有明显的深筋膜。所有表情肌均由面神经支配。

通常所谓咀嚼肌只包括四对肌肉，分别为咬肌、颞肌、翼内肌及翼外肌（图 7-11 和图 7-12）。其主要功能为在言语和咀嚼活动中运动下颌，神经支配均来自下颌神经。咬肌外形大致呈四边形，起于上颌骨颧突及颧弓下缘和深面，止于下颌角、下颌支外侧面及喙突。在咀嚼运动时，咬肌上提下颌并微向前，还参与下颌侧方、前伸、后退运动。颞肌主要位于颞窝，起于颞窝和颞深筋膜的深面，呈扇形，向前下方走行，止于喙突、下颌支前缘直至下颌第三磨牙远中。颞肌主要作用为上提下颌（闭口），该运动主要是由其前部纤维收缩产生的，后部纤维作用为牵拉下颌向后。此外，该肌也参与下颌的侧方运动。翼内肌位置与咬肌相对，在下颌骨内侧面，外形也近四边形，有深、浅两头：深头粗大，起于腭骨锥突和翼外板内面；浅头起于腭骨锥突和上颌结节。翼内肌向下、后、外方止于下颌支及下颌角内面后下部的翼肌粗隆。该肌主要作用为上提下颌，并辅助下颌前伸及侧方运动。翼外肌几呈前后水平方向走行，有上、下两个头：上头较小，起自蝶骨大翼的颞下面和颞下嵴；下头较为粗大，起自翼外板的外面。两头的肌束向后略偏外侧走行，于接近止点处会聚。上头一部分肌纤维止于颞下颌关节的关节囊和关节盘前缘，上头的其余部分肌纤维及下头的全部肌纤维止于髁突颈前方的关节

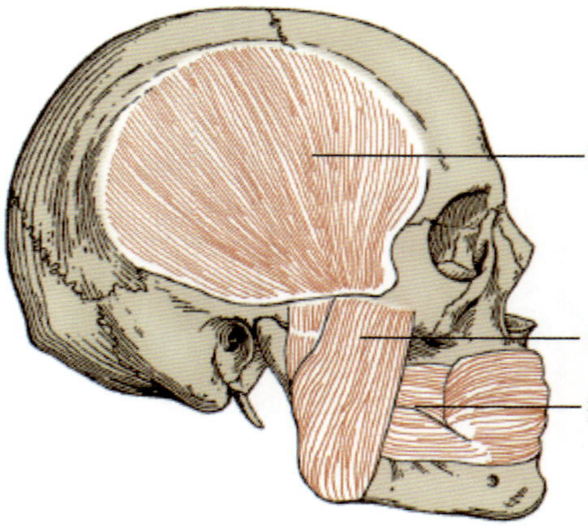

图 7-11　咬肌与颞肌

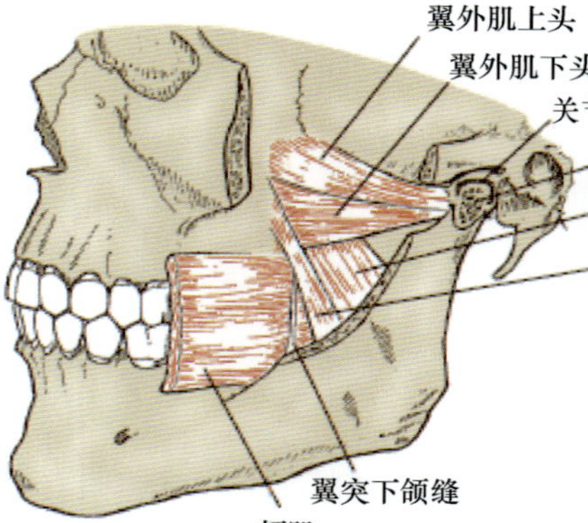

图 7-12　翼内肌和翼外肌

翼肌窝。该肌主要功能为牵拉髁突和关节盘沿关节结节后斜面向前、下、内侧运动，使下颌下降，主要起到开口的作用。在闭口时，翼外肌上头也产生收缩，可以起到稳定关节盘的作用。因而，翼外肌既不属于闭颌肌群，也不属于开颌肌群。

腭部肌共 5 对，位于软腭内，包括腭帆提肌、腭帆张肌、腭舌肌、腭咽肌以及腭垂肌。各肌的肌束在软腭的背、腹面汇集，并于腭腱膜的背、腹面交织成肌板，构成软腭的肌层，共同附着于腭腱膜上。腭腱膜本质上是腭帆张肌的腱膜，为一薄层的纤维结缔组织，形成软腭的支架，于硬腭后缘与骨膜相延续，在软腭的前 2/3 处较厚，向后逐渐变薄而消失。腭部肌与咽部肌协调运动，共同控制腭咽闭合，对呼吸、吞咽及言语等功能起重要作用。

颈部肌包括浅层的颈浅和颈外侧肌，颈前的舌骨上、下肌群（图 7-13）以及颈深部的椎前肌群及椎外侧肌群。与口腔颌面部密切相关的主要有舌骨上肌

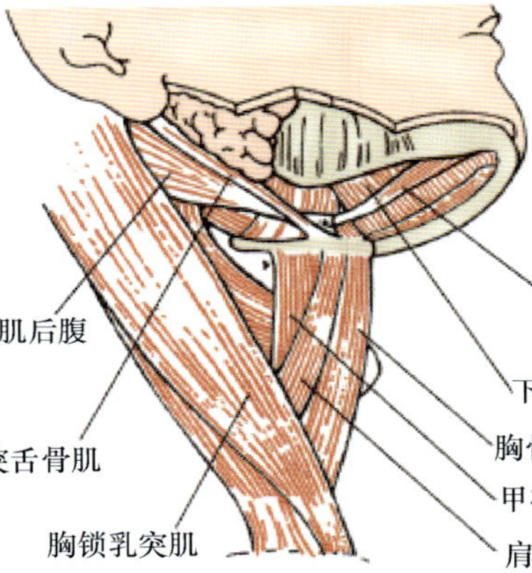

图 7-13 舌骨上、下肌群

群、颈阔肌以及胸锁乳突肌。舌骨上肌群包括二腹肌、茎突舌骨肌、下颌舌骨肌以及颏舌骨肌。

二腹肌有两个肌腹，前腹起自下颌骨二腹肌窝，向后下方走行，后腹起于颞骨乳突切迹，向前下方走行，二者移行于中间腱，该腱以坚韧的结缔组织附着于舌骨体与舌骨大角分界处。二腹肌主要功能为当舌骨被固定时，降下颌，协助咀嚼；当下颌骨被固定时，上提舌骨。

下颌舌骨肌为三角形扁肌，位于下颌骨与舌骨之间。两侧下颌舌骨肌相接，构成肌性口底。该肌起自下颌骨内侧的下颌舌骨线（内斜线），走行向后、内、下方，两侧前份和中份的肌纤维止于正中纤维缝，其后份肌纤维止于舌骨体。该肌主要功能为在吞咽早期上提口底。此外，还可辅助降下颌或上提舌骨。

颈阔肌属于表情肌。该肌位于颈部皮下，薄而宽阔，由面神经的颈支支配。收缩时使颈部出现斜行皱纹，并可协助降下颌。还具有降下唇及口角的作用，协助表达恐惧与惊讶的表情。

胸锁乳突肌为颈外侧部最粗大明显的肌肉，下端起自胸骨柄前面的上部以及锁骨内 1/3 的上面，斜行向后、上、外方，以强大的肌腱附着于颞骨乳突外侧面及枕骨上项线的外侧半。该肌将颈前外侧部划分为颈前三角和颈后三角，其运动受副神经支配。单侧收缩时，使头屈向同侧，面转向对侧旋仰；两侧同时收缩，可使头后仰。当头部固定时，上提胸廓，协助呼吸。

四、唾液腺

人体唾液腺包括 3 对大唾液腺和许多个位于唇、颊、舌、腭等处的小唾液腺（图 7-14）。大唾液腺分泌的唾液借助导管系统最后经导管口排入口腔；小唾液腺分泌的唾液则直接排入口腔，或借助微小导管排入口腔。人体 3 对大唾液腺包

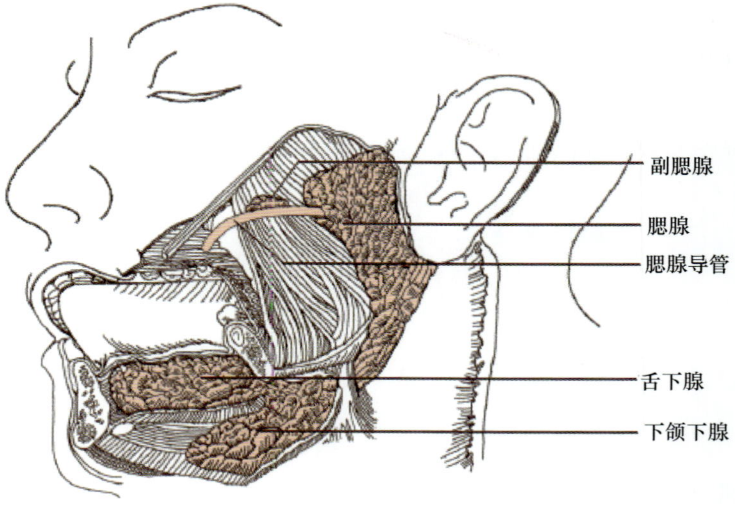

图 7-14　唾液腺

括腮腺、下颌下腺及舌下腺。

腮腺位于面侧部皮下，左右各一，上方紧邻颧弓，前方为下颌支，后上方为外耳道，后下方与胸锁乳突肌相邻，内面邻近二腹肌后腹、茎突、茎突诸肌以及更深部位的颈内动、静脉等。临床上常以面神经平面将腮腺分为深、浅两叶。浅叶较大，位于面神经浅面，向前覆盖咬肌后 1/3 的浅面；深叶位于下颌支的后面以及深面。腮腺腺泡细胞所分泌的唾液经各级导管汇合，经腮腺导管排入口腔。腮腺导管开口于上颌第二磨牙牙冠正对颊黏膜后上部的腮腺导管乳头。

下颌下腺为第二对大唾液腺，呈扁椭圆形，主要位于下颌骨下缘、二腹肌前腹及后腹共同围成的下颌下三角内。可分为较大的浅部和较小的深部，深、浅两部在下颌舌骨肌后缘处互相延续。浅部位于下颌下三角内，表面覆盖着皮肤、皮下组织、颈阔肌和颈深筋膜浅层，并有面静脉及面神经的颈支或下颌缘支（低位）横过。下颌下腺导管起自下颌下腺浅部的内面，绕过下颌舌骨肌后缘，向前、上、内方开口于口底舌系带两侧的舌下肉阜。下颌下腺导管易发生涎腺结石。

舌下腺在 3 对大唾液腺中是最小的一对。舌下腺位于口底黏膜与下颌舌骨肌之间，腺体表面仅覆盖有薄层口底黏膜，形成舌下皱襞。腺体外侧为下颌体内面的舌下腺窝，内侧为颏舌肌。

五、血管

头颈部的动脉之间通过末端血管网形成众多的吻合通路，故口腔颌面部外伤出血较多，但同时也是促进伤口愈合的有利条件。口腔颌面部的动脉来源于颈外动脉，静脉血回流主要汇入颈部的颈内静脉和颈外静脉。利用影像学方法，对颈内动、静脉位置进行定位，并结合手术导航技术，可以对其进行有效保护，避免术中损伤导致大出血。利用导航进行粒子植入，术中出血多由穿刺过程中穿刺针对血管的损伤所致，局部加压止血即可。

（一）动脉

颈总动脉在颈部分为颈内和颈外动脉。颈内动脉分布于脑、眼和额部，在颈部没有分支，而颈外动脉在颈部有数个分支，这一特点是鉴别颈内、外动脉的重要依据。颈内动脉在颅底位置深在，为大脑主要血供来源，损伤或结扎会导致脑缺血，造成极为严重的后果。因此，颅底靠近颈内动脉的肿瘤切除或活检难度非常大，风险极高。利用手术导航系统，可以在手术中准确找到颅底解剖标志结构、颈内动脉以及肿瘤位置，在导航探针引导下，判断肿瘤范围及其与颈内动脉和颅骨的关系，在保证安全的情况下切除肿瘤。

颈外动脉主要有 8 个分支：甲状腺上动脉、咽升动脉、舌动脉、面动脉、枕动脉、耳后动脉、上颌动脉、颞浅动脉（图 7-15）。

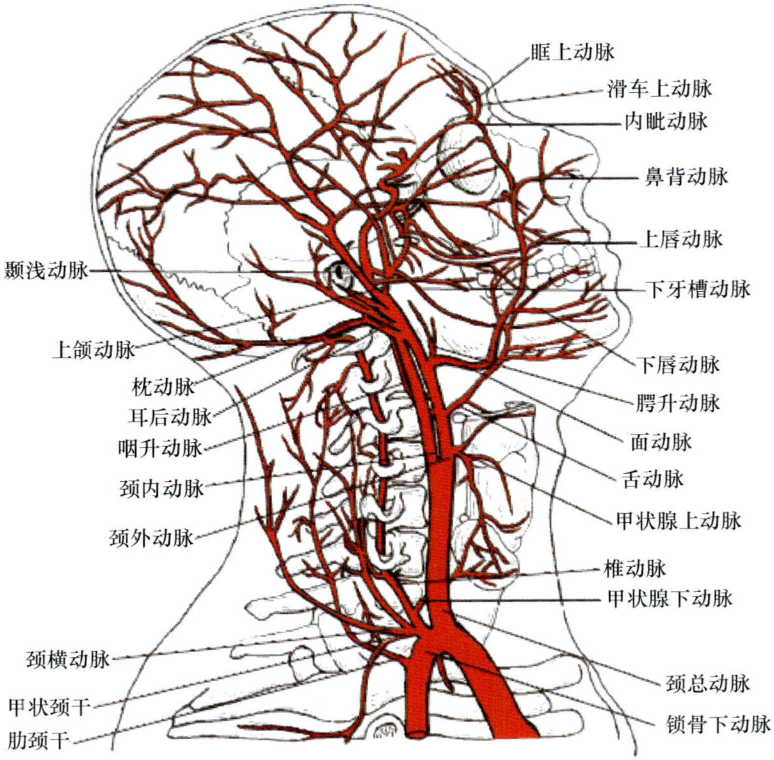

图 7-15　颌面颈部动脉概况

舌动脉自颈外动脉前内侧壁、平舌骨大角处发出，走行于颈动脉三角内，经舌骨舌肌深面向前上至舌尖。

面动脉于舌骨大角的稍上方、二腹肌后腹下缘处起于颈外动脉，向前、内、上方经二腹肌后腹的深面进入下颌下三角，再经下颌下腺后上面的沟或在腺实质内转向外至下颌骨下缘，在咬肌附着处前缘呈弓形自内向外绕过下颌体的下缘，上行至面部，与面静脉伴行，沿鼻唇沟方向，走行向前、内、上方，经口角和鼻翼外侧至内眦，更名为内眦动脉。由于唇颊部活动度较大，因而面动脉在面部行程弯曲，以适应其形变。

上颌动脉为颈外动脉两终末支中较大者，于下颌骨髁突颈部的内后方起于颈外动脉，水平前行，紧邻髁突颈的深面至颞下窝，在翼外肌的浅面（少数在深面）继续行向前上，经翼突上颌裂入翼腭窝。沿途发出的动脉主要有脑膜中动脉、下牙槽动脉、上牙槽后动脉、眶下动脉、腭降动脉、蝶腭动脉等分支。下牙槽动脉于下颌支的内侧、翼外肌下缘处发自上颌动脉下壁，与下牙槽神经伴行向下，经下颌孔入下颌管至第一前磨牙处分为两支。其中一支为颏动脉，出颏孔至颏部，供应颏部及下唇。另一支为切牙支，向前经尖牙及切牙根部下方，供应下颌尖牙及切牙。眶下动脉常与上牙槽后动脉共干发自上颌动脉，与眶下神经伴行经眶下裂入眶，沿眶下沟、眶下管前行，出眶下孔发出分支，与上唇动脉及内眦动脉相吻合，供应颊的前部、上唇根部和唇侧牙龈。腭降动脉从翼腭窝发自上颌动脉，向下穿经翼腭管，分为腭大动脉和腭小动脉。

颞浅动脉为颈外动脉的另一终末支。在下颌骨髁突颈的后方发自颈外动脉，向上与颞浅静脉和耳颞神经伴行，出腮腺上缘至皮下，越过颞骨颧突根部继续上行，分为额、顶两终末支。

（二）静脉

口腔颌面颈部静脉通常与动脉伴行，但变异较大。静脉常分浅静脉和深静脉两类。浅静脉收纳浅层组织的血液，汇入深静脉。口腔颌面部的浅静脉主要包括面静脉与颞浅静脉，深静脉主要包括翼丛、上颌静脉、下颌后静脉以及面总静脉（图 7-16）。颈部浅静脉主要有颈外静脉，深静脉主要为颈内静脉。

翼丛又称翼静脉丛，位置深在，位于面侧深区内，分布于颞肌及翼内、外肌之间，所有与上颌动脉分支伴行的静脉均参与此静脉丛的构成，主要收集口腔、面深部和眼的静脉血。

颈外静脉位置表浅，紧邻颈阔肌，位于其深面，沿胸锁乳突肌表面行向后下，汇入锁骨下静脉或颈内静脉，沿途接纳枕部、颈外侧部及颈根部的静脉血。

颈内静脉是头颈部静脉血回流的主干。颈内静脉上端起自颅底颈静脉孔处的

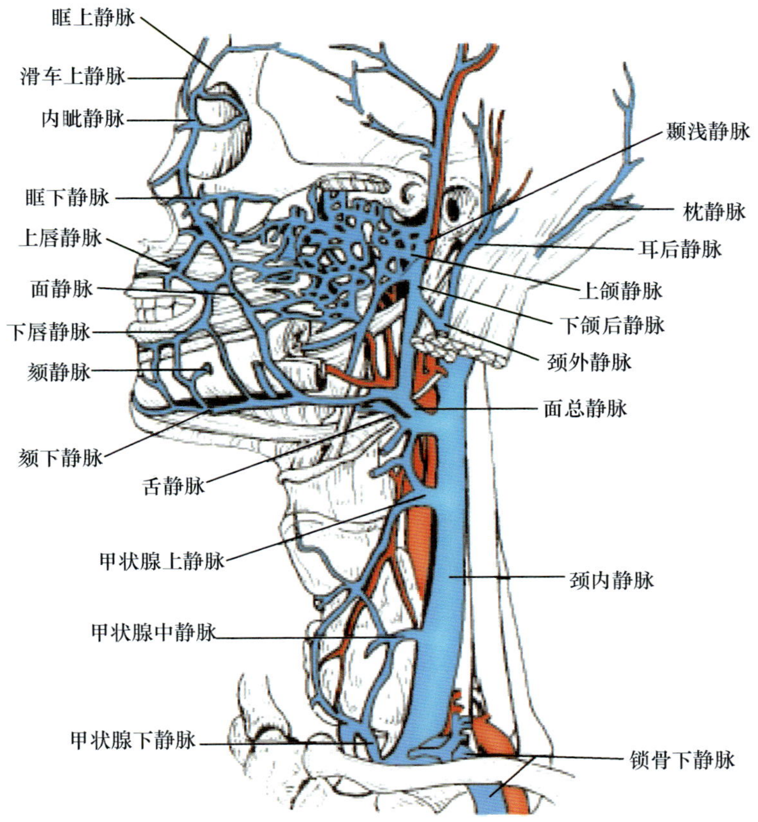

图 7-16　颈内静脉及面部深静脉

乙状窦，与迷走神经及颈内动脉（或颈总动脉）一起被包于颈鞘内，后沿颈总动脉外侧下行至锁骨内侧端的深面，与锁骨下静脉汇合成头臂静脉。

六、神经

与口腔颌面部密切相关的神经主要为三叉神经与面神经。

（一）三叉神经

三叉神经是最粗大的一对脑神经，包含的主要神经纤维成分为感觉纤维，小部分为运动纤维（图 7-17）。口腔颌面部大部分范围的感觉由三叉神经传导。三叉神经可以分为眼神经、上颌神经以及下颌神经，均起自三叉神经节（半月神经节）（图 7-18）。该神经节位于颞骨岩部尖端前面的半月神经节压迹上，包被于硬脑膜两层间的裂隙内，距颅外面颧弓根后端深 4.5 ～ 5 cm 处，内邻颈内动脉及海

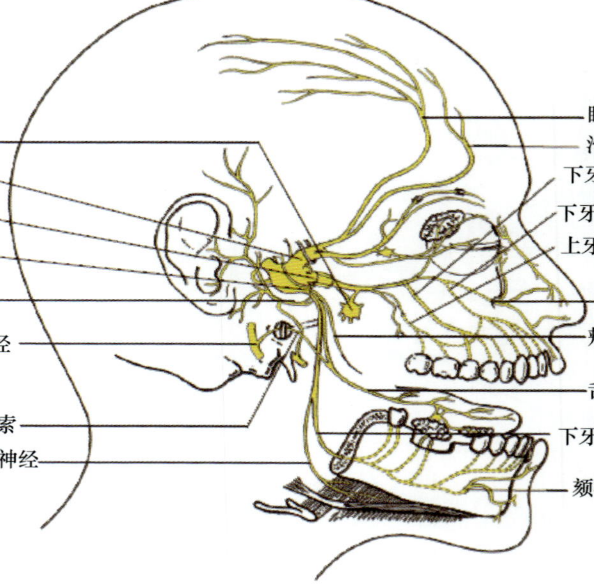

图 7-17　三叉神经及分支

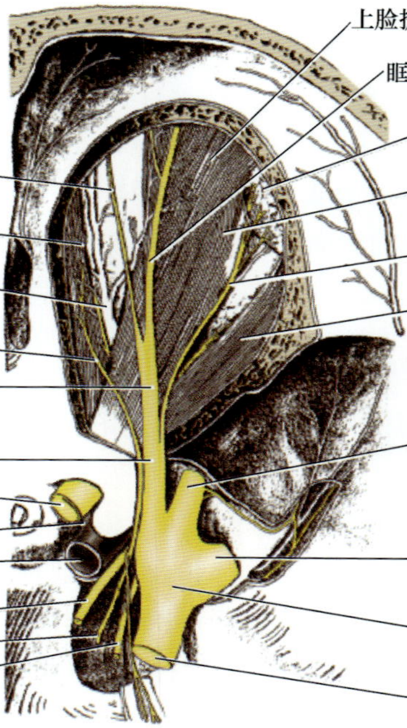

图 7-18　三叉神经节及眼神经

绵窦后部，外侧有卵圆孔、棘孔。对三叉神经节进行射频热凝治疗时，可以采用手术导航的方法进行操作。联合应用 CT 与 MRI 图像，可以准确定位三叉神经节与周围骨组织的关系，有利于以三叉神经节为直接靶点进行精准治疗。三叉神经节下方的卵圆孔常作为射频热凝治疗的手术关键部位，而骨孔的解剖方向可能会造成热凝工作尖与神经节的位置关系不良，达不到热凝治疗效果。手术导航系统可以进行术前设计，在虚拟环境中改进穿刺路径，使工作尖与三叉神经节治疗靶区域形成更好的接触，达到理想的治疗效果。

眼神经为三叉神经中最细小者，属于感觉神经，经眶上裂进入眼眶，分布于眶、眼球、泪腺、结膜、上睑、额部及鼻背等部位。

上颌神经属于感觉神经。经圆孔出颅，进入翼腭窝，经眶下裂入眶更名为眶下神经，行于眶下沟、眶下管内，出眶下孔达面部。上颌神经的主要分支有腭神经，上牙槽前、中、后神经，以及睑支、鼻支、上唇支，分布于上颌所有牙及其牙周膜、牙槽骨、牙龈，以及上颌窦黏膜、腭垂、软腭及腭扁桃体、下睑皮肤、鼻侧部及鼻前庭皮肤、上唇黏膜和皮肤。

下颌神经为混合性神经，由感觉及运动纤维组成，为三叉神经最粗大的分支。下颌神经自半月神经节发出，经卵圆孔出颅，发出的主要分支有颊神经、耳颞神经、舌神经以及下牙槽神经；分布于下颌所有牙及其牙周膜、牙槽骨、牙龈，舌、颊部黏膜和皮肤，下唇黏膜和皮肤，颏部皮肤，颞下颌关节，外耳道，腮腺实质，耳屏、耳郭上外侧部以及颞部皮肤。

（二）面神经

面部表情肌的运动由面神经支配，面神经为以运动纤维为主的混合性神经，其进入腮腺内分支的纤维成分均为运动纤维（图 7-19）。面神经在腮腺内主干常分为颞面干与颈面干，再分为 5 组分支支配面部表情肌，包括：颞支、颧支、颊支、下颌缘支及颈支。面神经受损后，会导致受损分支所支配范围的表情障碍。

七、淋巴

颌面部的淋巴结和淋巴管十分丰富，成为头颈部的重要防御系统之一。颌面部的淋巴结主要指分布于面部、颏下、下颌下、耳周及枕部的区域淋巴结，由前向后环绕头颈部交界处分布，呈环形排列，包括：面淋巴结、颏下淋巴结、下颌下淋巴结、腮腺淋巴结、耳后淋巴结以及枕淋巴结。

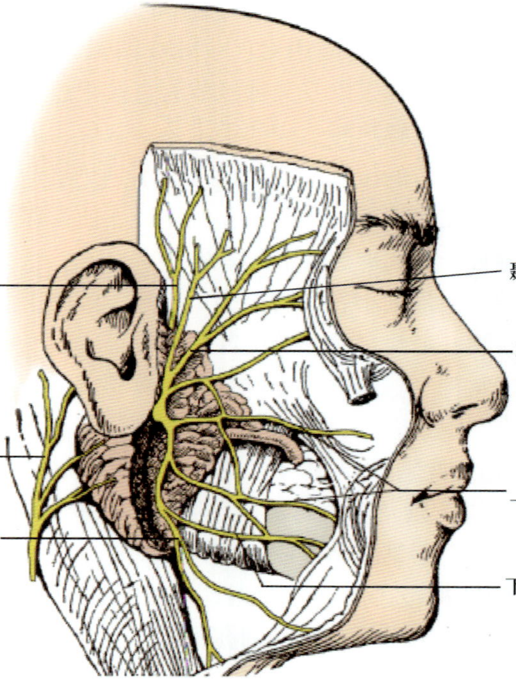

图 7-19 面神经及其分支

（许向亮）

参考文献

[1] 赵士杰，皮昕 . 口腔颌面解剖学 .2 版 . 北京：北京大学医学出版社，2015.

[2] Standring S. Gray's Anatomy：The Anatomical Basis of Clinical Practice. 40th ed. Edinburgh：Churchill Livingston，2008.

[3] 张朝佑 . 人体解剖学 .2 版 . 北京：人民卫生出版社，1998.

第二部分　临床应用

第八章

术前准备

近年来随着医疗导航技术的迅速发展，导航手术在临床中的应用越来越多。应用导航技术能够在保证手术疗效的前提下，提高手术质量，使患者获得更加“精准、安全”的效果。为了完成导航手术，需要进行一系列的准备工作，这些前期准备工作非常重要，是导航手术这座“大厦”的地基，直接关系到手术的安全性和有效性。本章从导航数据的准备、患者准备和术前手术方案制定三方面分别进行介绍。

一、数据准备

目前临床上所应用的导航数据主要为 CT 数据和 MRI 数据。CT 能够清晰显示硬组织结构，但其在显示软组织结构（如脂肪和肌肉）方面不如 MRI。口腔颌面外科需要进行导航的手术主要为如下几类：颌骨创伤性手术、颌骨缺损修复重建手术、颅底肿瘤手术、异物取出手术、正颌外科手术、颞下颌关节成形手术、穿刺引导类手术（穿刺活检、放射性粒子植入、三叉神经射频热凝治疗）等。由于颌面部骨性结构众多，CT 数据可以充分发挥其优势，目前绝大多数颌面外科手术都可以采用 CT 数据进行导航。但有些手术还需要明确软组织情况，如三叉神经射频热凝治疗需要定位三叉神经节，颅底肿瘤需要明确肿瘤与颅底关系等，因此还需要同时准备 MRI 数据。另外，对于有些手术，为了更好地分析软、硬组织结构，需要联合应用 CT 和 MRI 数据，即利用影像融合的技术优势，分析病情，以提供最为合理、安全的手术方案。

（一）CT 导航数据

CT 的全称为 X 线计算机断层扫描（computed tomography，CT），其发明是 X 线诊断学的一次重大突破，标志着 X 线诊断技术的一个飞跃，是目前医学影像学检查中最为常见的技术。CT 自 20 世纪 70 年代问世以来，不断获得改进，已经从最初仅用于颅脑检查的第一代 CT，发展到现在能广泛用于全身检查的第五代 CT，不断缩短扫描时间和提高图像质量。

CT 的工作程序如下：根据人体不同组织对 X 线的吸收与透过率不同，应用灵敏度极高的仪器对人体进行测量，然后将测量所获取的数据输入电子计算机，电子计算机对数据进行处理后，就可摄下人体被检查部位的断面或立体图像，发现体内任何部位的细小病变。如图 8-1 和图 8-2 所示，患者拔牙过程中麻醉针折断，虽然曲面体层片能够确认断针是否存在，但无法明确断针位置，因此口内操作取断针时无从下手，以致手术失败。后经过 CT 扫描明确断针的三维解剖位置后，麻醉后导航引导下较为容易地取出了断针，为患者解决了问题。

CT 能在一个横断解剖平面上，准确地探测各种不同组织间密度的微小差别，是观察骨骼及软组织病变的一种较理想的检查方式。CT 优于传统 X 线检查之处

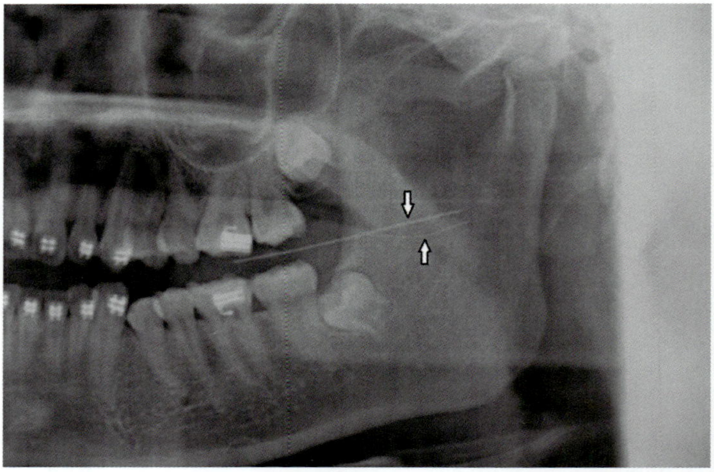

图 8-1 曲面体层片上箭头显示，在口内使用一个定位针（上方箭头指示）帮助定位断针（下方箭头指示）

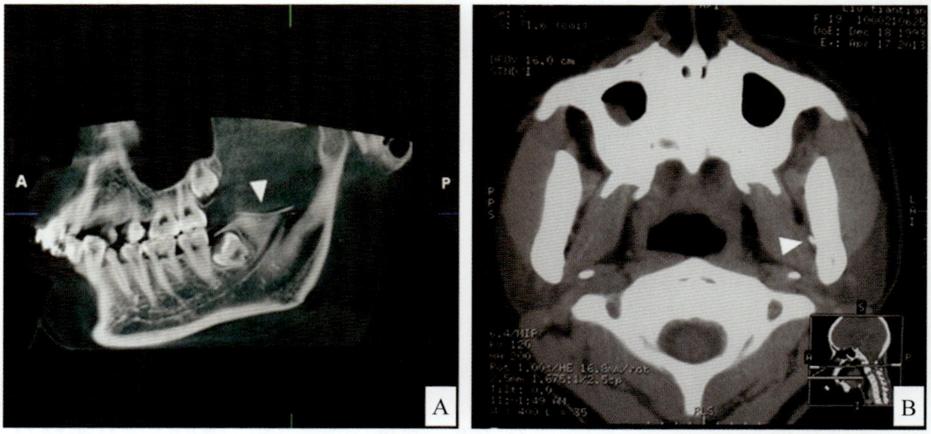

图 8-2 CBCT 影像上箭头所指为断针。**A** 为矢状位，**B** 为轴位

在于其密度分辨率高，而且还能做轴位成像。由于 CT 的密度分辨率高，所以软组织、骨都能显得很清楚。

1987 年，世界第一台螺旋 CT 问世，把 CT 技术推上了一个新的水平。螺旋 CT 可以连续旋转扫描，而且围绕人体的某段螺旋式地采集数据，被称为体积扫描。它不仅速度快，而且获得的是真正的三维信息，使分段显示技术、实时成像技术、三维重建图像、仿真内镜技术以及心脏功能评估和血管立体成像均成为可能。

口腔颌面 CT 扫描一般采用卧位横断层，以听眦线（眼外眦到外耳道上缘连线）为基线。考虑到导航手术实施时需要进行注册（registration），而现在常用的颅颌面导航系统（Brainlab）是采用激光扫描的方式进行注册，其激光采集标记点的主要区域在眼眶及鼻周，导航数据的采集范围应该包括从听眦线上方（头侧）一寸到下颌骨下缘（足侧），而如果需要显示头颈部血管，还需要进一步向下方（足侧）扫描至颈部。

（二）MRI 导航数据

磁共振成像（magnetic resonance imaging，MRI）是一种生物磁自旋成像技术，它是利用原子核自旋运动的特点，在外加磁场内，经射频脉冲刺激后产生信号，用探测器检测并输入计算机，经过处理转换在屏幕上显示图像。MRI 提供的信息量不但大于医学影像学中的其他许多成像技术，而且不同于已有的成像技术。它可以直接显示横断面、矢状面、冠状面和各种斜面的体层图像，不会产生 CT 检测中的伪影；不需要注射造影剂；无电离辐射，对机体没有不良影响。MRI 对检测颌面软组织疾病（血管畸形、血管瘤等）、颞下颌关节疾病，尤其是位于面侧深区的肿瘤非常有效。MRI 也存在不足之处：它的空间分辨率不及 CT，带有心脏起搏器的患者或有某些金属异物的部位不能做 MRI 检查。目前需要进行同期 MRI 数据采集的情况主要有：①三叉神经痛需要进行导航引导下射频热凝治疗的患者；②面侧深区肿瘤，需要判断肿瘤与颅底血管及脑组织的关系；③放射性粒子植入前，判断肿瘤与血管的关系等。

（三）数据格式及采集时机

医学数字图像及网络传输（digital imaging and communication in medicine，DICOM）标准是美国放射协会和美国国家电子制造协会联合制定的，涉及医学图像存储、传输、打印、安全等内容的国际通用标准。手术导航要用于临床就必须依照该标准进行程序设计，也只有依照该标准编程才能无损获得医学图像数据源。DICOM 标准主要用于医学图像，并且严格规定是绝对无损的图像格式；同时，DICOM 图像不但具有图像信息，还包含了若干的辅助信息，如患者的基本信息。最终 MRI 扫描的数据以 DICOM 3.0 标准数据格式光盘存储文件。

影像数据的采集距离手术实施的时间不宜太久。有些情况下，如颌面部存在严重外伤及恶性或生长较快的肿瘤，患者头面部外形会在短期内发生变化。这就会造成影像检查时的面部形态和手术时不一致，导致术中无法进行影像注册。

二、患者准备

手术前准备与患者手术的轻重缓急、范围大小以及患者生理状况有密切关系。患者的手术可分为3种：①择期手术，如软组织囊肿及颌骨囊肿；②限期手术，如恶性肿瘤的手术；③急诊手术，如急性外伤、严重出血等。可影响患者手术耐受能力的各种潜在因素包括心、肺、肝、肾、内分泌、血液、免疫系统功能以及营养和代谢状态等。据此可将患者分为手术耐受力良好和手术耐受力不良两种。

（一）一般准备

一般准备包括心理方面的准备和生理方面的准备。

1. 心理方面的准备

心理方面的准备包括医务人员和患者及家属两方面。导航手术作为一项较新的技术，需要医生与患者及家属充分沟通，使其了解这种技术与传统方法相比的优势及不足，正确对待。导航技术本身只是一种辅助技术，真正进行手术的还是医生，手术中可能会出现各种情况，需要手术医生进行判断并处理。因此，越是风险大的手术（如异物取出，巨大肿瘤、深部肿瘤切除，陈旧性复杂骨折修复），导航技术的优势就越明显，但手术本身固有的风险系数也会同步增加。

2. 生理方面的准备

生理方面的准备使患者能够维持良好的生理状态，从而安全度过手术。

（1）适应手术后变化的锻炼：对于较为复杂的颌面部血管化组织瓣修复重建手术，术后需要患者卧床制动1周，因此术前应练习床上大小便，练习正确的咳嗽和咯痰方法，术前尽早停止吸烟、酗酒等。

（2）备血和补液：较为严重的颌面部创伤患者及恶性肿瘤患者容易出现电解质紊乱和贫血，术前需要纠正水、电解质代谢和酸碱平衡失调及贫血状态。术前做好血型鉴定及交叉配血试验，备好一定量的血液制品，有条件的患者可预采自体血备用。

（3）预防感染：应包括患者避免交叉感染，医务人员注意无菌原则和术中轻柔操作以减少组织损伤。预防性使用抗生素的指征有：①涉及感染病灶或切口接近感染区的手术；②操作时间长（大于3小时）的大手术；③污染的创伤清创时间较长或难以彻底清创者；④肿瘤手术和血管吻合手术；⑤需要植入异物（钛板、种植体及假体）的手术。

（4）胃肠道准备：患者在术前 1 ～ 2 天开始清淡饮食，术前 24 小时可以饮用番泻叶以助清洁肠道。患者从手术前 12 小时开始禁食，从术前 8 小时开始禁水，以防因麻醉或手术过程中呕吐引起误吸、窒息或吸入性肺炎。

（5）热量、蛋白质和维生素摄取：择期手术最好在术前 1 周左右，经口服或静脉提供充分的热量、蛋白质和维生素，以利于术后组织修复和创口愈合，增强防御感染的能力。

（6）其他：手术前 1 天或手术当日早晨检查一次患者，如有发热或女患者月经来潮，应延迟手术日期；手术前夜可以给予镇静剂，保证患者充分睡眠。患者进手术室前排空尿液，必要时留置导尿管；手术前取下义齿，以防误咽等。

（二）特殊准备

对于耐受力不良的患者，比如高血压、心脏病、糖尿病、呼吸障碍、肝肾疾病等患者，除了要做好一般准备，还需要做各种特殊准备。手术前应仔细评估患者身体情况，根据初步检查结果进行相应会诊，以便患者在身体状态调整至平稳后再进行手术。

三、术前设计及手术方案的制订

手术前的设计非常重要，需要主刀医生与方案设计人员共同确定最终方案。尤其是肿瘤患者，需要确定肿瘤切除范围，而伴发较大软、硬组织缺损的患者还需要进行组织瓣修复。采用什么技术进行修复、修复的具体方案均需要手术医生根据病情确定。对于需要进行正颌外科矫正手术的患者而言，术后患者的面部容貌会发生较大变化。我们还尝试联合 CT、三维面部照相和三维模型激光扫描技术，同时采集患者的面部、颌骨及牙列关系数据，进行整体设计。可以采用相应软件预测面部软组织形态变化，也可和患者一起确定颌骨移动后软、硬组织的最终位置。具体的方案设计流程如下：

1. 三维影像数据的建立

将 DICOM 文件格式的影像数据导入（import）至 Brainlab 工作站，利用重建模块选择拟重建的部分，以不同颜色标定重建的解剖结构，iPlan 软件自带数据库可自动抠取部分解剖结构（如下颌骨、上颌骨、颧弓、颈内动脉颅内段等）。图像经过编辑处理，去除无关边缘杂点和冗余数据，经 3D 计算对其进行三维重建（图 8-3）。

2. 肿瘤切除方案

在三维重建图像显示窗口，可进行透明显示，并可以分别显示骨组织、血管

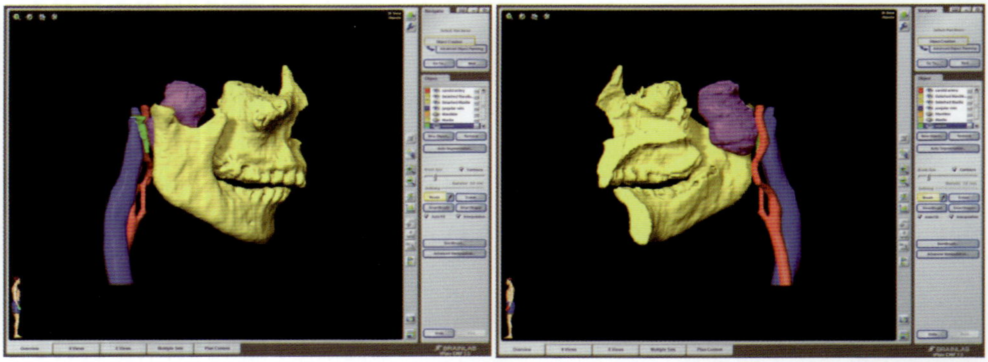

图 8-3　三维 CT 重建显示肿瘤、上颌骨、下颌骨、茎突及颈内动静脉的关系。蓝色为颈内静脉，红色为颈内动脉，绿色为茎突，紫色为肿瘤，黄色为上、下颌骨

及病变的关系，旋转（rotate）图像观察不同角度的形态。还可以通过高级操作（advanced manipulation）模块进行截骨、移位等手术操作步骤设计，模拟手术，为手术方案的选择提供指导。

3. 修复重建类方案

如果恶性肿瘤累及颌骨，还需设计出需要扩大切除的骨质范围。较大的颌骨缺损，术后会严重影响患者的功能和生活质量，多需要进行血管化组织瓣重建，目前较为常用的骨组织瓣为腓骨瓣和髂骨瓣。需要采用骨组织瓣修复的患者，术前需要同期采集髂骨或股骨的影像数据。将重建的颌骨缺损数据导入至相应的设计软件（常用 ProPlan CMF）转换成三维（3D）虚拟模型，确定切缘和定位下颌截骨术的最佳角度，并以此制作下颌截骨切除导板。模拟截骨的最佳位置来适应下颌骨缺损，并与下颌骨的曲线相匹配。对重建的牙槽嵴和下颌轮廓线进行调整，以便与周围的原始骨架相吻合，创造颌骨和腓骨骨肌皮瓣皮岛的理想空间关系，并为今后牙齿修复创造条件。这些数据可自动调整腓骨长度和截骨角度，并在虚拟腓骨模型中制作腓骨截骨导板。

4. 陈旧性骨折方案

将患者 CT 数据（DICOM 格式）导入 Mimics 10.0 图形处理软件（Materialise，比利时）行三维重建，对移位的骨折块一次完成分割，生成标准模板库（standard template library，STL）格式的三维图像文件导出，完成术前数据的分割重建。再将患者 CT 数据导入 iPlanCMF 3.0（Brainlab，Feldkirchen，Germany）术前计划软件行三维重建。将已经完成数据重建的 STL 格式文件也导入 iPlanCMF 3.0 软件，并与其术前 CT 数据匹配。应用自动分割工具行健侧骨骼（颌骨、颧骨等）分割，用镜像工具以中线为轴将健侧骨骼（颌骨、颧骨等）翻转至患侧作为导板，引导患者骨折块移动复位，模拟手术复位过程，将相关数据导出形成导航手术计划。

5. 正颌外科方案

方案设计的流程包括数据获取、数据分析处理及数字化咬合导板的打印制作。使用三维扫描仪扫描石膏模型获得牙列数据和咬合数据；螺旋 CT 扫描患者颅面部获得软、硬组织数据；采用三维照相机结合水平激光投照的方式记录患者自然头位，将所获得的三维照片以 .wrl 格式储存。将上述数据导入 ProPlan CMF 1.3 软件中并进行数据分析。

首先采用选取特征点及特征曲面的方式将数据配准融合，利用记录的激光水平面重现三维照片的自然头位，从而将与之融合的患者 CT 数据调整至自然头位，并进一步微调使瞳孔连线与坐标系水平面平行。在此坐标系下进行模拟截骨，分别从正视、后视、侧视以及仰视角度进行测量和分析、平移和旋转，通过观察实时测量数据将颌骨调整至理想位置。然后利用布尔运算制作数字化咬合导板。终末咬合导板通过终末咬合关系的石膏模型数据制作，中间咬合导板通过终末位置上颌骨数据与原始位置下颌骨数据制作。利用三维打印技术制作实物咬合导板以备手术中应用。

手术方案确定后，将导航数据保存，应用专用的 USB 闪存盘转移数据至手术室，结合导航仪进行临床应用。

在实施颌面外科手术之前，通过手术前准备，包括数据采集、患者准备和手术方案的确定，医生可以获得手术目标的确切信息（如肿瘤位置、术后面部形态等），事先设计出合理的切口位置，并进行手术设施的准备（如术中咬合导板），预知可能遇到的问题和困难等信息（如骨块移动、器械碰撞、体位遮挡等），可以在手术前对手术方案进行验证和修改，最终确保正式手术时的安全和精准。

视频 8-1　导航手术术前准备

（郭传瑸　郭玉兴）

参考文献

［1］朱建华，郭玉兴，李健男，等．导航引导下翼下颌间隙麻醉断针取出——病例报道及文献回顾．现代口腔医学杂志，2014（04）：250-252.

[2] 周良辅 . 神经导航外科学 . 上海：上海科技教育出版社，2010.
[3] 冯志强，贺洋，刘筱菁，等 . 计算机导航辅助矫治单侧陈旧性颧骨骨折的疗效对比研究 . 中华口腔医学杂志，2012，47（7）：414-418.
[4] 田凯月，李倩倩，刘筱菁，等 . 数字化设计矫治下颌前突偏斜畸形的疗效评估 . 中华口腔医学杂志，2016，51（10）：594-599.

第九章

导航系统的点注册方法

注册，又称配准，是指将现实中患者的真实空间位置与计算机中的虚拟图像数据进行精确匹配的过程。可根据有无标记物将注册方法分为标记物法和非标记物法，也可根据有无侵入性操作分为侵入法和非侵入法。由于两种分类之间有重合，故本章主要采用前一种分类方法。标记物法包括人工植入标记物法、皮肤贴片标记物法、解剖标记点法、殆板法，非标记物法包括表面扫描法等。计算机辅助手术导航系统中注册部分的精度会直接影响整个导航系统的精度。

一、工作原理

注册原理可分为点注册和面注册。点注册是将实际坐标系中患者身上的标记点与模型坐标系中三维模型中对应的注册点进行坐标换算，从而实现患者头部信息与系统模型一一对应，为术中导航提供依据。而面注册则需获取面部多点形成面，与影像数据进行面匹配。

点注册涉及使用各种各样的标记物。标记物的形状大小、植入数量及位置对注册精度也有直接影响。标记物不仅应当具备在三维重建模型上清晰可辨的特点，其表面最好还具有轴心结构，便于注册时探针指向定位。根据计算机图形学知识，要确定一个坐标系转换，至少需要两个坐标系下 3 个不在同一直线上的点的三维坐标值，即用于注册的标记点数目至少为 3 个，且随着注册点数的增加，误差迅速减小；但当注册点数目大于 10 个时，虽然注册误差继续减小，但减小幅度越来越小，即提高系统精度的作用不再明显。

导航手术中精度较高的点通常出现在注册点集中的位置附近，而当某一个点逐渐远离注册区域时，其精度会逐渐降低。当这个距离大于 10 cm 时，精度会发生明显下降。注册区域的精度可以高达 0.4 mm 左右，而在远离注册区域 10 cm 之后，精度会明显下降至 1 ～ 2 mm。有研究指出，在颌面部导航中，随着导航区域与注册区域距离的增加，导航精确性降低，二者间存在线性关系，并且随着注册精度的提高，这种相关性会逐渐减弱。故注册点集应当尽量分散，且其分布的几何中心靠近手术区域。

对于不需要人为设定标记点的表面扫描法，即面注册，导航系统可通过扫描患者面部组织，获取成千上万个面部表面点的位置数据，并将这些点与 CT 数据中的软组织表面形态进行匹配。在计算机的辅助下，大量的点组成一个点云，以云的方式，大量的点同时进行匹配，建立坐标转换关系，最终计算一个匹配的“最优”方式。

二、常用注册方法及注意事项

（一）人工植入标记物法

人工植入标记物法是指在获取影像数据资料前，将植入体（如钛钉）植入颌骨中，作为标记点（图 9-1）。本法要求标记物稳定固定于颌骨中，能够清晰成像，且尺寸应大于 CT 等扫描的层厚，因为过小的标记物常会因未达到扫描的断层厚度而被系统忽略。目前常见的体外模型和临床患者试验大多采用在上颌牙槽嵴植入钛钉的方法，要求钛钉之间的空间位置不存在线性关系（图 9-2 和图 9-3），使用导航探针指向接触标记点，获得标记点在实际坐标系下的坐标，通过数学公式转换，与模型坐标系影像数据中的标记点进行匹配，从而实现注册（图 9-4 和图 9-5）。

人工植入标记物法作为注册的金标准，具有精度高、可重复性强的优点，在探究其他注册方法的试验中，常被视为标准对照，用以评价其他注册方式的精度。而对于下颌骨导航手术，由于其本身的可运动性，即使采用骨种植钉

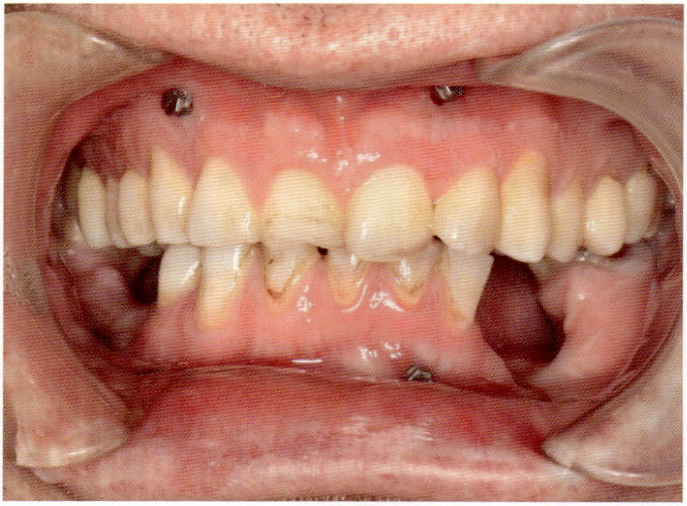

图 9-1　术前在颌骨上植入牵引钉作为标记点

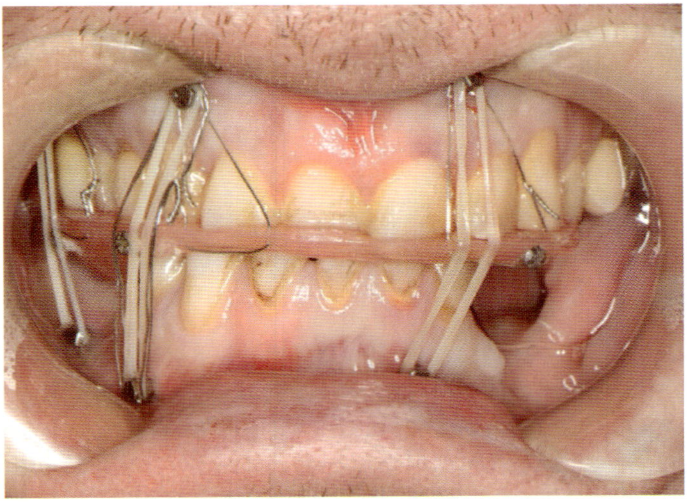

图 9-2　术前制作殆板，并在殆板上植入钛钉作为标记点。在颌间结扎状态下完成术前 CT 数据收集

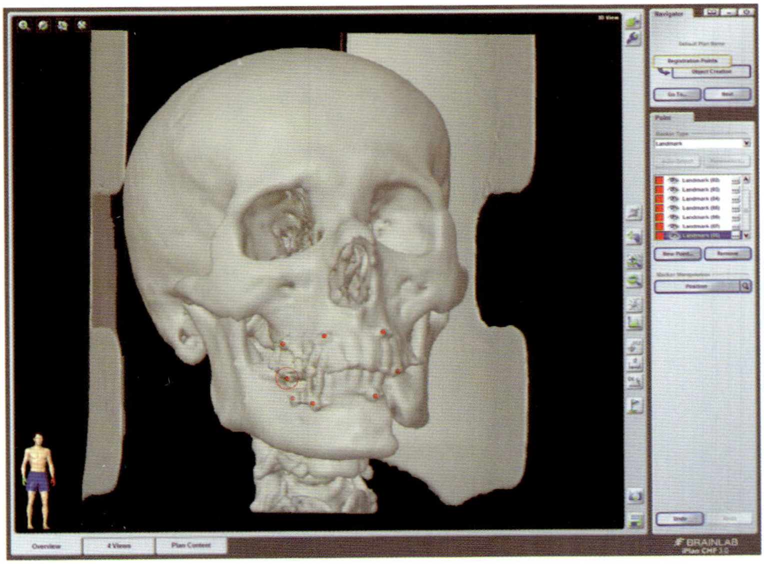

图 9-3　术前在导航设计软件中完成标记点标注，红色点为标记点

法，其注册和导航精度也远远低于颌面部其他部位的精度。故对于涉及下颌骨的导航手术，常采用注册殆板使下颌骨保持固定，以此来提高注册和导航的精度。该法属于有创性操作，会增加患者的创伤、痛苦以及因植入后再次检查带来的辐射。

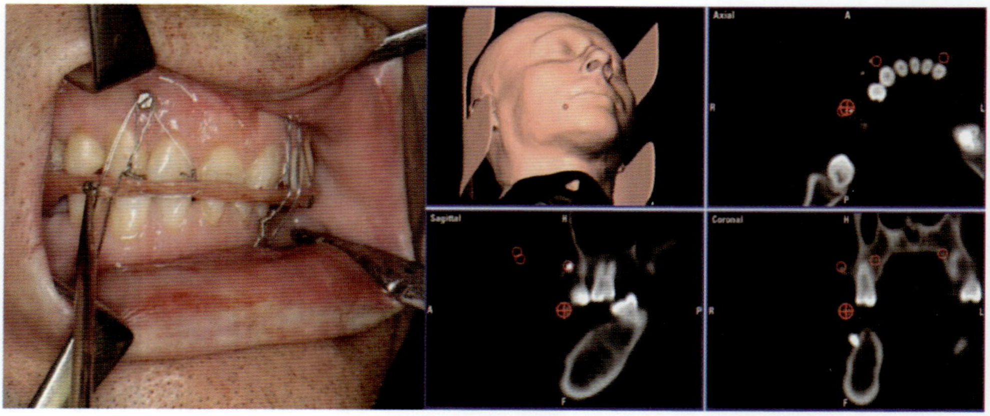

图 9-4　术中按照标记点逐一完成注册

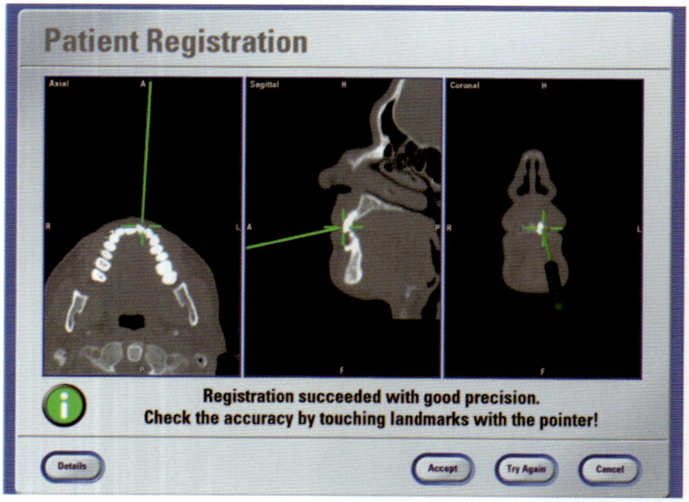

图 9-5　完成注册

（二）皮肤贴片标记物法

该法将可被识别的标记物贴附于组织移动性较小的皮肤表面。患者不需要接受额外的手术，减少了痛苦和不适，但获取影像资料时和术中需保证标记物稳定，不发生移动。术中患者体位变化、外伤后面部肿胀及肿胀消退、麻醉插管等操作可能造成面部软组织变形，导致软组织标记点移位，会影响注册精度和导航结果。

（三）解剖标记点法

解剖标记点常包括软组织、骨组织、牙标记点。软组织标记点常选用眉间点、鼻根点、双侧外眦、双侧内眦、鼻尖等，但由于在临床和影像数据上难以准确辨识，人为误差大，故注册精度不高。有研究使用眶下孔、鼻前棘、颧额缝等骨性解剖标志作为标记点，需要在相应软组织区域做小范围切口，属于有创操作，且注册点数目相比起面部扫描等方法十分有限，降低了注册精度。有研究发现单纯选择骨组织标记点，如眶下孔、鼻前棘等，通常指一个区域而并非一个点，操作者对标记点选定的理解不同，不易定位，容易出现较大的人为误差，影响手术设计和注册精度。Sun 等联合使用骨及牙解剖标记点，包括双侧眶下孔、鼻前棘、双侧上尖牙牙尖、双侧近中切牙邻接点，其试验的注册精度达到了双颌手术的精度需求。

该法无须再次行 CT 扫描，减少患者接受的辐射量。且对于术野需要暴露这些解剖标记点的手术而言，该方法属于非侵入性操作，不需要额外手术，减少患者痛苦，但也因此限制了其使用范围。对于发生粉碎性骨折的患者，自身解剖标记点难以辨识，不能作为本法的适应证。

（四）殆板法

殆板法使用带有人工标记物（如钛钉）的殆板固定于牙列，无须侵入性操作即可将标记物稳定地固定在颌骨上，减少患者的创伤（图 9-2）。标记物的大小、形状、数目要求同前，通常放置于中切牙近中邻接点、双侧前磨牙和磨牙区等。在获取影像资料后殆板可以拆除，注册前再次准确安装于原位置，减少了患者等待手术期间的不适感。有试验证明殆板法可以达到眼眶、前颅底区手术要求的精度，但仍不满足侧颅底区手术精度要求，这与术区远离注册区有关。由于标记物完全依靠殆板固位，基本处于同一平面且排列紧密、不够分散，故殆板法的注册精度仍有待提升。另外，该法需要额外的时间和技术制作殆板。对于无牙颌患者和上腭发生骨折、无法稳固佩戴殆板的患者，也无法使用。

作为一种非侵入性、可重复性强的注册方法，有研究在此原理上对设备进行改进。将殆板和动态参考架通过塑料连接器连接，并在参考架的支撑杆上放置钛钉作为标记物。此种方法在保证殆板稳定、准确固位的基础上，改进了标记物位置单一的缺点，使标记物靠近颌面部中心区域，试验测试的注册精度高于人工植入标记物法，且可以用于提高下颌骨导航手术的精度。

（五）表面扫描法

所谓表面扫描法，是用表面一系列散乱点代替有限的注册点来进行注册。它是将手术中获得的表面数据与术前影像重建的三维表面数据匹配起来，建立坐标转换关系。由于不需要人工手动对标记物进行注册，可以通过激光扫描实现自动配准，节省时间，加快配准速度。

激光扫描注册法作为一种临床上最常用的非标记物法，根据先前研究，普遍认为其注册精度在 2 mm 左右。这样的导航精度并不让人满意，因此有学者曾对激光扫描注册法进行改进，通过将注册点增加到 100 000 个，形成一个更加庞大的点云，根据这个点云与患者面部轮廓进行注册，借此提高注册精度。通过这样的改进，在其研究中精度提高至 1.1±0.28 mm。精度的明显提高伴随的是注册工作量明显增加，以及计算机计算时间明显延长。然而，在许多研究，包括目前临床常用的激光扫描装置中，仅有 1000 个点参与扫描注册，大量增加注册点的方式在临床中运用困难。因此，甚至有学者提出，对于高精度要求的颌面外科手术，单纯的激光扫描注册方式尚不能满足其要求。

三、注册方法总结、注意事项以及误差分析

导航手术中具体使用何种注册方法取决于手术部位及手术精度的需要。注册过程中产生的误差可来自多方面。人为误差包括获取影像数据过程中患者发生移动、术者手持器械时抖动等。加强术者的技术操作水平，熟悉导航系统及注册过程能够相对减少误差。除此之外，还有来自软件及硬件的误差，其中图像误差包括三维重建模型和 CT 图像之间的差异。而图像误差取决于图像模式，并与传感器矩阵大小、断层厚度、体素尺寸、体积采集、信噪比、对比度、背景结构、图像是否失真等软件因素相关。一般而言，仪器越精密，扫描层厚越薄、视野越小，准确性越高。MRI 需要较长的扫描时间，对骨组织的可分辨性不及 CT。CBCT 能够满足颌面部导航手术的需求且精度不亚于螺旋 CT，虽扫描场较小，但图像扫描中心的精度更高。在临床工作中，使用哪种扫描方式应当取决于手术需求。

另外，注册和导航过程中还会发生影像漂移，即术中装置或组织移位，导致导航系统影像数据与患者真实位置不相符而产生误差。影像漂移又分为因导航和手术设备如固定架松动移位或标记物移位等引起的系统性影像漂移，以及因术中病变软组织、新鲜骨折块等移位引起的结构性影像漂移。术中使用超声、CT、MRI 等技术能够实现对患者的动态监测，有助于纠正术中影像漂移导致的误差。

（张益　贺洋）

参考文献

[1] Bobek SL. Applications of navigation for orthognathic surgery. Oral Maxillofac Surg Clin North Am，2014，26：587-598.

[2] Seeberger R，Kane G，Hoffmann J，et al. Accuracy assessment for navigated maxillo-facial surgery using an electromagnetic tracking device. J Craniomaxillofac Surg，2012，40：156-161.

[3] Bouchard C，Magill JC，Nikonovskiy V，et al. A surgical navigation system for oral and maxillofacial surgery. Int J Oral Maxillofac Surg，2012，41：265-270.

[4] Kang S-H，Kim M-K，Kim J-H，et al. Marker-free registration for the accurate integration of CT images and the subject's anatomy during navigation surgery of the maxillary sinus. Dentomaxillofac Radiol，2012，41：679-685.

[5] Chang HW，Lin HH，Chortrakarnkij P，et al. Intraoperative navigation for single-splint two-jaw orthognathic surgery：from model to actual surgery. J Craniomaxillofac Surg，2015，43：1119-1126.

[6] Sun Y，Luebbers HT，Agbaje JO，et al. Validation of anatomical landmarks-based registration for image-guided surgery：an in vitro study. J Craniomaxillofac Surg，2013，41：522-526.

[7] Sun Y，Luebbers HT，Agbaje JO，et al. Evaluation of 3 different registration techniques in image-guided bimaxillary surgery. J Craniofac Surg，2013，24：109-119.

[8] Bettschart C，Kruse A，Matthews F，et al. Point-to-point registration with mandibulo-maxillary splint in open and closed jaw position：evaluation of registration accuracy for computer-aided surgery of the mandible. J Craniomaxillofac Surg，2012，40：592-598.

[9] Guler O，Perwog M，Kral F，et al. Quantitative error analysis for computer-assisted navigation：a feasibility study. Med Phys，2013，40：219-220.

[10] Tzou CH，Artner NM，Pona I，et al. Comparison of three-dimensional surface-imaging systems. J Plast Reconstr Aesthet Surg，2014，67：489-497.

[11] Al-Anezi T，Khambay B，Peng MJ，et al. A new method for automatic tracking of facial landmarks in 3D motion captured images（4D）. Int J Oral Maxillofac Surg，2013，42：9-18.

[12] Hsu SS，Gateno J，Bell RB，et al. Accuracy of a computer-aided surgical simulation（CASS）protocol for orthognathic surgery：a prospective multicenter study. J Oral Maxillofac Surg，2013，71：128-142.

[13] Baan F，Liebregts J，Xi T，et al. A new 3D tool for assessing the accuracy of bimaxillary surgery：the OrthoGnathic Analyser. PLoS One，2016，11：342-351.

[14] Novelli G，Tonellini G，Mazzoleni F，et al. Surgical navigation recording systems in orbitozygomatic traumatology. J Craniofac Surg，2012，23：890-892.

[15] 刘筱菁，贺洋，巩玺，等. 计算机导航技术在口腔颌面部创伤整复中的应用. 中华口腔医学杂志，2012，47（11）：645-650.

[16] 贺文鹏，张益，贺洋，等. 导航辅助眼眶骨折继发眼球内陷的治疗. 中华口腔医学杂志，2014，49（1）：641-644.

[17] 巩玺，张益，贺洋. 计算机辅助导航系统在单侧陈旧性颧骨复合体骨折治疗中的应用. 中华创伤杂志，2013，29（2）：122-126.

[18] Guler O，Perwog M，Kral F，et al. Quantitative error analysis for computer assisted navigation：a feasibility study. Med Phys，2013，40：21910.

[19] Zinser MJ，Sailer HF，Ritter L. A paradigm shift in orthognathic surgery? A comparison of navigation，computer-aided designed computer-aided manufactured splints，and "classic" intermaxillary splints to surgical transfer of virtual orthognathic planning. J Oral Maxillofac Surg，2013，71：2151e1-2151e21.

第十章

术中导航

第一节　导航技术在种植外科手术中的应用

自 20 世纪 00 年代以来，口腔种植已经逐步发展为一门新兴学科，成为牙列缺损或缺失常用的临床修复技术。为达到良好的修复效果，在实施种植外科手术时需要有较高的精度，包括种植体植入的位置、深度、角度等。如果种植体植入的三维方向不理想，可能会导致患者后期修复的费用增加，修复效果不满意，甚至影响种植体的长期稳定性。在骨量不足的情况下，对种植体植入的要求则更高。此外，在颌骨的某些特殊部位实施种植手术时，要避免因损伤邻近的重要解剖结构（如下牙槽神经、上颌窦底等）而造成的严重术后并发症。传统的种植外科手术采用“自由手”（freehand）操作，需要手术医生具有丰富的临床经验；而即便如此，也很难完全达到精确植入。

随着数字外科技术的发展，以及外科导航技术的出现，种植外科得以向精准外科的方向迈进。广义上的种植导航技术可以分为“静态”和“动态”两种方式，两者的区别主要在于如何将虚拟的术前设计在真实手术中实施。“静态”导航是将术前设计转化生成 3D 打印的种植导板，术中固定于牙列上，配合专用的工具盒完成种植体的植入。而“动态”导航则是采用我们真正意义上的外科导航技术，将术前虚拟设计导入导航工作站，术中在导航的实时引导下完成种植体的植入。

根据文献报道，与传统的“自由手”操作相比，两种导航方法都可以减少手术创伤和术后并发症，并显著提高种植体植入的精度，而“动态”导航的精度更高（表 10-1）。相比于导板引导手术，术中的动态导航还具有以下优势：①术前准备周期短：与实时导航相比，采用导板手术需要额外进行术前扫描患者的牙列模型与三维重建影像融合、应用专用种植设计软件进行术前设计、导板 3D 打印并在患者口内试戴等多个步骤，从而增加了术前准备的时间。②患者所

表 10-1　不同种植手术方式的误差比较

	顶端误差（mm）	底端误差（mm）	角度误差（度）
“自由手”操作	2.7	2.9	9.9
静态导航	1.4	1.6	3.0
动态导航	0.7	0.9	2.1

付费用较低：上述额外步骤，以及导板手术中需要配合专用种植器械盒的使用，均会增加患者的整体费用。③术中可操作性强：术中在实时导航引导下，医生可以随时通过监视器观察种植体植入的方向、深度、与邻近重要解剖结构的关系等，并可以随时对手术计划进行调整；而导板引导手术术中需要确保导板与牙列固定后的位置不发生移位，术中无法调整术前设计。④减少并发症：由于导板的遮挡，可能导致备洞过程中无法有效地进行冲洗冷却，使骨壁产热增加，从而影响种植体的骨结合。⑤适用范围广：由于导板本身具有一定厚度，在后牙区种植时可能由于患者张口度的限制而无法使用。此外，对于某些特殊情况下的种植手术，如穿颧种植体植入，由于其涉及的解剖结构复杂，种植体植入路径长，使用实时导航技术显然更有优势。鉴于上述原因，本节中将主要介绍“动态”导航技术在种植外科手术中的应用。

近年来，随着临床上 CBCT 的普及，经过对导航仪器的不断改良，众多厂家推出了专门适用于种植手术的导航系统，如维也纳大学的 VISIT 系统、Denx 公司的 IGI 系统、Medtronic 公司的 StealthStation Treon 系统、RoboDent GmbH 公司的 RoboDent 系统等，目前已在临床上投入使用。

1. 适应证

（1）进行不翻瓣或较少翻瓣的种植体植入手术；

（2）需要精确控制种植体植入位置和角度，如前牙美学区，或是患者张口度有限的情况下进行后牙区种植体植入手术；

（3）需要精确控制种植体植入深度，避免损伤重要解剖结构，如下牙槽神经、上颌窦底等；

（4）多枚种植体植入手术，如无牙颌患者；

（5）穿颧种植体植入手术。

2. 术前设计

患者行 CBCT 扫描，扫描时需事先在患者颌骨内植入标记物，或由患者佩戴携带有定位标记物的模板或定位支架，以用于术中配准。所得数据采用导航设计软件进行三维重建，医生根据修复需要设计种植体植入位置、方向和深度，同时可选择种植体肩台和根端的直径（图 10-1）。

3. 手术过程

（1）多数种植手术可在局部麻醉下进行，某些情况如穿颧种植体植入可采

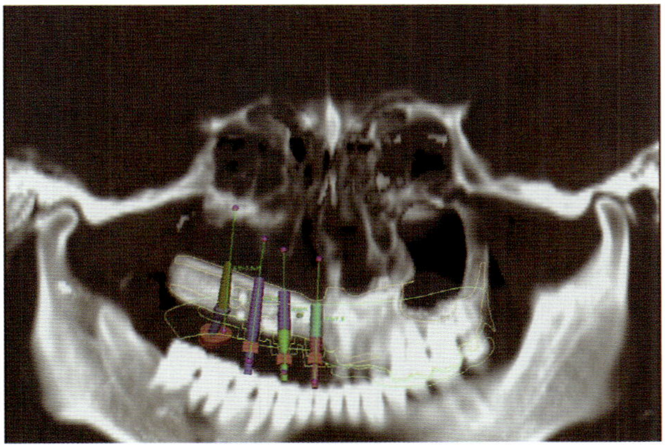

A

牙号	种植体直径（mm）	种植体末端直径（mm）	种植体长度（mm）	总钻孔深度（mm）
1（国际通用号码＃ 18）	3.50	3.30	45.00	50.00
4（国际通用号码＃ 15）	4.30	3.40	15.00	21.50
6（国际通用号码＃ 13）	4.30	3.40	13.00	21.50
8（国际通用号码＃ 11）	4.30	3.40	11.50	21.50

B

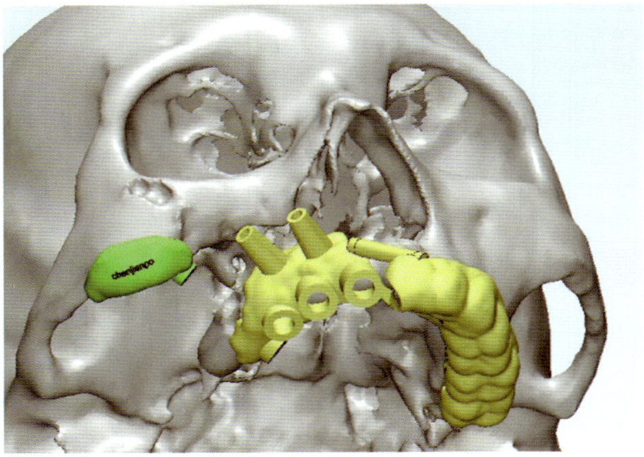

C

图 10-1 上颌骨缺损腓骨修复术后种植体植入术前虚拟设计。**A.** 种植体植入概览；**B.** 确定拟植入的种植体直径和长度；**C.** 生成种植导板

用全身麻醉。

（2）通过颌骨内或定位支架中的标记物进行点对点配准，并在导航系统中校准种植手柄和钻针。

（3）在导航系统的引导下，按照预先计划的种植体位置、角度、深度完成钻孔操作，植入预先设计直径的种植体，完成手术（图 10-2）。

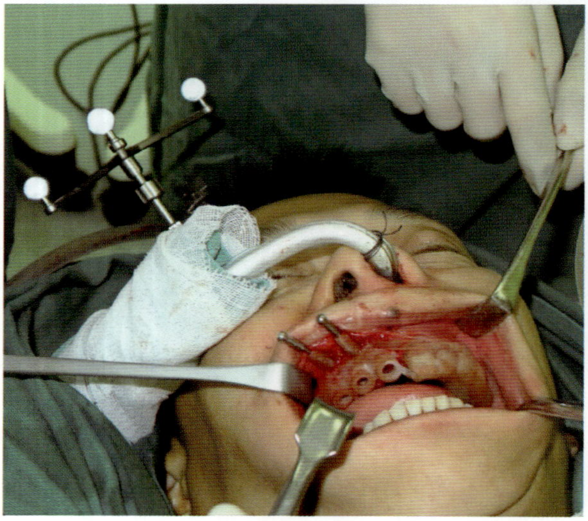

A

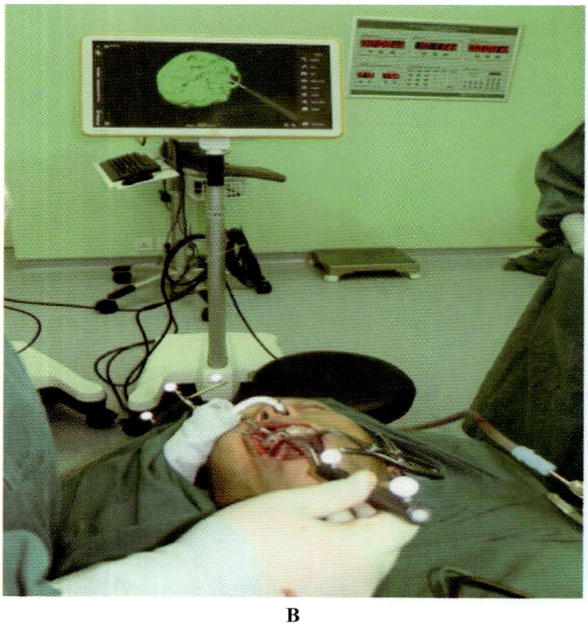

B

图 10-2　术中导板＋导航引导下完成种植体植入手术。**A.** 导航配准，并将导板就位；**B** 和 **C.** 导航定位种植体植入位点；**D.** 在导航及导板引导下完成种植体植入

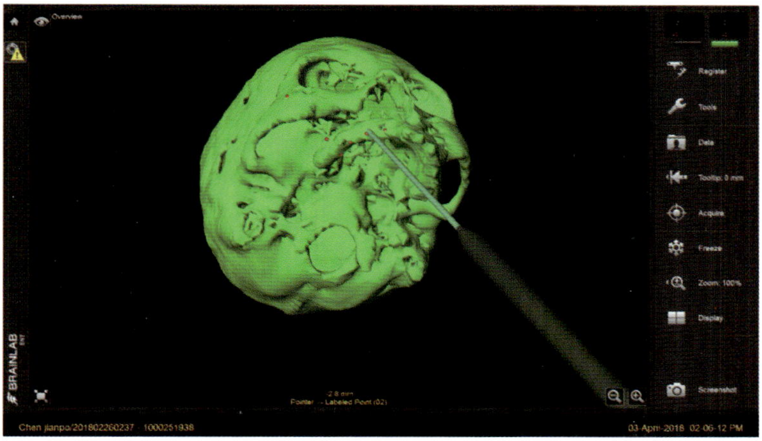

C

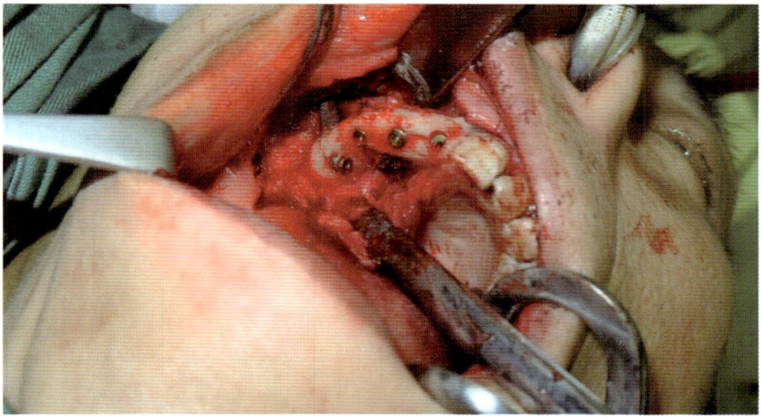

D

图 10-2 （续）

4. 导航引导种植手术精度的影响因素

与其他导航手术相比，导航引导种植手术对精度的要求更高，因此需要在各个环节都尽量减少误差，以降低整体的系统误差。

（1）CT 数据的获取：CT 扫描的层厚越薄、体素越小、图像分辨率越高，测绘结构的准确性越高。如果口内存在金属修复体和植入物，都可能导致获取的图像变形甚至失效。

（2）配准：配准的精度最为关键，直接关系到整个导航系统的精度。虽然在骨内植入标记物是配准技术的金标准，但是由于需要增加手术次数且具有创伤性，不易为患者接受。目前广泛应用带有标记物的定位模板或定位支架进行配准，其精度与侵入性方法比较无明显差异。但是在模型制取、模板制作以及术中“再定位”等环节中仍然存在出现人为误差的可能性，应注意每一步都尽可能精确再现，必要时可增加骨内固位螺丝以提高模板的稳定性和就位的精确性。

（3）术者的操作：手术医生需要熟悉导航系统的操作流程，尤其是术中将手术视野由直视下转移至实时的三维影像显示器，增加了操作上的不适应。导航辅助种植体植入的学习曲线相关研究表明，经过 20 次临床操作后可以大幅度提高种植体植入的精准度。为此，RoboDent 系统提供了“导航控制”的功能，当种植医生试图在术前预设的位置之外钻孔时，钻针的运动会被系统强行停止。

目前，计算机动态导航系统在种植外科手术中的应用已成为临床热点之一。虽然已有相应的导航系统问世，但是由于设备价格昂贵，适用范围不广，尚未在临床中全面推广应用。术前的虚拟设计和术中的实时导航可提高手术的精度，减少术中损伤和术中、术后并发症，但是也存在治疗周期延长、费用增加等问题。因此，目前该项技术更适用于局部解剖条件复杂（如肿瘤术后）、种植部位深在（如穿颧种植体）等实施常规种植方法较为困难，以及期望减少手术创伤（如高龄患者）的病例。

（王洋）

第二节　导航技术在下颌骨缺损修复重建中的应用

一、概述

下颌骨呈马蹄形，通过双侧颞下颌关节与颅骨相连。下颌骨是唯一可活动的颅面骨，肌肉和韧带附着于其上，并通过与上颌牙列形成咬合来实现功能。下颌骨对维持面下 1/3 的形态、通气、发音、咀嚼及吞咽均具有重要意义。下颌骨缺损主要见于创伤、肿瘤切除术后，表现为下颌骨边缘性骨缺损或下颌骨连续性中断。下颌骨节段性缺损会造成患者气道塌陷、咀嚼功能障碍及面部畸形等后果，严重降低患者的生活质量。目前尚无国际统一的下颌骨缺损分类方法，主流的下颌骨缺损分类系统有 HCL 分类和 Urken 分类（图 10-3）；2016 年 Brown 基于病例及文献回顾，提出了根据缺损部位和长度进行区分的新分类法。理想的下颌骨重建目的是：①恢复口颌的完整性；②重建下颌骨连续性；③重建口颌系统的功能，包括恢复牙列及咬合、咀嚼和张闭口等；④恢复面部对称性及面下 1/3 的形态。

随着显微外科技术和坚固内固定技术的普及，许多手段已被应用于重建下颌

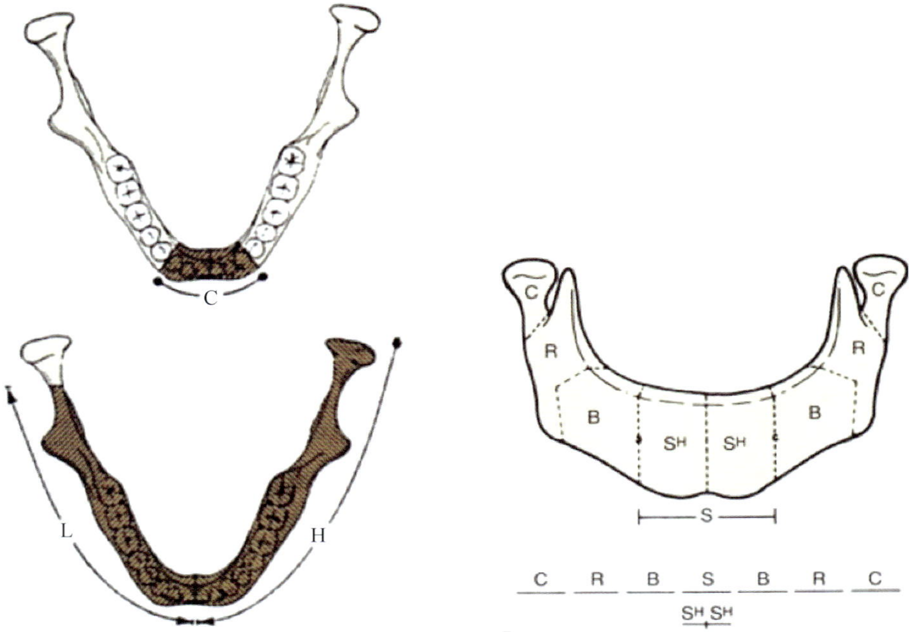

A　　B

图 10-3　下颌骨缺损 HCL 分类和 Urken 分类。**A.** HCL 分类：H，累及髁突但不跨越中线的下颌骨一侧缺损；L，不累及髁突亦不跨中线的下颌骨一侧缺损；C，累及双侧尖牙之间的下颌骨前部缺损。**B.** Urken 分类：C，髁突缺损；R，升支缺损；B，未累及升支后缘的下颌体缺损；S，双侧尖牙之间的下颌骨前部缺损；SH，中线至一侧尖牙间的缺损

骨缺损。这些方法包括：

（1）血管化游离组织瓣移植：血管化游离腓骨肌皮瓣已成为目前国际上应用于重建下颌骨缺损的主流方法。该法将腓骨截成多段，经过钛板固定，塑形模拟下颌骨的三维形态，其携带的肌肉和皮岛可用于充填无效腔（即死腔）、覆盖创面。旋髂深动脉皮瓣（deep iliac circumflex artery，DCIA）携带髂骨，其提供的骨块体积及高度优于腓骨，为后期牙列修复打下基础，但髂骨能提供的长度有限，在缺损范围较大或累及髁突时，重建仍以腓骨瓣为主。

（2）重建钛板结合游离骨移植：以髂骨游离植骨为主，适合缺损范围较小、咬合稳定、口内外软组织封闭好的缺损。缺损范围较大、软组织条件差时容易发生游离植骨感染、坏死及钛板外露等并发症。

（3）单纯重建钛板植入：应力不佳，易发生钛板折断及外露，故一般应用于缺损范围小、软组织覆盖充足、肿瘤预后不佳、患者全身状况无法耐受大型手术的情况。但随着 CAD/CAM 技术的出现，根据缺损的情况设计应力良好、生物学相容性高的个性化植入体，在未来可能成为组织缺损重建的主要方法。

下颌骨缺损重建的难点是肿瘤切除后的缺损重建，一般选择在切除手术的

同期进行修复。术前术者根据肿瘤侵犯的范围评估缺损类型及范围，选择相应的重建方法。术中需要将直线形的骨瓣通过截骨、塑形及钛板固定来模拟下颌骨的三维形态。传统方法是使用牙弓夹板比照原下颌骨形态进行弯制，作为导板辅助骨瓣塑形。但由于下颌骨连续性中断后，各断端可活动的范围较大，使用传统导板难以从三维方向上确定下颌骨断端唯一的原始位置，也很难确定下颌骨断端与骨瓣之间的相对位置关系。因此，即使塑形后骨瓣形态与缺损的下颌骨匹配，其重建后的髁突位置及颌骨形态也未必满意。另外，对一些肿瘤切除后及创伤后的缺损无法同期进行重建，附着于残余下颌骨上的肌肉会牵引髁突及下颌骨残端移位，牙列在长时间咬合紊乱后也会产生移位，增加了二期下颌骨重建的难度。

长期以来，下颌骨缺损的血管化游离骨瓣重建十分依赖术者经验及术中的判断，即便同一术者，也可能出现重建效果参差不齐的情况。不理想的重建效果可能造成：①术后面形不对称、外形不佳；②张口受限；③关节脱位；④颌间距离及颌间关系不匹配，难以进行牙列修复等后果。数字化技术的出现，为下颌骨缺损重建提供了新的辅助手段：①术前虚拟设计，使复杂的解剖结构变得立体、可视化，术者在术前可以了解个案的解剖结构特点；② CAD/CAM 技术加工模型、手术导板和个性化植入体的出现，为手术提供了直观而便利的参考；③导航技术则为手术提供实时的指引，可同步指引切除范围、重要解剖结构、骨瓣形态及位置等多种信息。

二、导航手术的优势

导航手术最大的优势是实时性，通过导航探针的指引，可以在工作站中观察到即刻的位置，可以提示重要的解剖结构，提供实时的形态信息和位置信息。导航技术相较于手术导板等更为灵活，即便术中更改手术方案，也可及时更新手术设计，实时追踪。

三、导航手术的先决条件——维持下颌骨位姿的可重复性

在导航手术中，导航基准架（reference array）应与被追踪物体处于同一坐标系，但对于下颌骨手术，由于颞下颌关节是可动的，如果不对下颌骨位置加以限制，下颌骨在术前设计中的位置可能与术中位置截然不同，术中如果不能按术前设计的初始位置对患者进行注册，将导致严重的偏差，使导航手术毫无意义。因此，在设计下颌骨导航手术前，必须要考虑到如何保持下颌骨位姿的唯一性或者可重复性。最常见的保持下颌骨位姿唯一性的方法是事前制作个性化咬合导板（splint），患者佩戴咬合导板、进行稳定的颌间结扎（intermaxillary fixation,

IMF）后接受 CT 扫描，在此基础上进行术前设计。在手术中，先佩戴好咬合导板，行颌间结扎后再进行注册。打开颌间结扎后，每次需要导航确定与下颌骨有关的位置信息时，都应当将下颌骨复位，行颌间结扎后重新验证当前位置的准确性（accuracy check）。在注册方法的选择上，表面注册（surface registration）作为一种无创的注册方式最为常用，但由于下颌骨与表面注册的面中部距离较远，软组织形变通常较大，故注册偏差可能增大。在下颌骨导航的病例中推荐使用标志点注册法（fiducial marker registration），可用颌间结扎螺钉作为标志点，也可制备带注册球的个性化咬合导板。无论使用何种方法，注册和验证下颌骨位置时都应使下颌骨稳定固位于咬合导板所确定的位置上。综上所述，下颌骨导航手术成功的先决条件在于保证下颌骨位姿的可重复性。

四、导航手术的流程

（一）数据获取

临床上通常使用螺旋 CT 作为评估下颌骨病变的影像学手段；同样，薄层扫描的螺旋 CT 也是下颌骨缺损重建中最主要的数据来源。MRI、CBCT 则由于影像获取时间较长、影像精度差异较大等原因，通常不作为数字化设计的主要数据来源。在患者接受 CT 扫描前，应先检查患者的咬合状态，确定唯一稳定的咬合关系，技师据此制作自凝树脂个性化咬合导板。随着 3D 打印的精度提高，此步骤也可逆向进行：CT 扫描前，对患者的牙列及咬合状态进行口内 3D 扫描，据此打印数字化咬合导板；为患者佩戴咬合导板，确保患者的咬合状态稳定后再开始扫描。基于该咬合位置可开展术前虚拟设计及手术导航。

在以咬合重建为导向的颌骨修复中，术中可能以牙列及咬合为基础设计并制作佩戴于牙列上的外科导板，这要求牙列及咬合关系的数据更为精确。而 CT 重建的牙齿数据通常无法达到导板加工所要求的精度，因此可通过 3D 口内扫描仪或 3D 扫描患者的牙列石膏模型来获取患者口内牙列、咬合状态的数据，并将牙列及咬合数据与影像学数据配准，在设计中使用（图 10-4）。

（二）虚拟设计

一些数字化手术设计软件已为颌骨缺损重建开发了相应的模块，如 Proplan CMF（Materialise，Leuven，比利时）有腓骨重建的虚拟设计模块，操作简单直观；其他常用的手术设计软件也可通过简单的操作模拟手术步骤（如截骨、镜像、移动骨块、骨瓣重建等）来获得个性化的下颌骨重建目标模型。虚拟手术设计是现实手术的映射设计，应当遵循手术的基本原则，在设计中应当时刻考虑每一个步

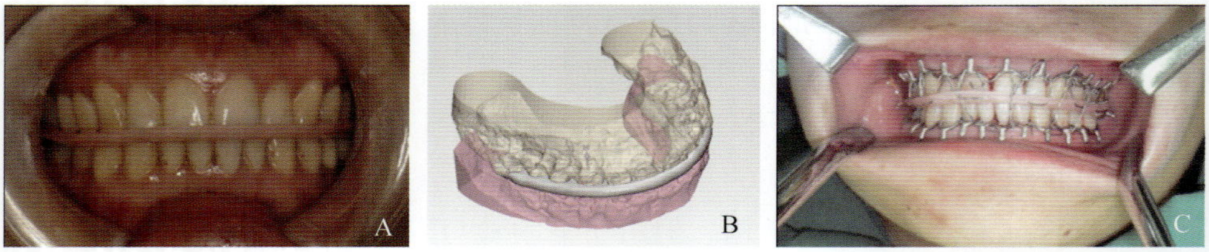

图 10-4　导航手术数据获取图示。**A.** 自凝树脂制作的个性化咬合导板；**B.** 根据口内 3D 扫描设计的数字化咬合导板；**C.** CT 扫描前应进行颌间结扎

骤在现实中的可行性，包括手术入路、暴露范围、咬合及固定方式等，还应考虑到手术设计将选择何种转化方式来实现。对于下颌骨，重建不仅应考虑到恢复下颌骨的解剖形态，还应当考虑下颌骨的功能与外形。就功能而言，应当关注髁突的位置，以及上、下颌骨颌间距离及颌间相对位置的恢复；外观则主要由颏部、下颌骨下缘及下颌角共同决定，应当关注对称性、突度的恢复。以下将分步骤介绍虚拟手术设计的流程：

（1）骨块分割（segmentation）：将原始数据导入设计软件后，通过软件相应的分割功能将上、下颌骨分离成两个独立的三维立体模型。这既是开展虚拟设计的基础文件，也有利于后续操作中直观判断肿瘤位置及毗邻关系、髁突位置，以及上、下颌颌间关系（图 10-5A）。

（2）虚拟截骨（osteotomy）：根据影像学数据判断肿瘤范围，据此视肿瘤性质设计截骨范围。手术截骨使用的器械往往是各类锯，可根据实际情况设计一个或多个截骨平面，将需要截除的部分完全与下颌骨离断。通过虚拟截骨可获得下颌骨剩余骨段的模型及肿瘤部分的骨块模型（图 10-5B）。

（3）骨段的虚拟复位（reposition）：长期肿瘤压迫及缺损时间较长的患者，其健侧下颌骨可能会有不同程度的变形或移位。为保证术后下颌骨功能稳定，应当将下颌骨的剩余骨段，尤其是髁突，恢复到正常功能位置，再进行后续设计。

（4）设计参考模型（virtual design of references）：下颌骨为马蹄形，下颌下缘存在自然的弧线形态，而一般用于重建下颌骨的腓骨瓣呈直线，髂嵴的自然弧线也常与下颌骨的弧线形态不一致，需要通过截骨塑形来模拟下颌骨的天然形态。因此，虚拟设计中需要以下颌骨的形态作为骨瓣设计的参考（reference）。当下颌骨缺损范围小于半侧时，可以将健侧下颌骨镜像作为参考模型；当下颌骨缺损范围大于半侧时，若病变侧下颌骨形态未发生明显改变，可用作参考；当下颌骨缺损范围大于半侧且病变侧下颌骨形态变化很大时，可考虑检索颌骨数据库，找到匹配的下颌骨模型作为参考模型（图 10-5C）。

（5）重建骨瓣的设计（design of bone reconstruction）：在使用血管化游离骨瓣重建下颌骨时，首先应根据受区血管的部位及皮岛的朝向来选择何侧供区；游

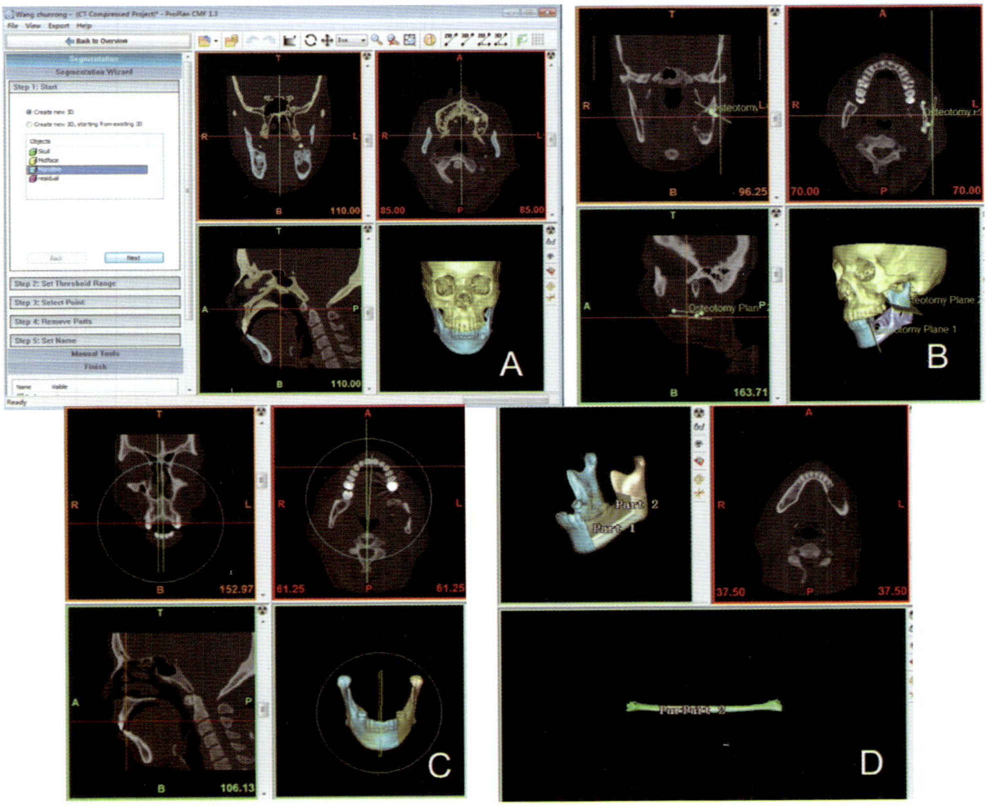

图 10-5　虚拟手术设计流程图示。**A.** 骨块分割；**B.** 虚拟截骨；**C.** 通过取健侧下颌骨镜像设计参考模型；**D.** 根据参考模型进行重建设计

离骨移植则无须考虑该问题。虚拟设计时应当根据参考模型的形态设计骨瓣截骨的位置及形态，保证髁突的正常位置、颏部的突度以及下颌角位置；在此基础上还应考虑到下颌骨功能性重建的需求，应重建出合理的颌间距离及颌间关系，以保证后续义齿修复的顺利开展（图 10-5D）。

重建设计完成后，截骨模型、参考模型、最终的重建模型均可导出为 STL 文件，作为将设计转化为现实的重要媒介。

（三）设计转化

虚拟设计完成后，需要将设计转化到现实中指导手术。目前主要应用的转化方法分为两大类：导航手术及模型引导手术。以下将主要介绍导航手术的具体步骤。

虚拟设计完成后，将影像学资料、设计模型导入手术导航工作站中，可将不同来源的数据进行配准，生成导航计划。在术中，将患者位置与计划中的位置进行注册后，手术导航系统就可对相应物体的位置进行实时追踪，从而指导手术按术前虚拟计划进行。以下将逐步介绍导航手术的过程：

（1）注册（registration）：通过注册将现实中患者的位姿与导航系统中虚拟设计时的位姿进行关联，这是导航手术的基础。注册精确性将影响导航手术的精确性。使用术前拍摄 CT 时应用的咬合导板，用牵引钛钉或牙弓夹板进行上、下颌颌间固定。固定完成后，按照导航系统的注册流程进行表面注册或标志点注册。注册完成后应当验证精度，尤其是下颌骨上的结构位置是否与导航相符。注册精度差时可能会出现位置偏移，此时应当检查咬合是否稳定，排除系统及操作问题后重新注册（图 10-6）。

（2）手术操作：手术过程中，导航可为手术截骨、髁突复位、骨瓣就位提供指示，以将术前虚拟设计的位置及形态信息转移至手术当中。截骨前，使用导航探针将虚拟设计的截骨线标记于下颌骨上，在标记完成后可打开颌间结扎，以方便根据该标记进行截骨（图 10-7A 和 B）。在复位髁突及骨瓣就位前，应将剩余的下颌骨部分与上颌通过咬合导板再次进行颌间固定，使用导航探针指示骨块的位置，调整相应骨块的位置使之与导航设计的位置重叠，并据此固定。

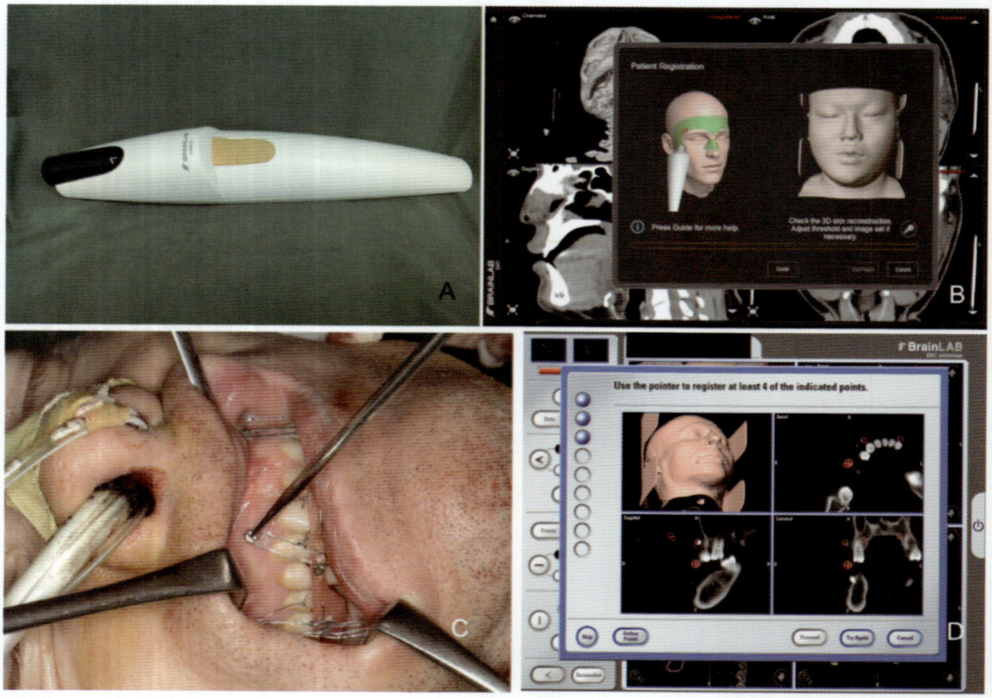

图 10-6 设计转化中注册的图示。**A** 和 **B.** Brainlab 导航系统表面注册过程，通过激光手柄（Z-touch）扫描患者面部相应区域（绿色区域），与术前影像的软组织进行匹配；**C** 和 **D.** 标志点注册法，通过逐一匹配术前设置的标志点进行注册

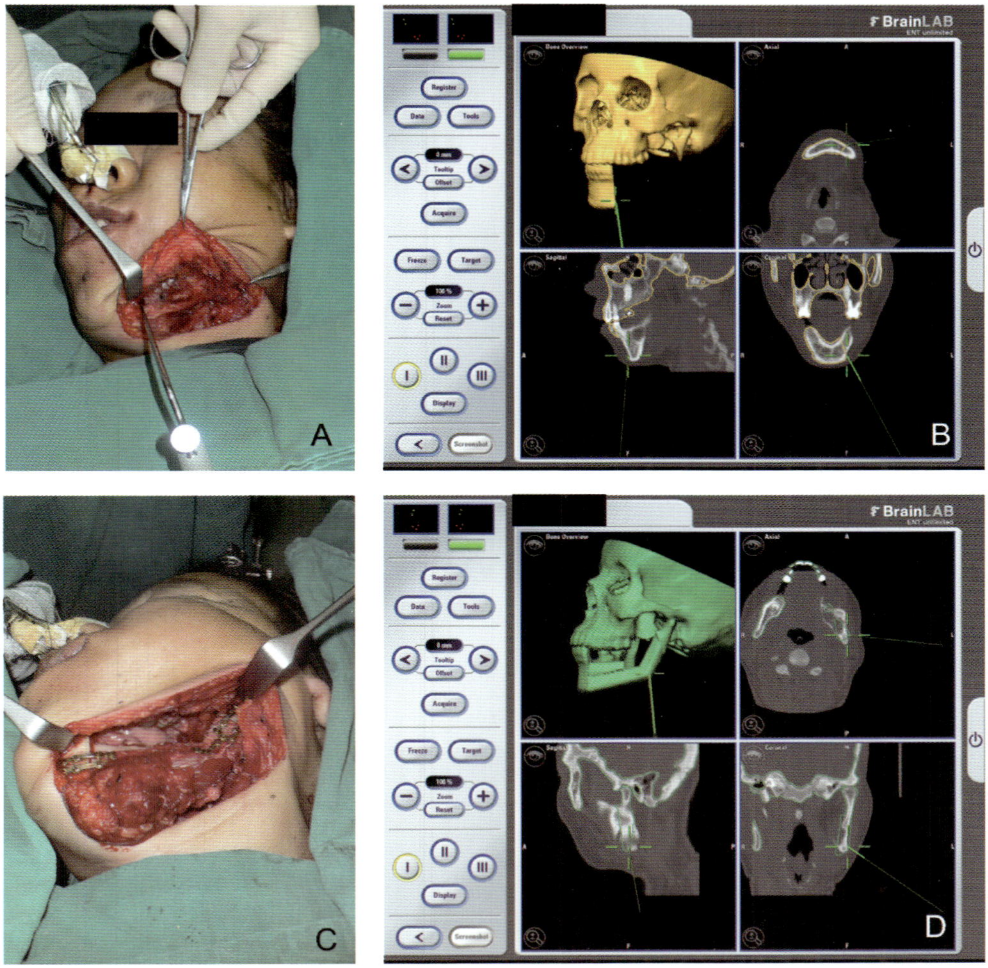

图 10-7 导航引导下的手术操作和验证。**A&B.** 导航引导下标记截骨线；**C&D.** 导航引导下就位腓骨瓣并验证位置

（3）验证：固定完成后，使用导航探针即刻对固定的骨块、下颌骨进行位置验证（图 10-7C 和 D）；如位置有偏移，应重新固定。

在下颌骨缺损重建的手术中，导航可以指导术者精确截骨，辅助术者在术中判断并保护重要的解剖结构，精确定位重建骨瓣及下颌角、髁突的位置并实时验证，提高了手术的精确性和安全性。但由于任何累及下颌骨的导航手术均应在与导航影像一致的颌间位置上进行，手术中可能需要多次进行颌间固定，较其他手术步骤繁琐。并且，当下颌骨缺损的剩余骨段无法通过咬合导板建立稳定的咬合时，如全下颌体缺损，导航手术难以开展。

另一种手术转化方法是模型引导手术，可单独或与导航手术结合应用。目前模型引导手术的形式包括3D打印的设计模型、手术导板和个性化植入体（钛板、钛网、异体合成材料）等。模型直观地展示了设计信息，有利于辅助术中塑形骨瓣以及术前预弯制钛板。手术导板可提供截骨位置、重建骨瓣形态及位置等信息，为手术操作提供便利，但对于伴有下颌角、髁突的缺损，导板远端产生形变的可能性较大，操控性较差，易增加转化的误差。个性化植入体在下颌骨不作为常规的选择，如若使用，应当与血管化骨瓣结合以避免远期不良应力导致的植入体折断。

四、总结

导航手术在下颌骨缺损重建中的应用有利于提高手术的安全性、准确性。其实现的先决条件是下颌骨位置稳定并可重复。

视频 10-1 导航引导下颌骨肿瘤切除重建

（蔡志刚）

第三节　导航技术在上颌骨缺损修复重建中的应用

上颌骨是面中份结构的基石，毗邻口腔、鼻腔、上颌窦及眼眶，参与上颌-眶-颧骨复合体等重要的面中份结构的组成。肿瘤、外伤或先天性畸形造成的上颌骨缺损不仅严重影响患者外形，而且直接导致患者的言语、咀嚼、吞咽等生理功能障碍，严重影响患者的生活质量。由于上颌骨及面中份解剖结构的复杂性，上颌骨缺损的修复与重建一直是临床医生面临的难题。

随着显微外科技术的发展和推广，以游离腓骨瓣为代表的游离组织瓣已经逐步广泛应用于上颌骨缺损重建，并取得良好的治疗效果。但是，传统的上颌骨重建手术缺乏术前个性化设计，以解剖和影像为基础，依靠临床医生的专业知识和综合思维制定治疗计划，凭借外科医生的经验和手术技巧实施手术治疗。这种“依赖经验”的治疗模式缺乏直观的三维演化与诊断，术前缺乏个性化的方案设计，术中缺乏精确的引导与定位，术后缺少定量的评价与判断。这种治疗模式的过程和结果通常存在一定的不确定性，手术精确度不足，术后往往难以获得最佳的治疗效果，很难针对每一位患者制定并达到个性化的治疗目标。因此，上颌骨缺损的个性化、精确化修复重建已成为临床治疗的新目标。

近年来，以手术导航为代表的数字化外科技术已广泛应用于颌骨缺损的修复重建手术中。该技术的优势在于：使复杂结构三维可视化；术前模拟手术有利于发现设计缺陷，及时改进手术方案；精确设计有助于减少手术并发症，提高手术精度和安全性，获得更好的临床效果。采用手术导航等数字化外科技术辅助手术，可显著提高颌骨缺损重建的精度，达到个性化、功能性重建的目标，提高患者术后的生活质量。

北京大学口腔医学院以 27 例因上颌骨肿瘤行上颌骨切除术，同期行游离腓骨瓣修复上颌骨缺损的患者为研究对象，分为数字化设计组（9 例）和传统手术组（18 例）。数字化设计组采用数字化外科技术辅助手术，术前获取 CT 数据进行虚拟设计，术中采用导航技术辅助手术。比较两组患者术后腓骨的三维位置，包括颌间距离、水平向位置及腓骨后缘长度。结果显示：数字化设计组术前术后颌间距离改变 2.8±1.2 mm，传统手术组颌间距离改变 6.1±3.1 mm（$P = 0.013$）；数字化设计组中腓骨水平向漂移率 25%，传统手术组为 73.6%（$P = 0.019$）；数字化设计组中仅 12.5% 的患者出现腓骨后缘过长，影响张口运动，而传统手术组中 52.6% 的患者出现腓骨后缘长度控制不佳，影响张口运动（$P = 0.041$）。由此可见，数字化设计组在控制腓骨三维位置方面明显优于传统手术组。同时采用色谱分析法，比较数字化设计组中患者术后实际修复效果与术前设计理想效果的误差，结果显示：数字化设计组中，术后腓骨实际位置与术前设计理想位置平均偏差小于 5 mm。以上结果表明：以术前虚拟设计与术中手术导航为代表的数字化外科技术，可以显著提高游离腓骨瓣修复上颌骨缺损的精度，该方法具有良好的可行性和实用性，可显著提高游离腓骨瓣功能性重建上颌骨缺损的临床治疗效果。

下面以手术导航辅助上颌骨肿瘤切除及游离腓骨瓣移植为例，说明导航技术在上颌骨缺损修复重建中的应用。

1. 适应证

（1）原发上颌骨良性或者恶性肿瘤，需行上颌骨切除术；

（2）手术同期应用游离腓骨瓣（结合个性化钛网 / 钛板）修复肿瘤切除术后缺损。

2. 术前设计

（1）影像数据获取：术前需获取患者的影像学数据，包括受区（头颈部）与供区（双下肢）。受区与供区分别进行螺旋 CT 扫描，层厚≤ 1.25 mm，数据以 DICOM 文件格式输出。受区扫描范围：眶上缘以上 2 cm 至锁骨上水平。术前制作薄咬合板，维持患者正中关系的咬合位置。受区扫描时，患者佩戴咬合板，维持咬合处于正中关系。

（2）上颌骨肿瘤的三维标记：将头颈部CT数据输入计划软件中，在CT的三维层面上分别对肿瘤范围进行逐层描绘，获得肿瘤的三维影像。同时，对与肿瘤关系密切的解剖结构（如颈内动脉、颈内静脉、茎突等）进行标记。在软件中可获得上颌骨肿瘤与周围组织关系的三维图像（图10-8）。

（3）虚拟上颌骨切除：将头颈部CT数据输入软件中。利用软件中的分割功能模块进行上、下颌骨的分割。根据三维标记的肿瘤范围，利用软件中的截骨功能模块，设计上颌骨切除范围，进行虚拟上颌骨切除，获得上颌骨缺损的虚拟模型（图10-9）。

（4）虚拟游离腓骨瓣重建上颌骨缺损：进行双下肢螺旋CT扫描，将DICOM格式数据输入软件中，分割出供区腓骨数据。利用重建功能模块，在软件中虚拟腓骨重建上颌骨牙槽突缺损，根据牙弓形态及咬合关系对腓骨进行分段并调整至

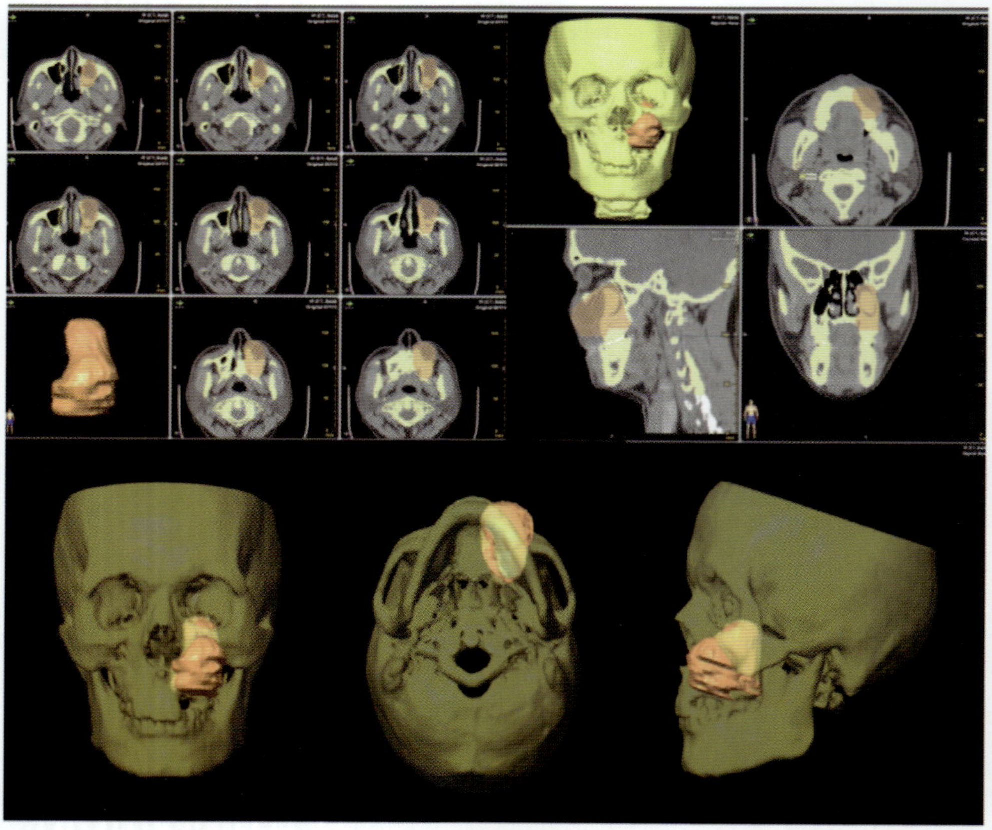

图10-8　在数字化软件中对上颌骨肿瘤进行三维标记，获得上颌骨肿瘤与周围组织关系的三维可视化图像

理想位置。

当缺损范围累及上颌窦前壁、眶底、颧骨时，采用镜像技术，将健侧上颌骨镜像置于患侧，恢复患侧上颌骨、眶底及颧骨外形。

将上颌骨缺损模型数据、镜像数据以及重建腓骨数据进行融合，获得理想的上颌骨重建模型（图 10-10）。

（5）上颌骨三维模型与个性化钛网设计：将理想的上颌骨重建模型数据以 STL 文件格式输出，通过 3D 打印技术，采用医用树脂进行打印，获得上颌骨重建模型。采用颅颌面接骨钛网（厚度 0.6 mm），在模型上预弯制修复眶底及上颌窦前壁的个性化钛网修复体（图 10-11）。

同时，在软件中根据重建后的腓骨形态，设计腓骨塑形导板或模板，以 STL 文件格式输出，进行 3D 打印，获得腓骨塑形导板或模板。

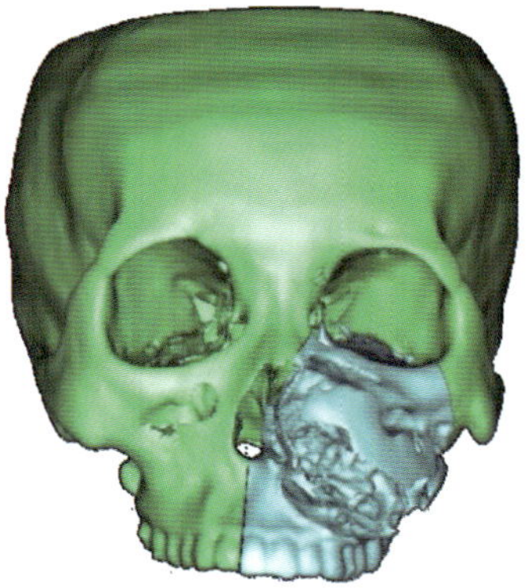

图 10-9　在数字化软件中，进行虚拟上颌骨切除

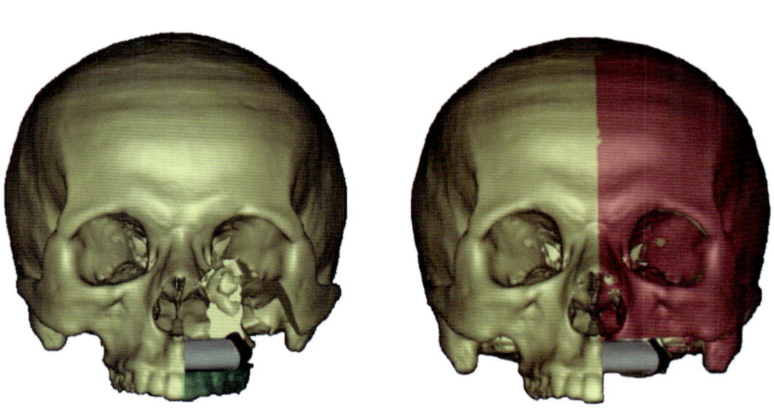

图 10-10　在数字化软件中，模拟腓骨瓣重建上颌骨牙槽突缺损；采用镜像技术，虚拟恢复患侧上颌骨外形

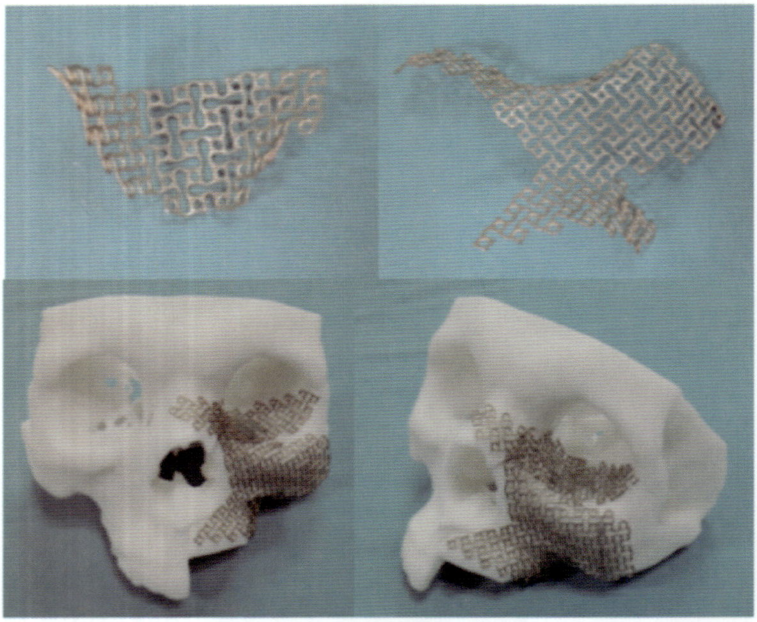

图 10-11　打印上颌骨重建三维模型，预弯制个性化钛网

3. 手术实施

（1）系统注册与配准：将患者导航数据导入导航工作站，完成全麻，在头顶部行约 1 cm 小切口，在顶骨部位安装导航参考架固定装置，上方安装反光球。参考架安装要牢固，避免术中松动，固定部位应避开天然骨缝。然后将红外探测装置对准术区，探测区域应同时显示参考架和术区。然后开始配准操作，配准方式可选择激光面部轮廓配准或点对点配准。

（2）导航辅助上颌骨切除手术：术区暴露后，使用导航探针分别定位上颌骨各截骨线位置，同时标记截骨线位置，按照术前设计的截骨线位置进行上颌骨截骨，精确切除上颌骨（图 10-12）。

（3）导航辅助上颌骨缺损重建手术：采用术前预成形的个性化钛网修复眶底缺损，使用导航探针精确定位眶底位置，精确定位后将钛网固定于眶缘，固定后再次使用导航探针验证位置（图 10-13）。

将制备好的腓骨瓣按照术前设计的模板或导板进行三维塑形，转至受区。使用导航系统辅助精确定位腓骨段的三维位置，主要验证腓骨的水平位置、垂直距离与后端位置，尽可能使各段腓骨在三维位置上与术前设计吻合。利用钛板将腓骨固定于对侧牙槽突与同侧颧骨。固定完成后再次使用导航技术验证腓骨段的位置（图 10-14）。

将术前预成形的修复上颌窦前壁外形的钛网修剪调整后就位，分别固定。

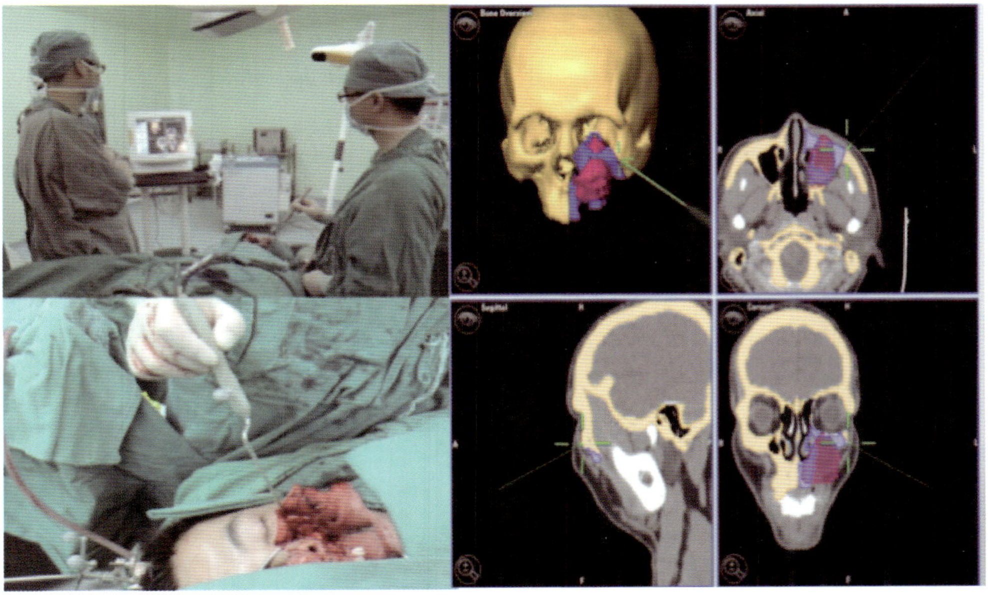

图 10-12 术中采用导航按照术前设计精确定位各截骨线位置，精确切除上颌骨

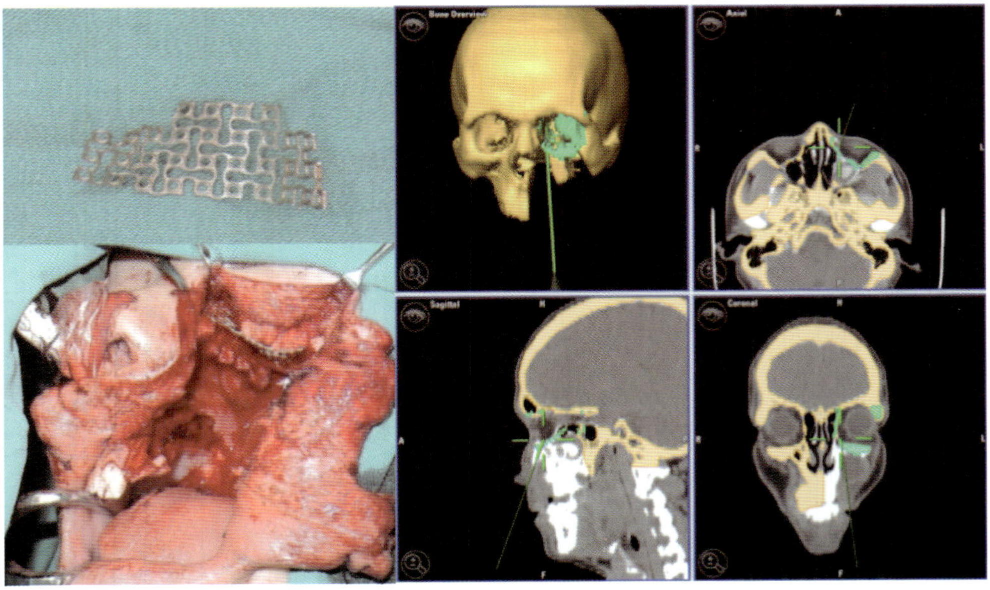

图 10-13 术中采用导航辅助精确定位钛网位置，修复眶底缺损

4. 术后评价

（1）导航手术精度评价：采用数据融合的方法评价导航手术精度。获取术后 1 周螺旋 CT 数据，输入软件中，生成术后三维重建上颌骨模型，导出 STL 格式数据。将术前设计的理想颌骨重建模型数据与术后实际的三维重建颌骨模型数据导入软件中，通过多点配准对齐坐标系，选择重建区域为目标区域，比较术前设计与术后实际的差异，从而评价导航手术的精确性（图 10-15）。

（2）上颌骨重建效果评价：获取术后 1 周螺旋 CT 数据，输入软件中，生成术后三维重建上颌骨模型，进行三维测量。①腓骨垂直向位置：重建区域颌间距离（尖牙区与第一磨牙区），与术前进行比较。②腓骨水平向位置：腓骨中心长轴与正常牙弓中心长轴的偏离距离。③腓骨后端位置：腓骨后端与对侧牙槽突

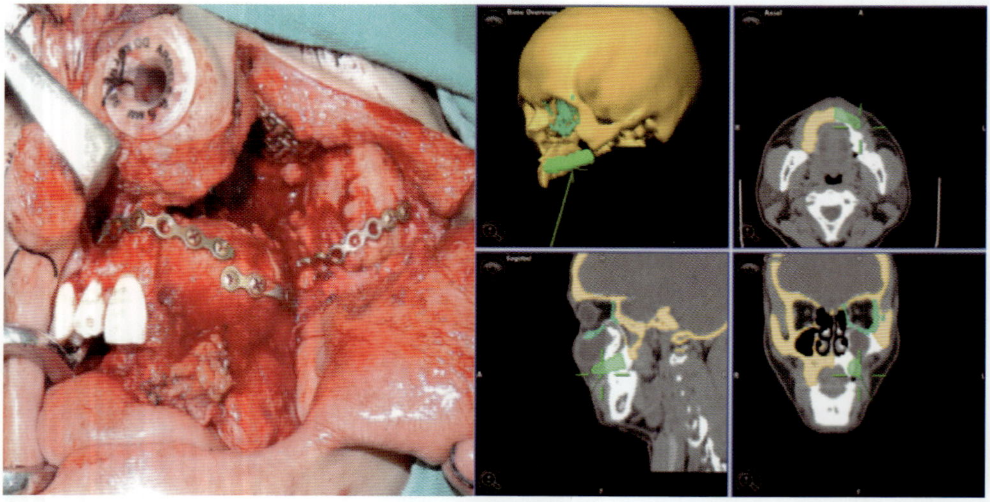

图 10-14 术中采用导航技术辅助精确定位腓骨瓣位置，修复牙槽突缺损

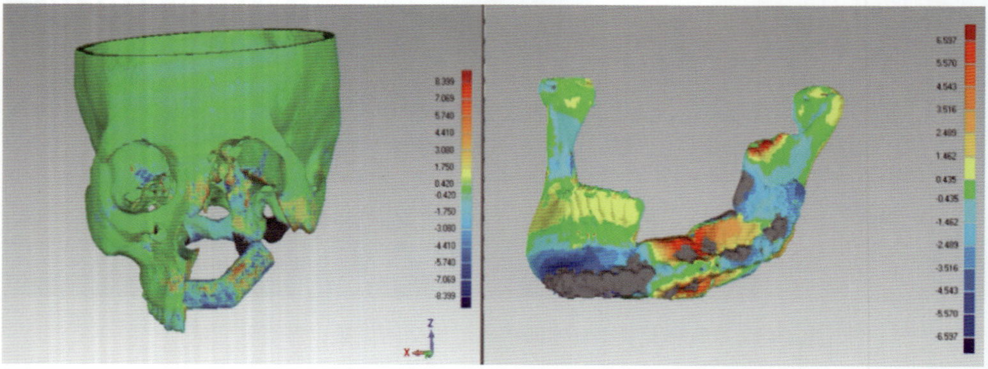

图 10-15 术后在数字化软件中采用色谱分析法，比较术前设计与术后实际的重建效果差异，评价导航手术精度

的关系，与同侧喙突位置关系。

上颌骨缺损的个性化重建已成为现代上颌骨外科手术的新目标。以手术导航为代表的数字化外科技术的发展与应用，为上颌骨缺损的精确修复提供了坚实的基础，极大地改善了临床治疗效果，提高了上颌骨缺损患者的术后生存质量。数字化外科技术在上颌骨及面中份重建中的应用，也必将成为未来一段时间内的研究热点与方向，上颌骨缺损重建的水平有望提升至新的高度。

（彭歆）

第四节　导航技术在颅底肿瘤外科的应用

颅底外科是一门交叉学科，涉及神经外科、口腔颌面外科、耳鼻咽喉科、眼科、整形外科等。与口腔颌面外科相关的区域主要包括咽旁间隙、翼腭窝、颞下窝间隙。该区域位置深在、解剖结构复杂，内有重要的血管和神经，而且外侧有下颌升支、腮腺及面神经，不易暴露。由于颅内、颅外“一板之隔”的颅底毗邻诸多重要解剖结构，手术风险高，是所有外科中最具有挑战性的手术，因而一度成为医学史上无人过问的空白点，被视为“禁区”。因此，颅底区的病变，无论是术前活检还是手术治疗，均存在较大的难度和风险。

近年来导航技术的应用在一定程度上解决了上述问题。导航系统是立体定向技术、计算机医疗影像学技术、人工智能技术和微侵袭手术结合的产物。它在虚拟的数字化影像和实际解剖结构之间建立起动态的联系，解决了临床外科医生迫切需要解决的问题，包括术前虚拟手术规划、术中病灶精确定位等。在颅底肿瘤手术中，判断肿瘤的位置及其与颈内动、静脉和颅骨间的关系是手术中的关键。各种手术入路的目的均为寻找合适的解剖标志，以避开重要的血管和神经。通过术前与术中医学图像配准以及术中医学图像与患者、手术器械之间的配准，外科医生可以通过监视器，准确地判断出手术器械与病变组织、正常解剖结构之间的动态三维空间位置关系，以及手术过程和结果与术前模拟是否一致，从而实现实时术中导航。

导航技术在颅底肿瘤诊疗中的应用主要包括穿刺活检手术和术中导航手术两个部分。

一、导航技术在颅底肿瘤穿刺活检手术中的应用

术前获得肿瘤的病理学信息有助于手术医生制定手术方案。穿刺活检手术是

目前以微创手段获得病理结果的主要途径之一，而快速发展的导航技术为深部组织穿刺活检手术提供了可靠的辅助技术。

自 2009 年 1 月至 2015 年 12 月，北京大学口腔医院共为 32 例患者进行了导航引导下穿刺活检，其中 22 例明确病理诊断，9 例明确病理性质，无 1 例出现重要血管及神经损伤。

1. 术前设计

颅底肿瘤患者行增强 CT 薄层扫描，于导航设计软件中将肿瘤、颅骨及颈内动脉、颈内静脉进行三维重建，观察三者之间的空间位置关系。设计穿刺路径，穿刺路径避开颈内动脉及颈内静脉。常用穿刺途径为经乙状切迹和经颌后凹两种。

2. 穿刺活检方法

在进行穿刺时采用 BARD 全自动活检穿刺枪（图 10-16），这是一种内置弹簧、可重复使用的活体组织块取出装置。它可选择性地取出长度为 22 mm 和 15 mm 的活体组织。其配套的活检穿刺针售出时已经过环氧乙烷消毒，且有各种规格型号和长度可供选择。BARD 穿刺枪体积小、重量轻，符合人类工程学设计，其弹簧发射速度快而有力。BARD 组织块活检装置适用于从软组织得到活组织样本。组织块活检潜在局部并发症包括血肿、出血、感染、邻近组织损伤和疼痛。因此，BARD Magnum 活检装置应在影像（超声、X 线、CT 等）的引导下操作。我们经过术前设计穿刺路径，术中导航引导下穿刺活检，既保证了手术安全，又可明确取得肿瘤组织。这种肿瘤组织块可以进行常规切片及免疫组织化学染色，有利于明确肿瘤类型，进而制定治疗方案。以下为导航引导下穿刺活检具体步骤：

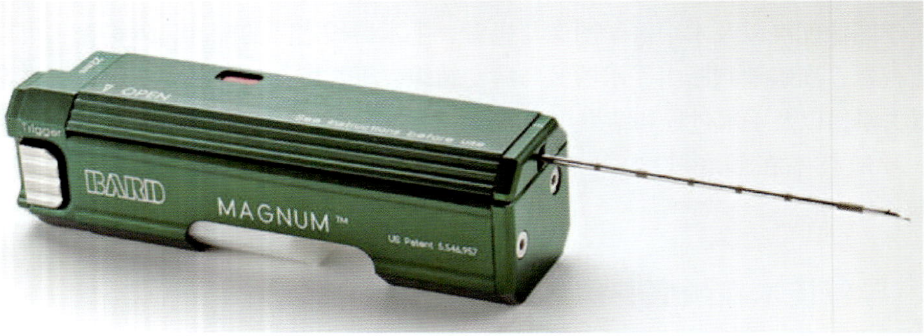

图 10-16　BARD 全自动活检穿刺枪

（1）头部固定头带，将导航仪参考头架（带有反光球）安置于头带连接部位。

（2）常规消毒铺巾，影像注册定位，其中包括患者和第三方器械（穿刺活检枪）的注册。

（3）导航探针（Pointer）选择穿刺点，穿刺点位置以 2% 利多卡因行局部浸润麻醉，以尖刀行 0.2 cm 切口。

（4）将穿刺针按设计轨迹送达肿瘤与正常组织边界，判断穿刺针弹射范围是否安全，穿刺取标本并即时行病理检查。如冰冻活检未发现肿瘤组织，可在穿刺轨迹上调整角度重新穿取肿瘤组织。

（5）病理明确后，确定穿刺伤口无活动性出血，取出活检穿刺器械，穿刺伤口以无菌敷料覆盖并加压包扎，患者返回病房观察。

3. 注意事项

（1）穿刺点选择：选择隐蔽的部位。穿刺针靶点的选择应该在肿瘤与正常组织交界处，穿刺针弹射进入肿瘤组织并迅速返回，肿瘤组织保存于穿刺针管内，针头处无肿瘤组织残留，这样可以避免穿刺道种植。

（2）病理诊断：为了明确手术中确实取得了肿瘤组织，通常我们会将其中一次活检组织进行冰冻病理检查，以便获得初步病理结果。如果组织冰冻病理无法诊断，可重新取材，取材时注意调整取材方向，控制深度，保护重要结构。

（3）术后并发症的预防：文献报道活检的主要并发症有血肿、出血、感染、邻近组织损伤和疼痛。我们进行的 32 例经影像导航引导取材的患者中，均无以上并发症出现。在活组织检查时，还应考虑患者是否正在接受抗凝剂的治疗或患者是否患有出血性疾病。

（4）穿刺针道的确定：为了术中便于确定穿刺针安全送至肿瘤与正常组织交界处，我们在术前设计时会对穿刺针道进行规划，并在皮肤软组织上标记穿刺点。术中以导航探针明确穿刺点，用右手把持穿刺枪，左手把持穿刺针，避免穿刺针发生弯曲形变。

4. 病例展示

患者女性，51 岁，头晕 2 年，于外院行 MRI 检查，发现右侧颞下窝肿物，近 1 个月来发现右侧咽侧壁肿胀明显（图 10-17）。于导航设计软件下，明确肿瘤、血管及颅骨间的空间关系。发现肿瘤位于颞下窝，翼外肌深面，嵌于下颌骨髁突及蝶骨翼板之间，后方紧邻颈内动脉及颈内静脉。在软件上我们设计了穿刺轨迹，使其避开了重要血管（图 10-18）。于局麻下行导航引导下右侧颞下窝肿物穿刺活检，术后病理显示为神经鞘瘤（图 10-19、图 10-20 和图 10-21）。

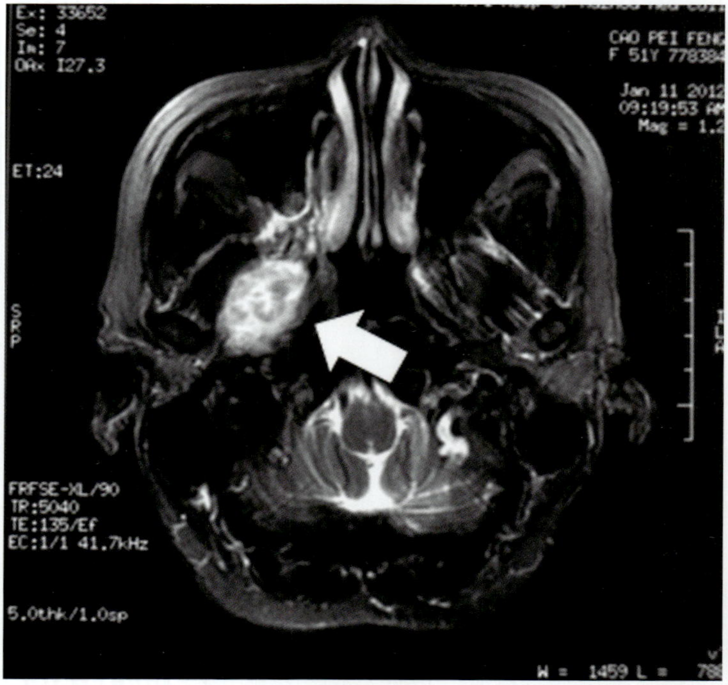

图 10-17　术前 MRI 提示右侧颞下窝间隙肿物（箭头所示）

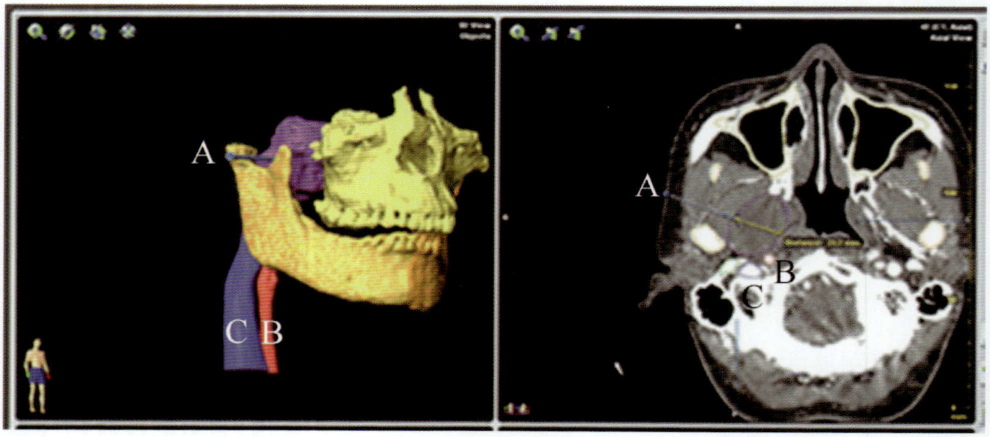

图 10-18　软件设计穿刺活检轨迹。**A.** 穿刺活检轨迹；**B.** 颈内动脉；**C.** 颈内静脉

二、导航技术在颅底肿瘤手术中的应用

在颅底-颞下区的手术中，判断肿瘤的位置及其与颈内动脉和颅骨间的关系是手术的关键。与口腔颌面外科相关的咽旁间隙、颞下窝间隙肿瘤的手术入路主

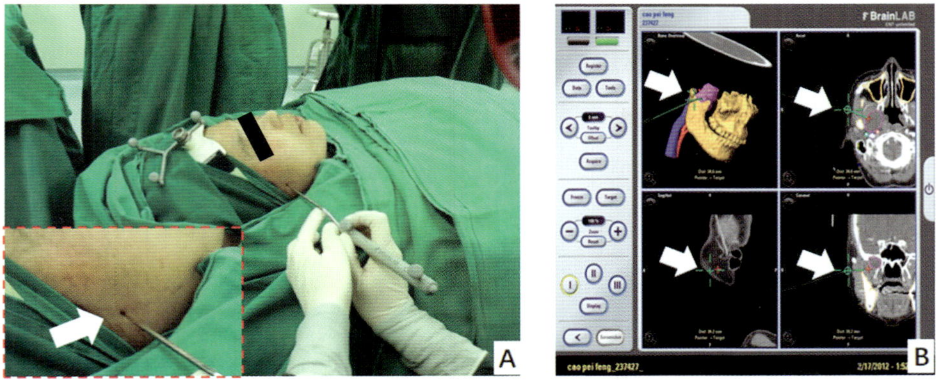

图 10-19　导航引导下标记穿刺点。**A**. 白色箭头显示导航探针指示穿刺点；**B**. 白色箭头显示导航探针尖端在导航仪显示屏上的实时位置

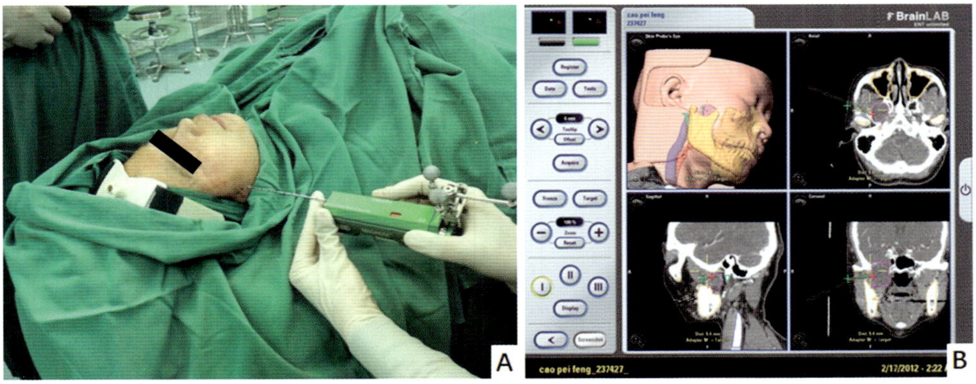

图 10-20　导航引导下进行穿刺活检。**A**. 穿刺针按设计轨迹送达肿瘤与正常组织边界；**B**. 导航仪显示屏上显示穿刺针尖端的实时位置

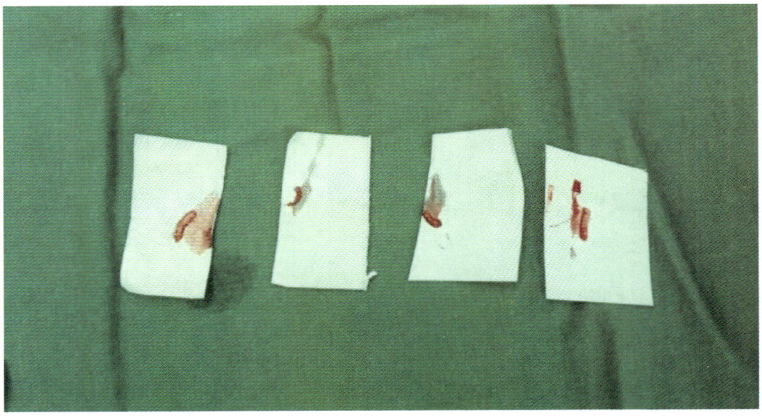

图 10-21　穿刺活检手术获取的肿瘤组织

要包括：半冠状-耳前-颌下入路、下颌骨外旋入路以及上颌-额-颞入路。通过导航技术可以迅速找到解剖标志，并清晰显示肿瘤、颅底结构和血管三者的影像，避免损伤。

自 2009 年 1 月至 2013 年 12 月，北京大学口腔医院收治 41 例颅底-颞下区肿瘤患者，行术前计算机辅助手术方案设计及术中导航。良性肿瘤 23 例，恶性肿瘤 18 例。手术切缘状态中，阴性切缘 14 例，近肿瘤（沿肿瘤外包膜分离）切除 19 例，阳性切缘 8 例。术中平均时间为 213.9 分钟，平均出血量为 546 ml。随访期内良性肿瘤复发 2 例，良性肿瘤的复发率为 8.70%。恶性肿瘤复发 7 例，转移 3 例，死亡 3 例，恶性肿瘤 5 年总生存期和无进展生存期分别为 71.6% 和 36.4%。

1. 适应证

（1）颅底复发肿瘤，多次手术导致瘢痕形成及解剖位置改变；

（2）颅底多发肿瘤，术中容易遗漏肿瘤；

（3）颈内动脉、静脉受压迫移位，术中易损伤血管；

（4）肿瘤突破颅底形成沟通肿瘤，经术前标定可迅速、准确去除颅骨寻找肿瘤；

（5）肿瘤体积很小，术中难以定位肿瘤。

2. 禁忌证

（1）经影像学检查证实肿瘤已有较广泛颅内（硬脑膜内）扩散或转移；

（2）肿瘤已侵犯蝶窦、海绵窦或破裂孔水平的颈动脉管；

（3）肿瘤已侵蚀脊柱；

（4）肿瘤已向其他器官转移。

3. 术前设计

患者行增强 CT 薄层扫描，用导航设计软件对肿瘤、颅骨及颈内动脉、颈内静脉进行三维重建，观察三者之间的空间位置关系。设计手术入路，如恶性肿瘤累及骨质，还需设计出需要扩大切除的范围。

4. 手术方法

（1）麻醉起效后，以 37 ～ 38 ℃ 0.5% 聚维酮碘（碘伏）进行头皮消毒，面颈部常规消毒。

（2）患者头偏患侧，避开颅骨顶端的自然裂缝处，偏向患侧于颅骨骨板上固定头架。

（3）依据术前设计手术入路，切开暴露肿瘤。导航探针（Pointer）引导下判断肿瘤的范围，及其与颈内动脉和周围颅骨的关系，在确定手术安全的情况下切除肿瘤。

（4）再次以导航探针判断肿瘤是否完全切除，并确定无重要血管损伤，完成手术。

5. 注意事项

（1）头架固定：如果术中出现头架松脱，此时手术无法完成再次注册，可造成导航计划失败。术中要求头架附近助手保护好头架，避免误伤头架导致其松脱。

（2）术中软组织移位：可以采用两种方法进行判断。①将组织尽量恢复到其原来位置，判断肿瘤及与颈动脉的关系；②根据茎突的解剖位置进行判断，颈内动脉多位于茎突的后方。

（3）并发症的预防：咽旁颞下窝手术多会影响咽侧壁组织，为防止伤口出血影响呼吸，需在创腔内留置负压引流管。在复苏室观察期间，建议保留气管插管 12 小时，应用镇静药确保患者能够耐受。

6. 典型病例

患者女性，20 岁，主因右侧颞下颌关节滑膜软骨瘤复发 2 个月入院。MRI 提示复发部位位于右侧颞下区，与颅内相通（图 10-22）。经过导航设计软件，明确肿瘤、血管及颅骨间的空间关系。我们发现肿瘤位于右侧颧弓及髁突深面，蝶骨颞下面部分骨质已经被肿瘤侵犯吸收，肿瘤突入颅内，深面离颈内动脉及颈内静脉约 3 mm（图 10-23）。为了便于手术中切除肿瘤，我们又设计了颅骨（颞骨）切开部位，以便术中更好地暴露肿瘤。手术中在导航引导下行颅骨切开术，充分暴露手术野后，安全切除了颅内外肿瘤（图 10-24 和图 10-25）。此后取材约 2 cm×1 cm 大小颅骨，将其塑形后，以钛板固定于颞骨及颧骨上以行右侧关节窝重建术（图 10-

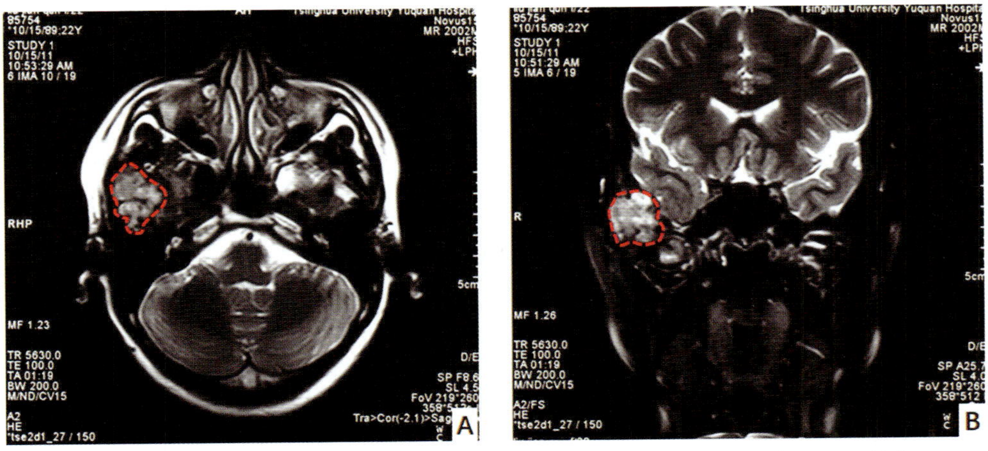

图 10-22 术前 MRI 显示右侧滑膜软骨瘤复发（红色虚线）。A. 轴位；B. 冠状位

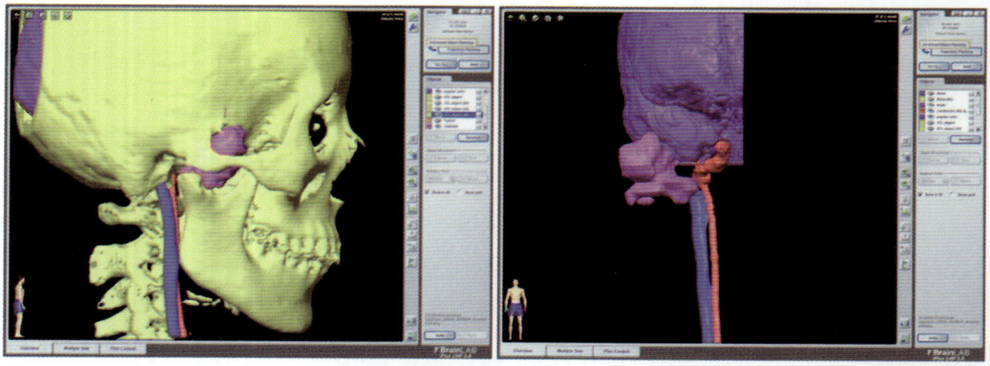

图 10-23　导航软件设计标记肿瘤及血管和颅脑组织。黄色为骨性结构，紫色为脑组织，红色为颈动脉，蓝色为颈内静脉，粉色为肿瘤

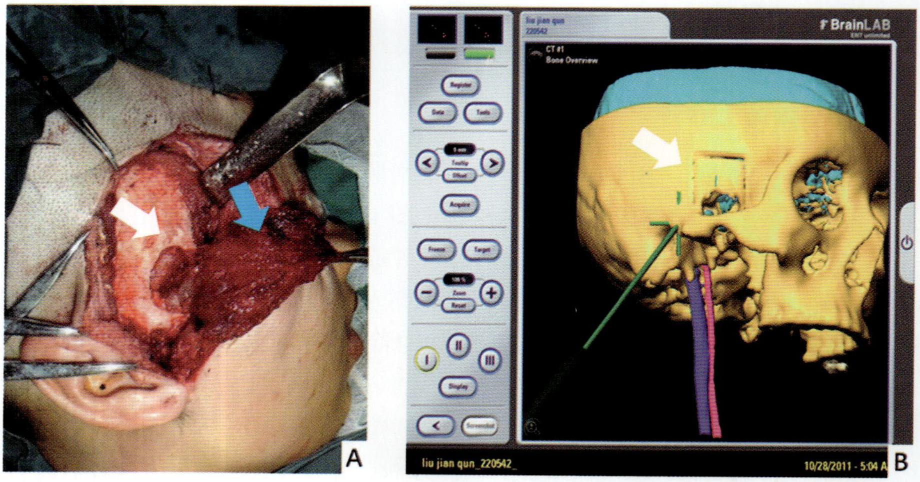

图 10-24　导航引导下进行颅骨截骨。**A.** 白色箭头显示颅骨截骨部位，蓝色箭头显示制备好的颞肌瓣；**B.** 白色箭头显示设计的颅骨截骨线

26）。术后 1 个月复查口腔功能正常（图 10-27）；术后半年复查，咬合情况良好。

三、总结与展望

导航技术较早在颅底外科中得到应用，原因在于：①颅底为骨性结构，不容易因软组织移位而影响导航精度，定位准确，易于导航。② CT 可以清晰显示骨性结构，而 CT 与 MRI 融合可以提供更多软组织信息。影像融合技术的发展可以使手术更加安全、准确，既能提高手术成功率，又能尽最大可能保护正常组织。③导航引导下可以更容易找到解剖标志，避免损伤重要结构，使手术简化、安全。

回顾医学近百年的发展历史，它所走过的每一步都离不开科学技术的推动。

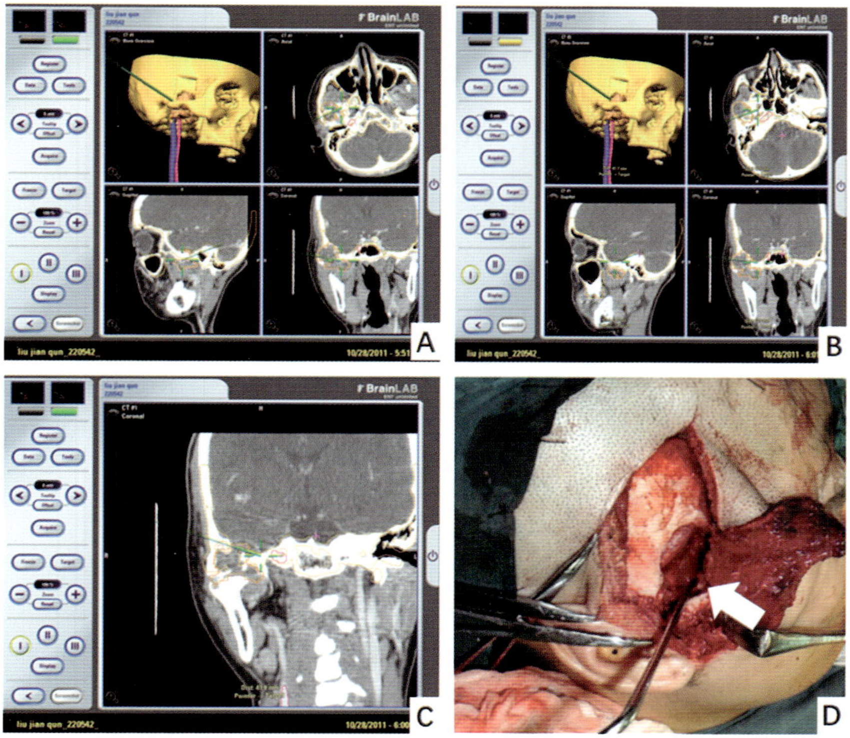

图 10-25 导航确认肿瘤切除边界。A. 导航仪显示屏上实时显示手术内侧边界；B. 导航仪显示屏上实时显示手术颅底侧边界；C. 为图 B 中冠状位图的放大显示；D. 手术术野，白色箭头指示导航探针

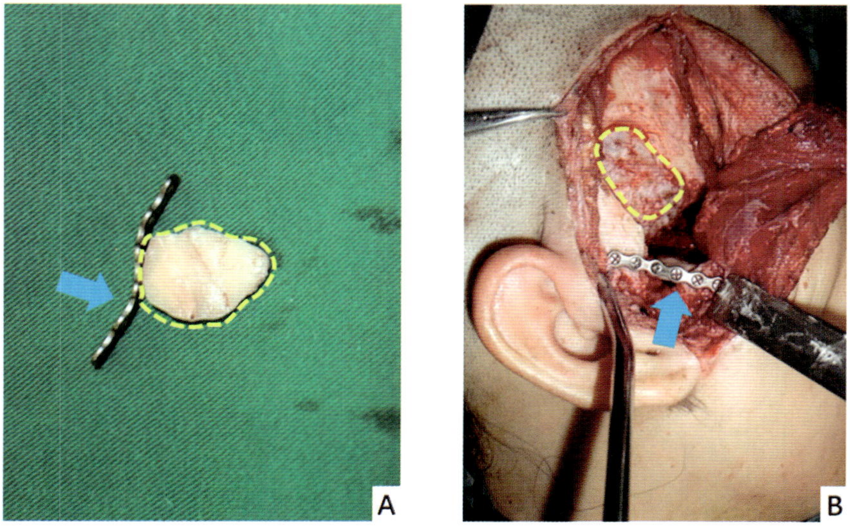

图 10-26 颞下颌关节窝的重建。A. 颅骨骨板（黄色虚线）塑形为重建的关节窝，蓝色箭头为塑形的关节窝固定钛板；B. 手术术野，黄色虚线为颅骨取骨部位，蓝色箭头指示固定颅骨骨板的钛板

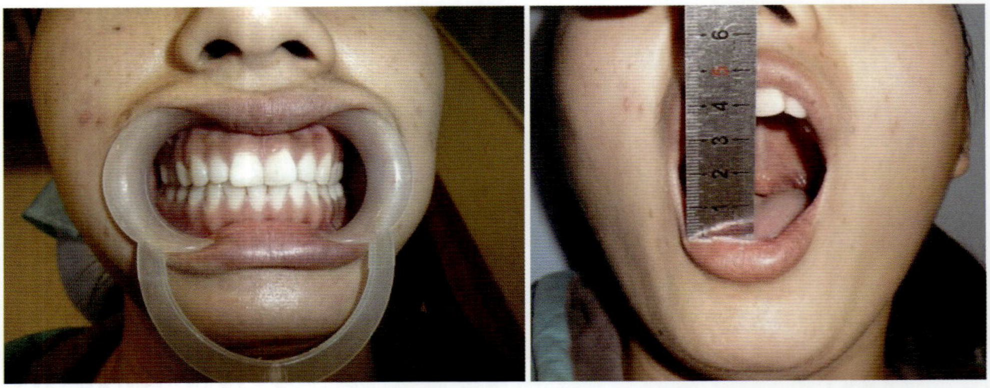

图 10-27　术后 1 个月口腔功能正常。左图显示咬合关系稳定，右图显示开口度、开口型正常

颅底位置深在，快速而准确地定位手术目标是外科医生得以安全手术的前提。微创外科时代，在麻醉、影像、电生理监测、导航及其他相关学科辅助下，“手”的艺术已经被发挥到了极致。目前，神经导航系统已经广泛地应用于颅底外科手术中。但导航技术多依据术前影像进行配准，手术中软组织不可避免地会出现移动，这会造成导航精度下降。理想的情况是导航配准信息随着手术操作的进程而实时更新，消除软组织移位的影响，而这种技术目前还无法实现。然而，科学技术从未停止其发展的脚步，转化医学的理念也越来越深入人心。2000 年，达 · 芬奇手术机器人获得美国 FDA 批准应用于临床，目前已经有学者尝试采用经口入路机器人辅助颅底肿瘤切除。继达 · 芬奇手术机器人之后，许多手术机器人相继问世，机器人辅助外科（robot-assisted surgery）时代初露端倪。随着技术的进步，机器人辅助外科联合导航信息实时技术必然会为患者带来真正意义上的微创、精确治疗。

（郭传瑸　郭玉兴）

第五节　数字化技术辅助下外科导航引导放射性 I-125 粒子精确植入治疗口腔颌面头颈部恶性肿瘤

放射性 I-125 粒子在一些头颈部恶性肿瘤的治疗中取得了良好的效果，患者在生存期和生活质量上得到了良好的获益。

放射性粒子组织间植入治疗的临床应用目前面临的主要问题是：①治疗方案设计与治疗实施过程存在严重的脱节，术前计划不能全面实施于治疗过程中；

②手术植入粒子过程严重依赖医生的临床经验，植入精度和效率不高，植入结果及疗效因人而异；③植入粒子的位置与计划位置往往存在较大偏差，严重影响放射剂量场的分布，容易造成放射剂量冷点。以上问题严重制约了该技术的规范化发展以及临床应用推广，同时也影响治疗效果的提升。

放射性 I-125 粒子的精确植入是实现粒子治疗疗效的基础和关键所在，治疗计划系统（Treatment Planning System，TPS）软件可以设计术前粒子的植入计划，模拟术中粒子的植入过程，优化植入治疗的流程，保证粒子精确植入。如何将 TPS 设计的治疗计划转移到粒子植入的现实过程中？这就要求进行组织间近距离放疗的医生熟知人体解剖知识，并且掌握关键组织器官的放射敏感性，此外能够在影像学帮助下熟练进行粒子针插植。医生在行粒子植入治疗的过程中需要能够“看到”肿瘤三维立体结构和粒子针插植的三维结构，从而将粒子精确地植入。

数字化技术的出现为临床医学带来了技术革新。数字化外科技术主要集中在个体化数字设计与快速成型技术的结合，以及手术导航的应用。近些年来该技术广泛应用于神经外科、口腔颌面外科、耳鼻喉科等医学各相关领域，提高了治疗的精确性。数字化外科技术及导航技术的一大重要功能就是可以将虚拟的手术计划转换成现实的手术实施，这一特点也为放射性粒子的精确植入提供了新的思路。

国际上尚无已进入临床应用的专用放射性粒子植入导航系统，广大学者仍投入极大的精力致力于导航引导的粒子植入。其中有代表性的尝试为 Auer 和 Bale 等应用红外导航系统进行的粒子植入实验。该方法在粒子植入过程中使用了红外数字转换器（digitizer）进行第一针插植定位，此后利用模板进行随后插植针的植入，显示了该方法的可行性。另一项有代表性的尝试是 Strassmann 等使用电磁导航进行粒子植入，但发现该方法的精度因导航设备的摆放限制受到较大影响。

目前医疗市场上常用的商用外科导航系统与 I-125 粒子植入计划系统尚无法有效兼容，因而如何将 TPS 计划系统和导航软件系统进行有效的关联决定着放射性粒子导航引导植入能否应用。本课题组利用数字化外科技术进行了相关改进，并将数字化技术应用在 I-125 粒子植入治疗口腔颌面头颈部肿瘤的过程中，即：①基于数字化 CT，以 TPS 软件设计个体化数字治疗计划。②采用快速成型技术根据含 TPS 治疗计划信息的 CT 影像资料制作个体化数字模板，将患者的面部特征与该患者的 TPS 治疗计划信息相结合，使模板定位准确、稳定，从而基本消除摆位误差；同时，又包含放射性粒子植入针道的位置、方向、数目信息，这样就有利于精确插植。同时，个性化模板能同时包含多个方向的模板信息，通过在植入过程中调整进针的位置和方向，能有效避免插植过程中对重要组织器官的损伤。此外，个性化模板可以根据靶区大小调整大小，从而有效覆盖靶区。③植入过程中应用外科手术导航系统定位个体化数字模板，并引导插植针植入，实时指导治疗，避免了治疗过程中的“盲目性”，从而增加了治疗的精确性，使患者在治疗过程中受益。我们课题组在 2009 年 4 月以该方法完成了第一例数字化技术辅助下外科导航引导放射性 I-125 粒子植入治疗颌面头颈部恶性肿瘤的病例，此后已完成近 30 例患者的植入治疗，尤其是针对肿瘤深在、周围毗邻关系复杂的患者，取得了良好的治疗效果。以下详细介绍我们的治疗经验。

（一）数字化外科设备

TPS 软件：设计治疗计划。

Mimics 软件、Geomagic 软件：设计放射性粒子植入个体化模板。

3D 打印机：打印 3D 模板。

外科手术导航系统（Brainlab）：定位个体化模板就位，引导粒子针插植及粒子植入。

（二）治疗步骤及操作过程

图 10-28 显示的是导航技术引导下的粒子植入过程，其中将 TPS 制定的术前计划和模板数据进行融合生成外科导航系统能够识别的 STL 文件是关键步骤。此外，需要将穿刺针进行注册，这样就可以通过粒子穿刺针直接进行导航引导。具体过程如下：

1. 根据患者具体的肿瘤应用 TPS 系统制定术前计划（图 10-29）。应用 Mimics 软件、Geomagic 软件根据术前计划设计模板数据（图 10-30），并设

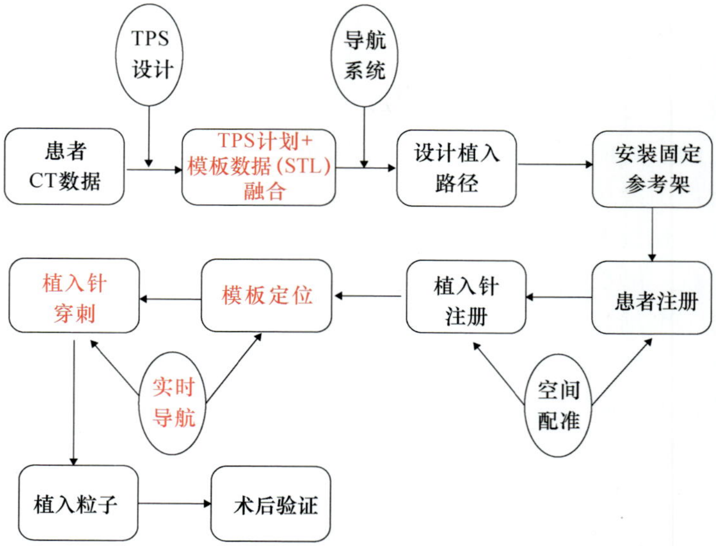

图 10-28　数字化技术辅助下外科导航引导放射性 I-125 粒子精确植入治疗流程图

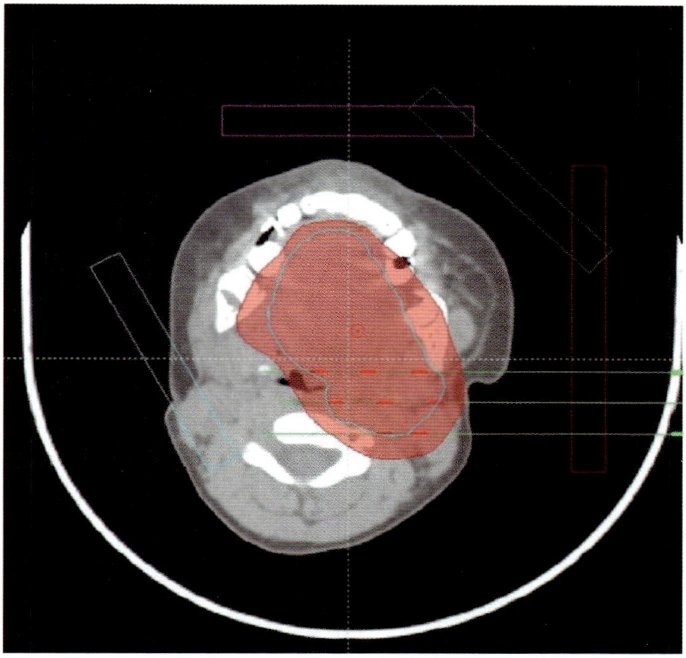

图 10-29 咽旁恶性肿瘤患者术前 TPS 制订植入计划

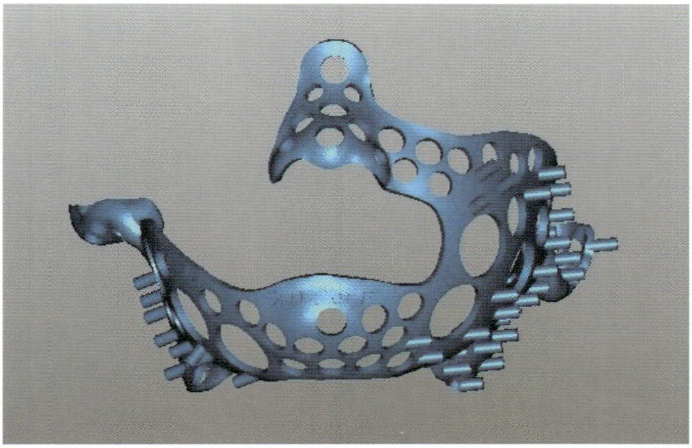

图 10-30 根据 TPS 计划及患者的体表轮廓制作粒子植入模板（STL 文件格式）

计插植针道（图 10-31）。

2. 将 STL 格式的模板数据和患者的 CT 数据应用 iplan 软件进行融合，生成粒子植入的导航数据（图 10-32）。

3. 术中安装固定参考架，进行面部轮廓注册匹配和模板就位（图 10-33），并对插植针等植入器械进行注册（图 10-34）。

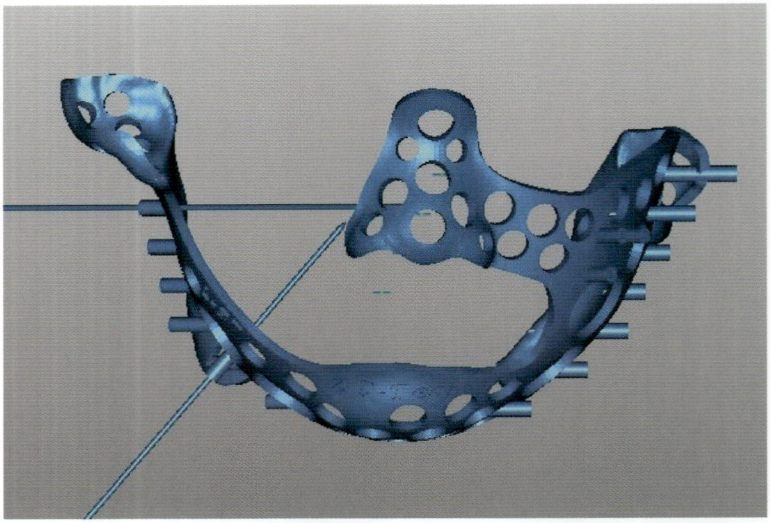

图 10-31　依照 TPS 计划设计插植针道

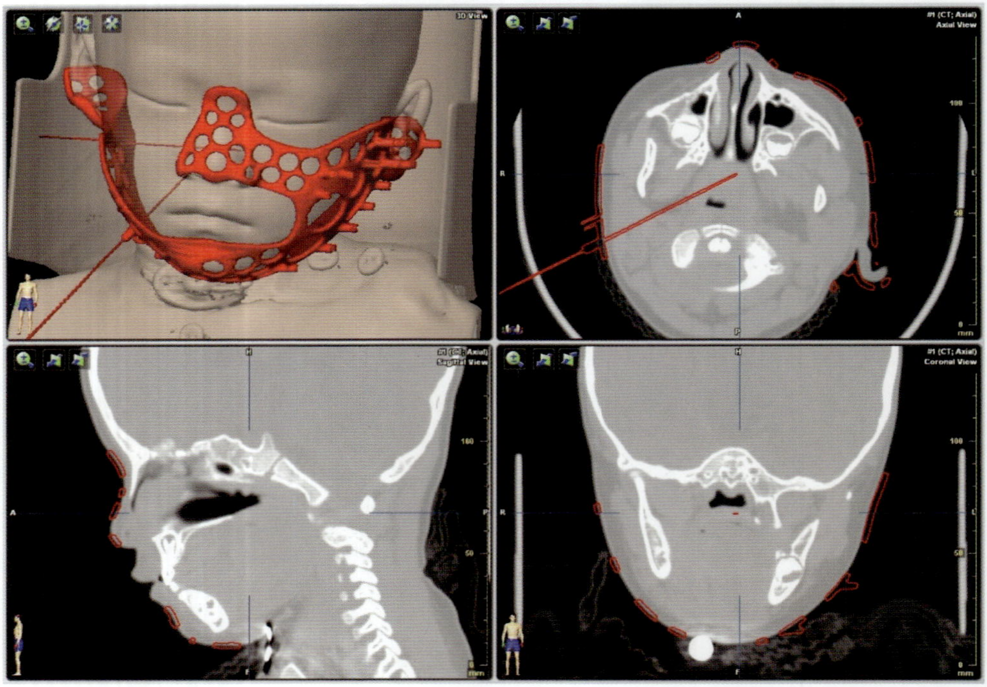

图 10-32　将 STL 格式的模板数据和 CT 数据进行融合生成粒子植入的导航数据

4. 进行粒子植入针插植（图 10-35），实时通过图像引导帮助精确植入（图 10-36）。

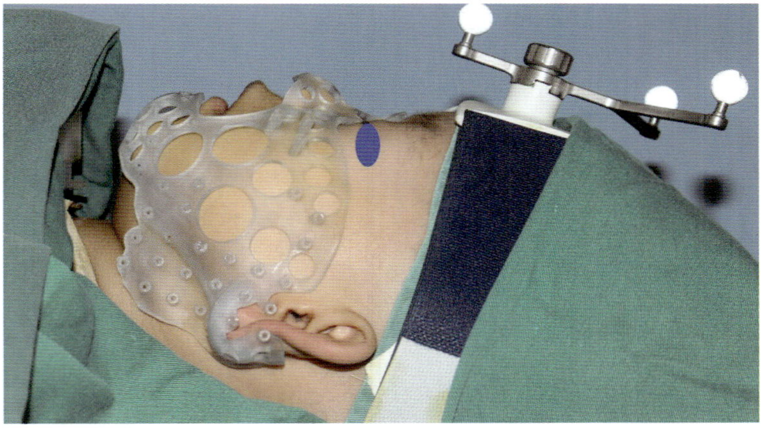

图 10-33　术中进行面部轮廓、植入模板匹配

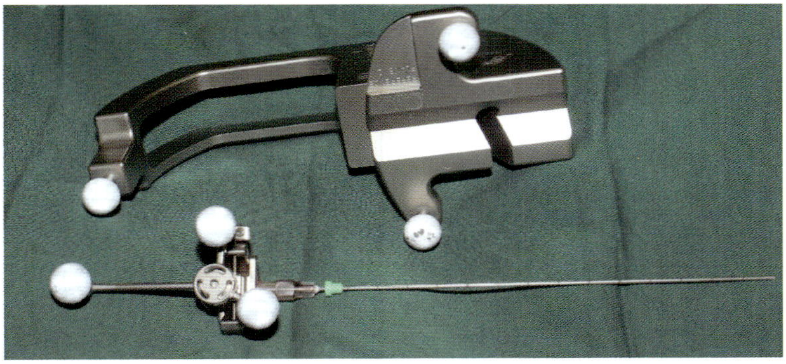

图 10-34　插植针等植入器械进行注册

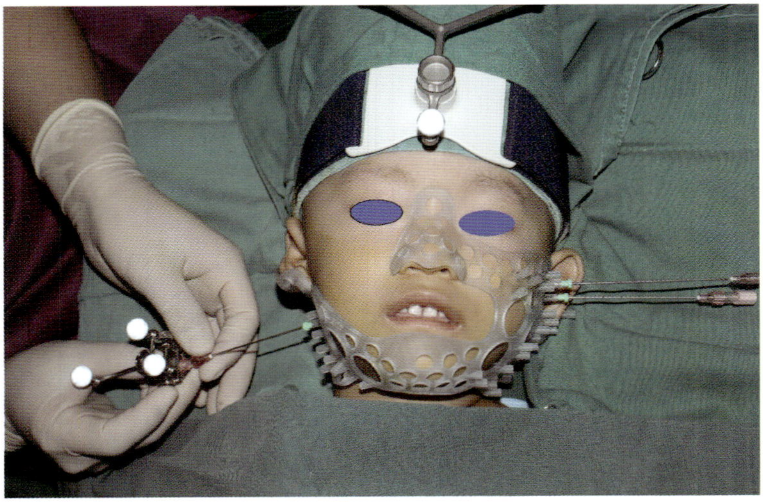

图 10-35　粒子植入针插植

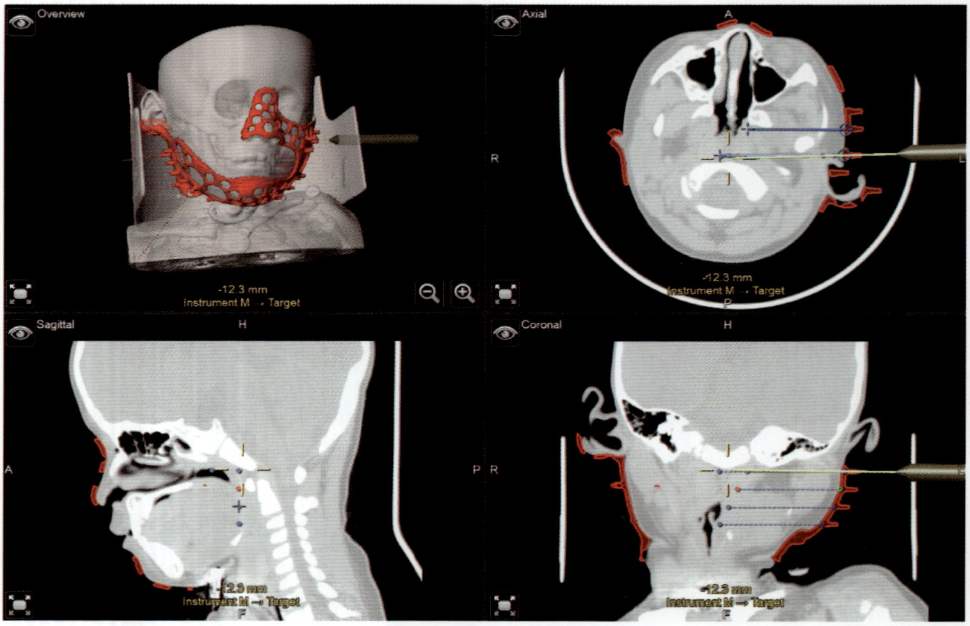

图 10-36　实时图像引导

5. 将粒子经插植针植入相应的部位完成植入。

6. 术后 CT 数据进行植入后的剂量验证（图 10-37）。

（三）治疗评价

粒子植入后行 CT 扫描，进行剂量验证，对靶区内出现的剂量“冷区”要及时补充植入，直至靶区剂量分布满意，并在术后的 2、4、6 个月进行 CT 检查验证（图 10-37）。所有经治患者的靶区剂量均达到了术前计划的设计要求。

（四）并发症的预防和处理

口腔颌面头颈部粒子植入治疗损伤小，并发症轻微且易于处理。常见的不良反应和并发症主要有：

（1）术中植入区域出血：多由穿刺过程中穿刺针对血管的损伤所致，局部加压止血即可。

（2）粒子外露或丢失：植入粒子过浅会导致粒子外露或丢失。需要取出粒子，行 CT 扫描重新进行粒子质量验证，针对剂量“冷区”二次补充植入。

（3）植入部位疼痛：粒子植入术后大部分患者有植入区域的轻度疼痛，一般不影响日常生活，1 周后多能缓解；部分患者在植入半年后植入区域尤其是腮腺区偶有针刺样感，无须特殊处理。

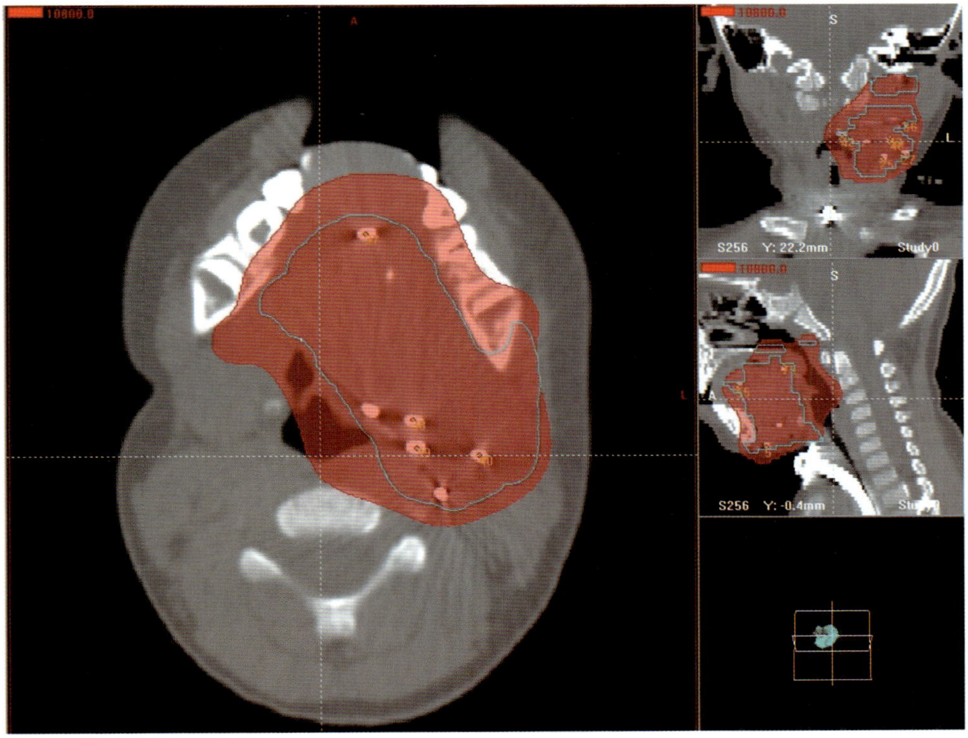

图 10-37　粒子植入术后剂量验证

（4）植入区域的皮肤放射反应：粒子植入区域多会有轻微的皮肤放射反应，无须特别处理。

（5）植入部位溃疡坏死：植入区域累积剂量过大可导致植入部位溃疡坏死，尤其是植入区域先前行外照射放疗或植入时手术创口未愈合。预防办法是要待其伤口愈合后再进行植入，并要注意植入靶区的累积剂量。出现溃疡坏死后局部简单清创，定期换药处理；若溃疡区累及颈总或颈内动脉，需应用富有血运的软组织皮瓣覆盖修复创面。

（五）优势与不足

导航引导下粒子植入治疗的优势体现在以下几个方面：①全部过程都是数字化流程，适合将来的机器人操作应用；②治疗更加精确（尤其适合解剖结构复杂的病例，如颞下窝肿瘤、颅底肿瘤）；③更加适合开展规范化的治疗。当然此方法仍有不足之处，如影像漂移、导航系统操作复杂、要求较高的专业性等。

（郑磊　张建国）

第六节 导航技术在颌面创伤治疗中的应用

外科手术导航系统最早应用于医学领域是在神经外科，用于对复杂的颅内神经结构和病灶进行定位。由于毗邻颅腔，在颌面部创伤尤其是面中部骨折，手术中应用口腔颌面外科导航技术便具备了得天独厚的优势，眼眶骨折也是颌面外科手术中最早应用手术导航的领域。之后，导航技术相继被应用于颧骨颧弓骨折、颌面部深部异物、颞下颌关节强直等颌面创伤手术。面中部（颧骨、眼眶）骨折、颅底部位手术最适合使用术中导航，这些部位的手术离通常采用的导航注册区域近，骨骼位置固定，注册精度都比较高，注册误差可以达到 0.7 mm 以内，因此手术的准确性非常高。

外科手术导航系统的最大技术优势在于准确的术中定位。具体在颅颌面创伤治疗中，准确的术中定位可以帮助外科医生了解手术部位与重要解剖结构之间的关系，保证手术的安全，手术前规划方案也可通过导航系统的术中定位得以实施。北京大学口腔医院 2012 年至 2016 年 4 年间口腔颌面创伤领域共计应用手术导航技术 260 例次，其中应用最多的病种为陈旧性颧骨颧弓骨折（115 例次，44.2%），之后依次为眼眶骨折（75 例次，28.8%）、颞下颌关节强直（38 例次，14.6%）、颌面部异物取出（17 例次，6.5%），上述 4 种应用范围占颌面创伤导航手术的 94.2%。本章内容也将围绕这 4 个主要应用方面展开。

一、外科导航技术在颧骨颧弓骨折治疗中的应用

颧骨颧弓骨折后如不能及时而准确地复位，将会造成面部畸形、张口受限。而颧骨颧弓本身形态并不规则，骨面上缺乏自然孔隙作为解剖标志点，复位固定往往缺乏复位标志。若颧骨颧弓骨折情况并不复杂且治疗及时（通常小于 3 周），可通过骨折断端进行拼接，达到解剖复位。对于一些复杂的颧骨颧弓骨折和陈旧性骨折，由于骨质改建、错位愈合，将会缺乏明显的骨质断端及解剖标志作为参照点，不易达到准确的解剖复位，影响治疗效果。

数字外科技术结合外科手术导航，可以在术前通过计算机辅助设计，模拟骨折复位，设计骨折复位位置，再通过手术导航系统辅助术中定位，可以提高颧骨颧弓骨折的治疗效果，并已广泛应用于临床。

关于手术导航引导复位固定颧骨骨折的方法，国内外学者已有相关报道，各位学者报道的治疗程序互有不同，大致可分为以下几种：

（1）手术导航系统引导下颧骨表面轮廓验证复位：这是众多文献报告中较常使用的方法，具体流程如下。术前设计中使用镜像技术将健侧颧骨数据翻转至患侧，作为患侧颧骨复位目标，然后模拟手术截骨，将患侧颧骨数据复位至表面轮廓与镜像数据匹配。实际手术中完成患侧截骨后，使用手术导航指示探针反复检验颧骨表面轮廓，直至与复位计划相匹配吻合。这种方法最大的优点是术前设计较为简便，但术中需耗费时间反复验证，骨块位置并不容易保持稳定，尤其是当颧骨颧弓骨折情况复杂，截骨块较多时，复位效果并不能与术前设计准确吻合（图 10-38）。

（2）三维模拟手术预制复位导板与手术导航相结合的方法：术前根据患者 CT 数据，打印三维头模，然后在三维头模上模拟外科手术完成颧骨截骨复位并固定。完成模拟手术后，在三维头模上预制复位导板，例如固定钛板，然后对三维头模行 CT 扫描，其数据结果输入导航系统，用于术中定位。实际手术中完成截骨后，在骨折复位导板引导下完成复位并固定，同时使用手术导航验证复位位置。术中复位导板的应用使颧骨复位更为简便，但由于复位导板尤其是预弯制钛板在固定时可能存在位置漂移，可能与术前设计位置存在偏差；另一方面，这种方法术前规划较为繁琐，模型制作会耗费更多的时间和资源。

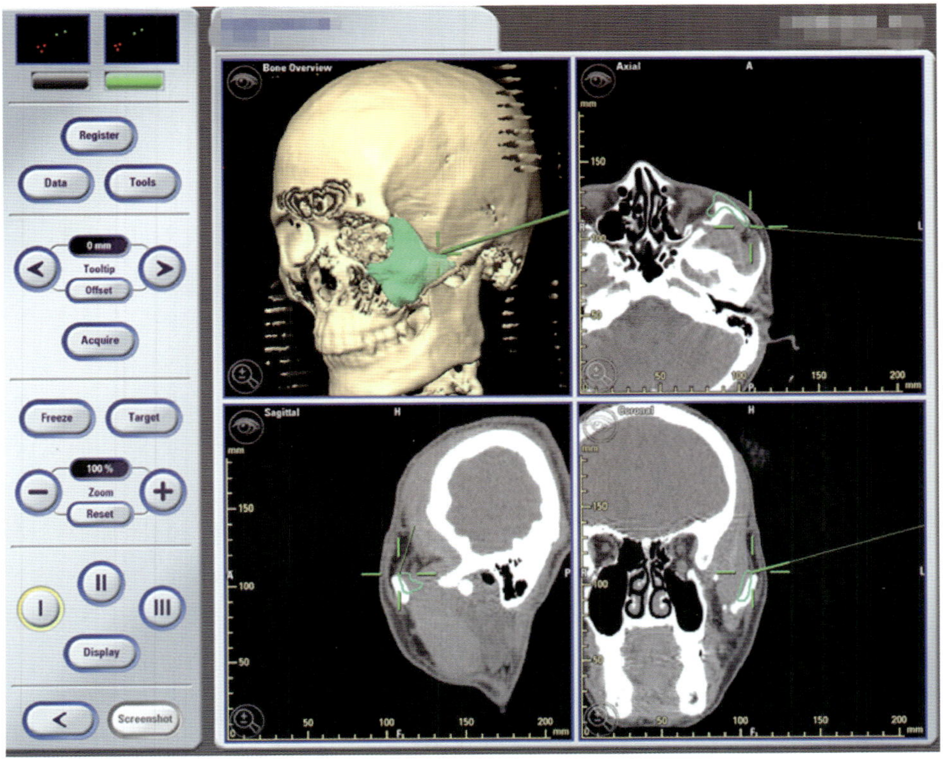

图 10-38 表面轮廓导航引导颧骨复位图示

（3）逆向复位法或点对点复位法：Klug、Xia 和 Baumann 等在不同的文献报道中都提到了与前述方法相似的导航方法，被称为“逆向复位法”或“点对点复位法”，描述较为相似。大致做法为手术设计软件或三维头模模拟骨折复位及固定，并标记所需固定的钛钉、钛板位置，形成手术复位数据，并预制钛板。然后将包含骨折固定钉孔位置信息的骨段数据“还原”至模拟截骨前位置，术中在导航引导下于截骨前先确定骨折固定钉孔位置，截骨完成后在导板和手术复位数据的引导下复位并固定颧骨。这种方法相比前一种方法更为准确，Klug 等测量患者术后 CT 上的钛钉位置与术前模拟位置之间的差异发现，44 颗钛钉的误差为 1.1±0.3 mm，可准确实现术前设计效果。但这种方法的缺点仍是繁琐的术前计算机设计和预制手术导板的术前准备。

（4）表面标志点法：贺洋、张益等（2013）曾报道使用表面标志点法导航复位陈旧性颧骨骨折。他们认为颧骨颧弓骨折后，复位的最大问题是骨表面缺乏明确的复位标记点。因此，需要在术前于患侧颧骨上设计人工解剖标记物。通过手术导航在截骨前定位并钻孔标记形成复位标记物，给颧骨复位人为制造解剖标记物，从而实现导航复位。这种方法较为简便，并且不用预制手术导航，术后复位效果可靠。

针对单侧颧骨骨折的导航手术，张益课题组进行了一系列的临床对照研究。首先，规范和完善外科导航技术治疗单侧颧骨骨折的流程，之后开展临床回顾性研究，比较传统方法、手术导板和手术导航三种方法在治疗陈旧性颧骨骨折上治疗效果差异。选择 24 例需手术矫治的单侧陈旧性颧骨骨折患者，采用 1∶1 配对的病例对照回顾性研究，将患者分为研究组（导航手术组，12 例）和对照组（传统手术组，12 例）。通过术后 CT 测量、患者术后满意度自评及临床检查，评价二者治疗效果。结果显示，手术导航组术后双侧颧骨突度和宽度差异（1.58 mm、1.47 mm）均明显小于传统手术组（3.58 mm、3.63 mm）。术后主观评价同样显示手术导航组治疗效果明显优于传统手术组。然后，同样收集单侧陈旧性颧骨骨折患者，按照辅助治疗技术不同分为手术导板组（三维头模结合定位导板技术）和手术导航组（外科手术导航系统），通过测量两组术后颧骨突度、颧弓宽度差异评价治疗效果。结果显示两组在颧骨突度矫治上并没有显著性差异，但术后手术导航组颧骨宽度差异明显优于手术导板组。

完成回顾性系列研究后，张益课题组展开了针对单侧颧骨陈旧性骨折外科导航系统辅助的单因素单盲前瞻性随机对照临床研究，对临床效果观测者设盲，外科手术导航系统的应用为单一因素。按照骨折类型、性别、受伤时间等影响因素 1∶1 配比，随机分为两组，一组使用传统方法或其他辅助治疗方法治疗，另一组使用外科手术导航系统辅助治疗。时间跨度为 3 年，共有 103 例单侧颧骨陈旧性骨折患者纳入，最后 78 名患者完成整个临床研究。术后采用主、客观两种方式评价治疗效果。术后 CT 测量显示导航组术后颧骨对称性评价明显优于非导航组，其中导航组术后 CT 和术前设计对比显示手术精度在 1.3 mm 左右，术后患者和其他临床观测者评价面部外形对称率显示导航组明显高于非导航组。该研究证明外科手术导航系统的应用显著提高了陈旧性颧骨骨折的治疗精度和治疗效果。

张益课题组的导航方法研发、回顾性病例对照研究、前瞻性临床试验等一系列临床研究，不但提高了陈旧性颧骨骨折的治疗效果，而且规范并推广了外科导航辅助治疗陈旧性颧骨骨折的治疗流程。具体治疗流程如下：

1. 技术使用适应证

（1）单侧陈旧性、复杂、粉碎性颧骨骨折；

（2）颅颌面无明显不对称及大范围骨缺损。

2. 技术使用所需设备

（1）数据采集设备：计算机断层扫描（computed tomography，CT）数据是骨组织手术常用数据。颌面部手术一般要求扫描层厚≤ 1.25 mm，以满足颌面手术精度要求。

（2）数字外科软件：数字外科软件主要用于外科导航手术术前手术规划和术后验证。导航手术相关数字外科软件具备以下功能：

1）数据的三维重建和测量，包括长度、角度和容积测量。

2）手术方案的规划，包括分割、融合、移动、镜像等多种功能模块。

3）术后手术精度及手术效果评价。导航手术术后需要对比术后骨块移动位置和术前设计位置以评价手术精度，通常使用对称性测量和三维色谱分析。

（3）外科手术导航系统：外科手术导航系统是导航手术的核心部件，目前国内外已有多家手术导航系统面世。被动式红外线定位方法更方便灵活，也是目前最为常用的定位方法。

手术导航空间配准方式目前主要为配准点的点对点转换（fiducial-based paired-point transformation）即坐标配准、表面轮廓匹配（surface contour matching）即非坐标配准，以及二者的联合应用。几种方法均可满足颌面部导航手术要求。

3. 术前数据采集及手术设计

（1）术前数据采集：患者术前采集螺旋 CT 资料，扫描数据以数字医学图像通信格式（digital imaging and communication in medicine，DICOM）导出。

根据所采用的配准方式，数据采集中需要注意以下要点：①采用面部表面轮廓扫描配准方式时，数据采集时间尽量临近手术时间，扫描范围须包括配准区域，一般采用颅顶至舌骨范围；②采用点对点配准方式时，则需在 CT 检查时已经标记配准点，通常采用预植入颌骨的金属螺钉、预置金属标记物的上颌𬌗板、粘贴于皮肤表面的金属标记物以及颌面部骨组织已有标记点，布点范围尽量靠近手术操作区域。

（2）术前设计：将术前CT数据导入数字外科软件后，开始进行术前设计。术前设计分为3个步骤：①患侧颅面部骨骼三维重建，颧骨颧弓骨折骨段分割；②将健侧颅颌面数据镜像转至患侧；③参照健侧镜像位置模拟复位并形成导航计划。

1）三维重建和骨段分割：调整CT显像阈值至骨窗范围，完成颌面部三维重建，使用数字外科软件中的分割功能对骨折移位的颧骨颧弓骨块依次完成分割，并以不同颜色、名称标记。为使导航手术更为快速和精确，可在移位骨块上制作人工标记点（图10-39）。

2）镜像：调整患者头位，选择鼻根点、蝶鞍中心点和双侧耳点连线中点形成的平面作为正中矢状面。使用软件中的镜像功能，将患者健侧三维数据镜像转至患侧，调整镜像数据与患侧未骨折移位骨段匹配。

3）骨段模拟复位：参考镜像数据中颧骨颧弓区域轮廓，移动颧骨颧弓骨折骨块（如使用人工标志点辅助复位，则该骨段此时已包括标志点信息）与其相匹配，模拟手术复位位置，形成导航手术计划（图10-40）。

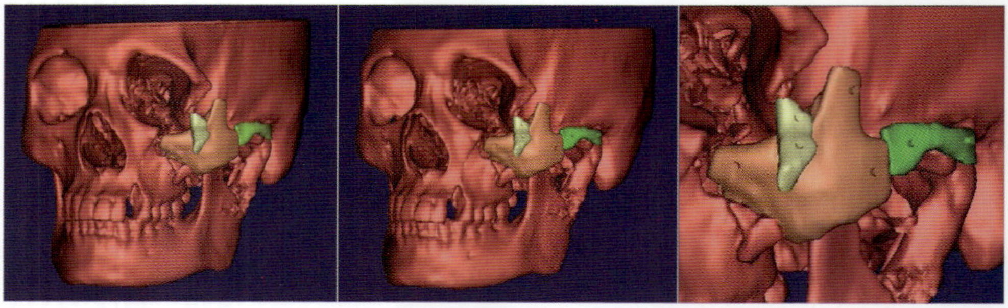

图10-39 三维重建和分割图示，可在骨块上植入人工标记点

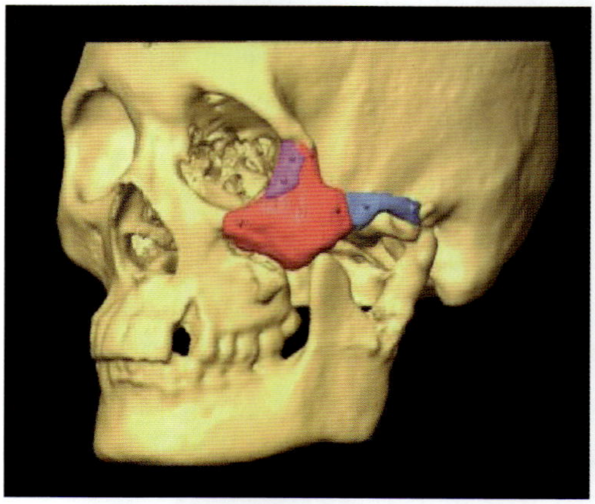

图10-40 术前模拟骨折段复位图示

视频 10-2 颧骨骨折导航手术术前设计

4. 导航手术

（1）配准：将患者导航数据导入导航工作站，完成全麻，在头顶部行约 1 cm 小切口，在顶骨部位安装导航参考架固定装置，上方安装反光球。参考架安装要牢固，避免术中松动，固定部位应避开天然骨缝。然后将红外探测装置对准术区，探测区域应同时显示参考架和术区。之后开始配准操作，可选择点配准和面配准两种方式。

视频 10-3 术前导航架安装及注册

（2）标志点定位：暴露颧骨颧弓骨折区域，如使用人工标志点导航方法，在复位前参考预先植入骨折骨段上的标记点，在指示探针引导下找到各骨段标记点位置，电钻打孔标记定位（图 10-41）。

（3）导航引导下复位骨块：松解骨折移位骨段，将骨折骨段复位后，使用导航指示探针探测骨折骨段表面，调整骨段位置，直至与术前计划复位位置一致，从骨段高度、突度、宽度三维方向比对，逐步复位固定。如使用颧骨表面人工标记点复位方法，可在人工标记点位置引导下从上至下、从前到后依次复位各个骨段，然后固定（图 10-42）。

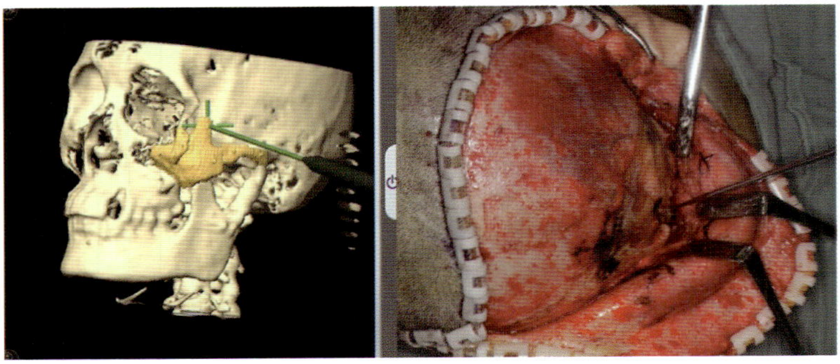

图 10-41 导航引导下标记人工标志点。右图术中实时指示位置，对照左图导航显示位置定点后，电钻打孔标记

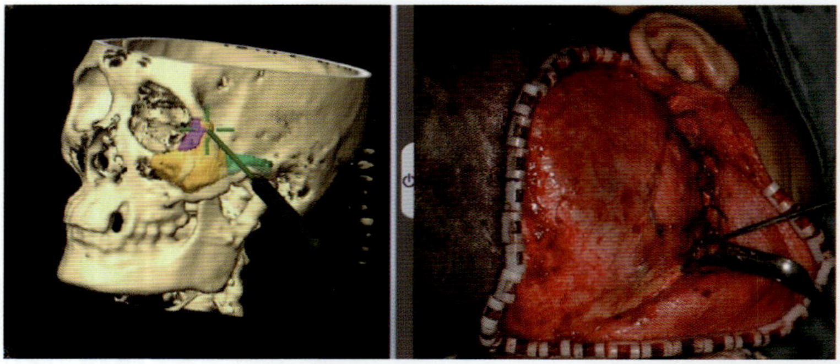

图 10-42　人工标记点导航引导下复位颧骨。术中复位颧骨时，右图指示颧骨表面标记点位置与左图术前模拟位置重合后固定

视频 10-4　单侧颧骨陈旧性骨折导航引导截骨整复术

5. 术后评价

患者术后再次进行 CT 检查。使用两种方法评价手术效果，包括导航精度和颧骨对称性测量。导航精度用于评价导航组手术导航精度，使用 CT 测量双侧颧骨对称性评价两组治疗效果。

（1）导航精度评价：获取 CT 数据，完成颧眶部三维重建，导出 STL 格式数据。将术前设计数据与术后数据输入数字外科软件，面部多点配准后对齐二者三维坐标，融合术前、术后数据，比较二者位置差异度以评价手术导航的精确性（图 10-43）。

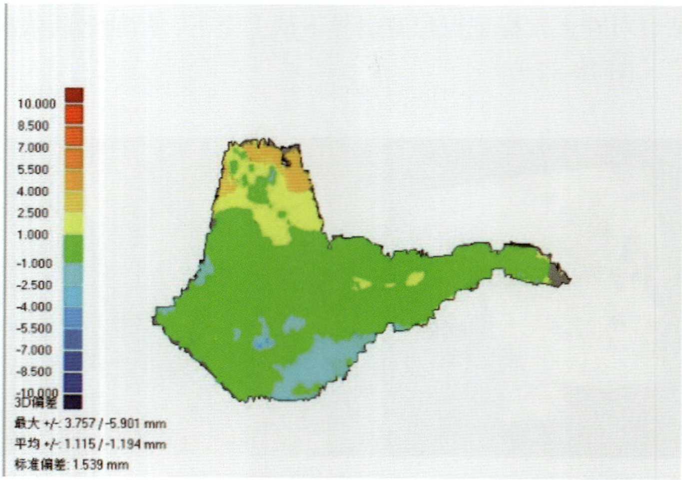

图 10-43　导航精度色谱分析。评价术后颧骨颧弓位置与术前规划之间的差异，蓝色部分显示误差小于 1 mm

（2）颧骨 CT 对称性测量：将术后 CT 数据导入数字外科软件中，设置眶耳平面和正中矢状面为参考平面，在颧弓轴位上以正中矢状线为 Y 轴，其与颅底相交点为原点，建立坐标系。分别测量双侧颧骨最突点至原点距离和双侧颧弓最宽点至 Y 轴垂直距离，比较两侧间的差异，评价术后颧骨颧弓的对称性（图 10-44）。

二、外科导航技术在眼眶骨折重建中的应用

眼眶骨折眶壁重建手术暴露有限，手术风险大。外科手术导航具备实时定位、显像功能，应用于眼眶重建手术中，既可以实时探测手术位置，规避风险，在术前手术计划的帮助下又可以辅助定位重建位置，确保眼眶重建精度，已有大量文献报告证实其应用效果。单侧眼眶骨折重建手术也是颌面部手术中导航技术应用最早、最广泛的术式之一。

Gellrich 等较早详细描述了使用计算机导航技术重建眶壁，其使用这种方法治疗了 18 例创伤后眼眶缺损患者，其中 17 例缺损涉及两个眶壁以上。结果显示，手术导航系统与实体误差在 1 mm 以内，术前、术后眶容积改善明显（4.0 ± 1.9 cm^3），眼球突度改善明显（5.88 ± 2.98 mm）。国内外报道中已有较大样本量的临床对照研究。Bly 等将 113 例严重眼眶骨折重建病例分为镜像叠加组（$n = 56$）和非镜像叠加组（$n = 57$）。镜像叠加组术中使用导航和内镜辅助术中验证，非镜像叠加组直接手术修复，植入物主要包括钛网加聚乙烯材料和单纯钛网两类。术后评价从复视程度、眼球突度、二次手术必要性以及并发症等方面进行比较，认为术中导航和内镜验证能够明显提高手术效果、减少并发症。Essig 等总结了 94 例钛网植入眼眶重建的病例，对术后钛网位置与术前设计位置进行色谱分析，比较其眼眶重建效果，认为眼眶重建导航适应证是：①眶内壁骨折；②眶底后 1/3 骨折；③粉碎性眼眶骨折；④眶内下壁联合区域骨折。

国内范先群、何冬梅、张益等分别进行了相关研究，其中张益课题组进行了

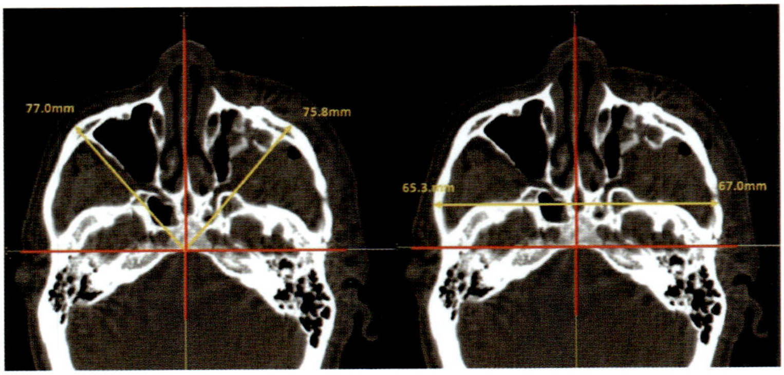

图 10-44 CT 对称性评价，比较双侧颧骨突度和宽度差异

一项临床对照研究，纳入单侧眼眶骨折 49 例，按照是否使用计算机导航技术辅助手术分为两组。导航组 25 例，使用计算机导航技术辅助预成钛网重建眼眶；非导航组 24 例，采用个性化预成钛网重建眼眶。分别测量手术前后健侧和患侧眼球突度、眼眶容积和钛网植入深度，并进行比较。结果显示，导航组患侧眼球内陷改善度（3.35±1.46 mm）明显优于非导航组（2.25±1.14 mm，$P < 0.05$），导航组患侧眼眶容积恢复量（5.94±2.20 ml）明显优于非导航组（4.21±2.18 ml，$P < 0.05$），导航组钛网植入深度（31.95±2.97 mm）明显大于非导航组（29.27±2.72 mm，$P < 0.05$），两组术后均未发生明显的手术并发症。研究显示，导航引导下应用个性化预成钛网重建眼眶治疗眼眶骨折可以在保证安全的基础上，更大范围地重建眼眶，更为精确地恢复眼眶形态，更好地纠正眼球内陷。在眼眶骨折重建这种操作要求更为精确的高风险手术中，计算机导航技术应用效果良好，优势明显。

尽管国内外文献已有很多关于手术导航系统辅助眼眶骨折重建治疗的研究，但大致的技术方法和流程基本一致，现介绍如下：

1. 技术使用适应证

（1）经 CT 检查确诊为单侧眼眶骨折，存在较大面积眼眶骨折（50% 以上眶壁骨折，或 2 cm^2 以上的眶壁缺损）；

（2）被动牵拉试验阳性，CT 显示眼外肌嵌顿，影响眼球运动，产生持续性复视；

（3）2 mm 以上的眼球内陷。

2. 技术使用所需设备

（1）数据采集设备：同本章节前文颧骨颧弓骨折治疗所需设备。

（2）数字外科软件：同本章节前文颧骨颧弓骨折治疗所需设备。

（3）外科手术导航系统：同本章节前文颧骨颧弓骨折治疗所需设备。

（4）眼眶重建材料：钛网因其便于塑形、生物相容性好，近年来成为眼眶重建的主要重建材料。应用于眼眶重建的钛网有个性化术前预制钛网，也有标准型眼眶重建钛网，均可满足眼眶重建需要。其他眼眶重建材料还包括 medpor 等非金属材料。

3. 术前手术设计

（1）术前数据采集：同本章节前文颧骨颧弓骨折治疗术前数据采集。

在术前 CT 检查中，测量患侧眼球内陷程度、下陷程度，观察是否存在眼外肌嵌顿，观察眼眶缺损范围（图 10-45）。

（2）三维重建和健侧眼眶分割：将术前 CT 数据导入导航术前设计软件。调

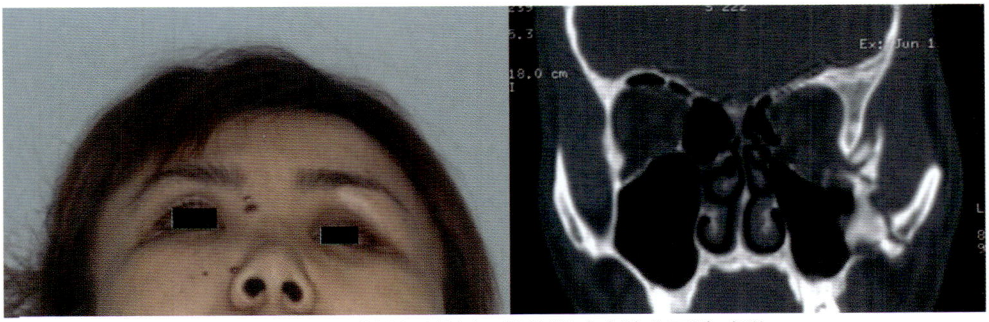

图 10-45 左侧眼眶骨折，继发眼球内陷和下陷畸形

整 CT 显像阈值至骨窗范围，完成颌面部骨三维重建。使用术前设计软件中的分割功能对健侧眼眶进行分割，需要包括整个眼眶四壁、完整眶缘、眼眶后部视神经孔部分，并标记。

（3）镜像健侧眼眶数据、调整：调整患者头位，选择鼻根点、蝶鞍中心点和双侧耳点连线中点形成的平面为正中矢状面。使用软件中的镜像功能，将患者健侧眼眶数据镜像至患侧，调整镜像数据与患侧眶缘和未骨折眶壁匹配，这样即可显示眼眶骨折缺损区域和需要重建的位置，最后形成导航计划并导出，待导航手术使用。

需要注意的是，对于非单纯性眼眶骨折，需要首先复位固定眶周骨折，眶缘完整后再行眼眶重建。术前设计也是一样，首先分割眶周骨块，模拟复位后再行镜像操作（图 10-46）。

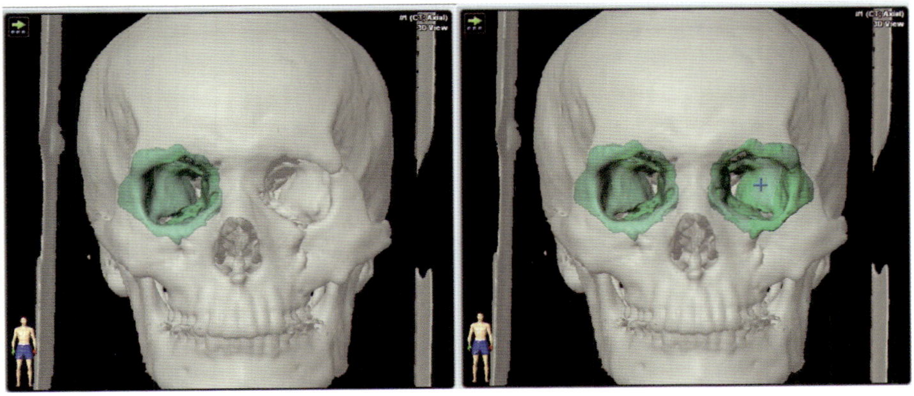

图 10-46 分割健侧眼眶，完成镜像

视频 10-5 眶壁骨折术前导航设计

4. 导航手术

（1）配准：同本章节前文颧骨颧弓骨折治疗中导航手术的配准。

（2）眼眶重建手术：眼眶骨折手术通常选择眶周小切口入路（经结膜、经皮或经外伤创口）。仔细分离，暴露骨折眶壁，还纳疝出的眼眶内容物。分离达眼眶深部时，使用导航指示探针探测手术实时位置，充分暴露缺损范围，直达缺损后界。

将个性化预成型钛网或者标准型三维眼眶钛网植入缺损区，在导航系统中显示患侧眼眶重建数据，以导航探针指导植入物就位。通常检测眶底后部钛网位置是否偏下或偏上，眶内壁钛网是否偏内或偏外，钛网位置应与术前设计眶壁位置重合，其边界覆盖全部缺损范围（图 10-47）。

术中注意避免视神经损伤，眶壁手术的“安全距离”应控制在眶缘后方 35 mm 以内。钛网位置满意后，以钛钉固定于眶缘（图 10-48），导航下即刻评价重建位置。

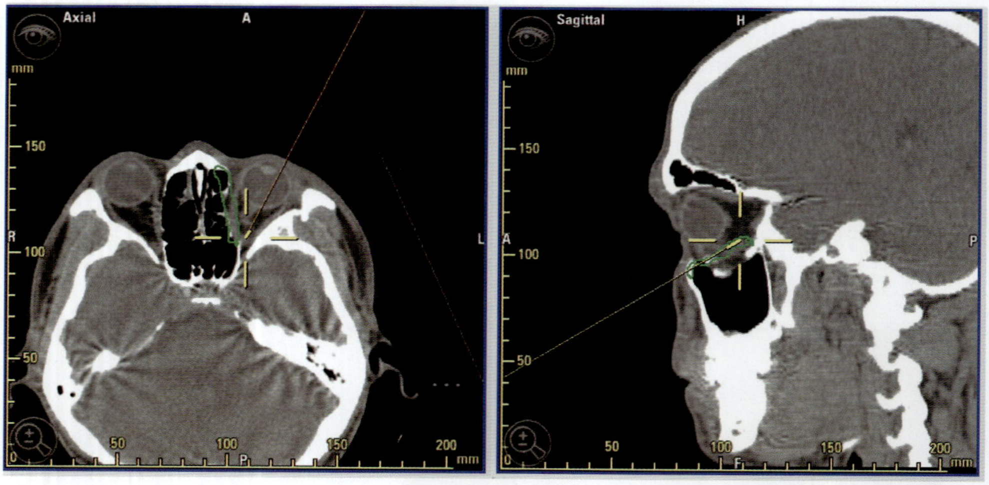

图 10-47 导航引导下眼眶重建，指示眶内壁重建和眶底重建的后界

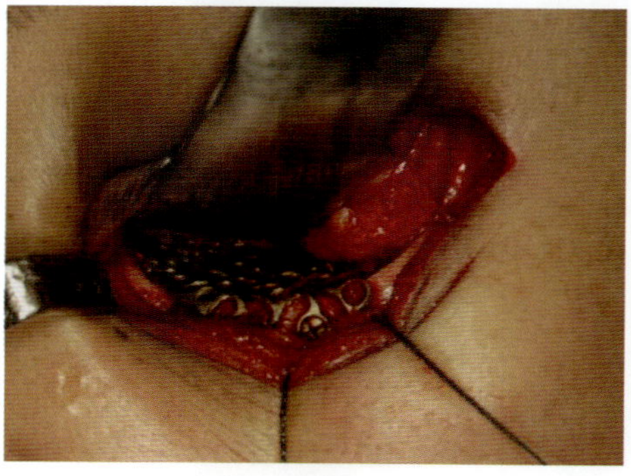

图 10-48 植入钛网，完成固定

视频 10-6　单侧眼眶骨折眶壁重建术

5. 术后重建效果评价

眼眶骨折后复视、眼球内陷等临床症状的治疗效果影响因素较多，这里只做眼眶重建效果评价。

术后再次 CT 扫描，从轴位、冠状位、矢状位上观察钛网重建效果。冠状位上总体观察钛网位置和形态，高度是否与未骨折区域重合，内下壁交界位置角度是否与健侧匹配；轴位上观察眶内壁钛网重建效果；矢状位上观察眶底重建效果，观察眶内组织是否还纳完全，钛网是否覆盖缺损范围，有无植入过深、偏内或上抬。将术后 CT 与术前规划数据匹配，观察钛网位置、深度与术前规划之间是否存在明显偏差（图 10-49）。

三、外科导航技术在颌面深部异物取出术中的应用

颌面部枪弹伤或交通事故导致的“二次弹片伤”可能导致异物在颌面深部间隙中残留。较大异物的残留可能引起进一步的颌面间隙感染、功能障碍，此时需要手术取出。然而颌面部存在丰富的神经、血管等重要解剖结构，在取出异物的同时需要尽量减少创伤，减少神经损伤、出血等相关并发症。

异物取出的第一步需要术前准确定位。目前，用于检查和定位异物的方法很多，CT、CBCT、MRI 等可以准确确定异物的位置、体积和密度。数字剪影血管造影（digital subtraction angiography，DSA）则可准确观察异物与周围重要血管的关系，从而决定直接、合理、微创的手术入路。术中可以使用手术导航系统辅助，实时显示手术区域与异物的实际距离，从而引导寻找并取出异物。

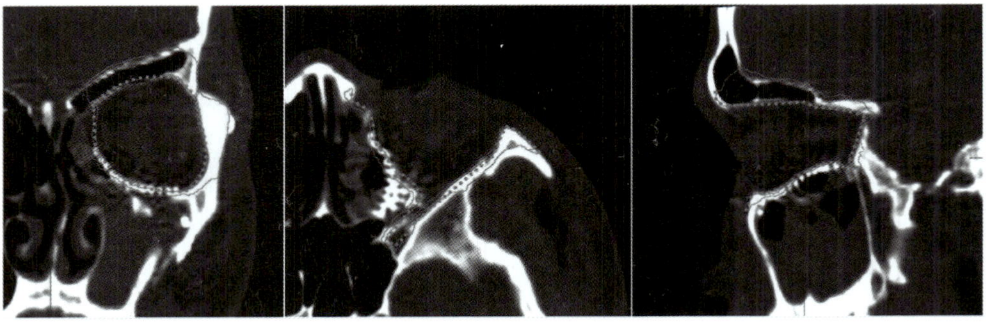

图 10-49　术后观察钛网位置与术前设计之间的关系

从手术导航系统辅助颌面部异物取出手术的手术适应证角度看，可以将颌面部异物按照位置分为 3 种情况：①骨内异物，该类异物由于位置相对恒定，在手术取出过程中不易移位，是应用导航系统的绝对适应证；②骨旁异物，此类异物在手术过程中可能移位，因此需设计手术取出的进路，主要根据异物与体表或口腔黏膜距离、周围解剖关系来选择手术进路，包括原伤道和新的皮肤或口腔黏膜入路，是应用导航系统的相对适应证；③软组织内异物，此类异物在手术过程中会移位，但并不是说导航系统不适合使用，可以使用导航系统协助指示在体表投影位置、进入伤道深度，越靠近皮肤越有利，但在实时定位方面参考意义有限（图 10-50）。

无论是否使用手术导航系统，颌面部异物取出手术均需考虑手术入路。决定手术入路的因素包括：受伤时间、伤道深度、异物位置、周围解剖结构、距离体表和口腔黏膜的距离以及异物性质。可以选择的入路包括原伤道、皮肤切口、口腔黏膜切口等颌面部手术常用入路，并没有固定的选择方法。但总体手术入路的选择需要尽量考虑直接、微创并尽量避免异物在术中移位。

具体导航辅助颌面部异物取出手术的治疗基本流程如下：

1. 技术使用适应证

（1）颌面部异物有手术取出指征：体积较大、存在污染、有继发损伤和感染可能等。

（2）术前影像可清晰定位异物位置及形态。

（3）颌面部骨内异物为导航手术的最佳适应证，其次为骨旁异物和软组织内异物。

2. 技术使用所需设备

（1）数据采集设备：同本章节前文颧骨颧弓骨折治疗所需设备。

（2）数字外科软件：同本章节前文颧骨颧弓骨折治疗所需设备。

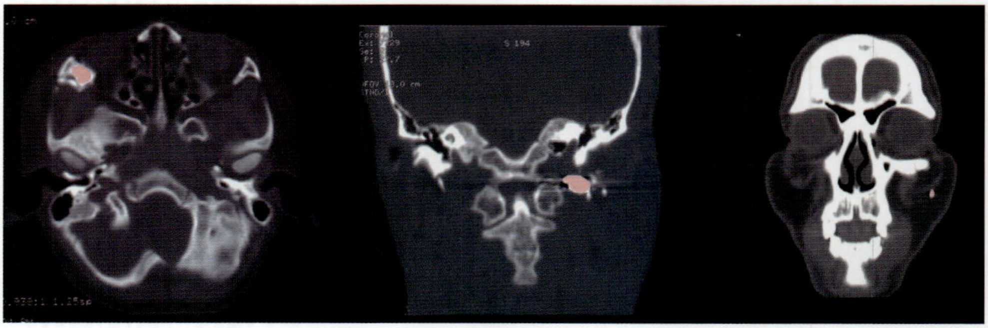

图 10-50 骨内异物、骨旁异物和软组织内异物图示（粉色）

（3）外科手术导航系统：同本章节前文颧骨颧弓骨折治疗所需设备。

3. 术前手术设计

（1）术前数据采集：同本章节前文颧骨颧弓骨折治疗术前数据采集（注意：下颌骨骨内及骨旁异物，术前放射数据采集时需在颌间结扎状态下完成）。

（2）术前导航设计：将患者术前影像数据导入计算机导航系统，定位标记颌面部异物（图 10-51）。如异物为多个，可术前编号标记。

按照术前计划所确定手术进路，骨内异物和骨旁异物直接定位即可；软组织内异物需要设计手术进路进入点和进入位置，越靠近皮肤越有利，但在实时定位方面参考意义有限（图 10-52）。

4. 导航手术

（1）配准：同本章节前文颧骨颧弓骨折治疗中导航手术的配准。

（2）导航下异物取出：术前决定手术入路。对于下颌骨骨内及骨旁异物，术前放射数据采集时需在颌间结扎状态下完成，手术导航系统使用前同样完成颌间结扎。对于骨内和骨旁异物，通过手术前决定的手术入路接近异物位置时，使用导航探针或注册过的手术器械指示确定手术位置与异物的实时距离，逐步显露异物，最后完整取出（图 10-53）。

对于软组织内靠近皮肤的异物，可在配准完成后导航引导下指示手术切口进入点及相对异物距离，然后分离取出，但在术中实时定位方面参考意义有限。

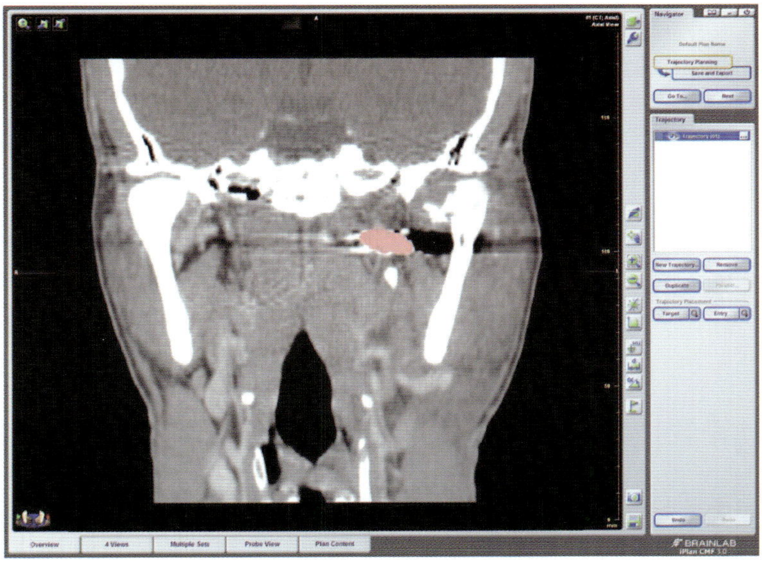

图 10-51　术前导航系统中标记异物

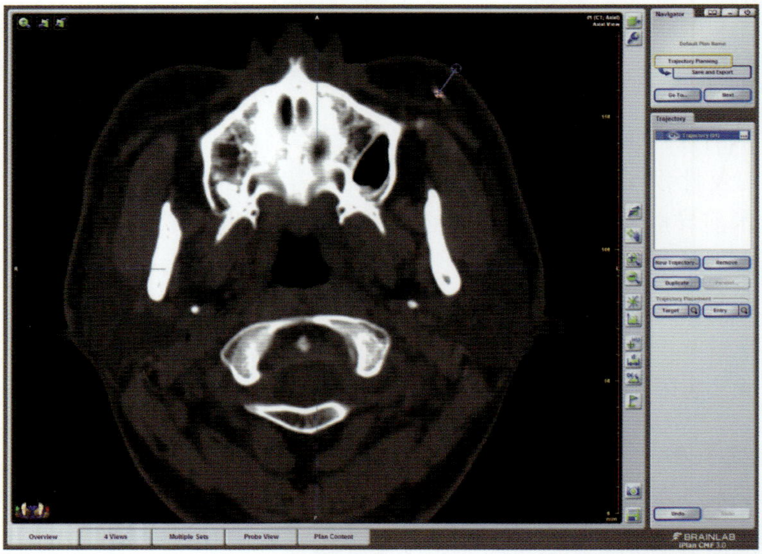

图 10-52　软组织内异物，标记指示路径

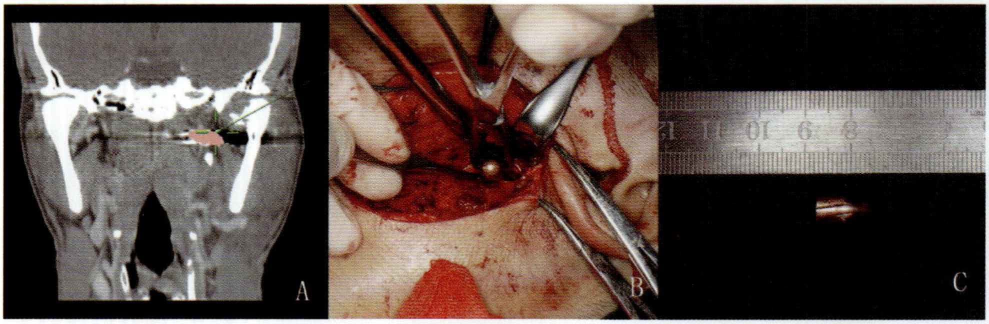

图 10-53　术中导航手术：**A.** 指示异物位置；**B.** 显露异物；**C.** 取出异物

5. 术后效果评价

（1）术后影像学检查：术后再次行影像学检查，确定是否有残留异物（图 10-54）。

（2）术后临床随诊：主要观察患者有无周围解剖结构损伤、出血、感染等术后并发症。

四、外科导航技术在创伤性颞下颌关节强直手术治疗中的应用

颞下颌关节强直是由于颞下颌关节内病变造成关节内纤维性或骨性粘连，导致下颌运动障碍的疾病。一旦发生，会对患者的功能、发育及外观造成严重影

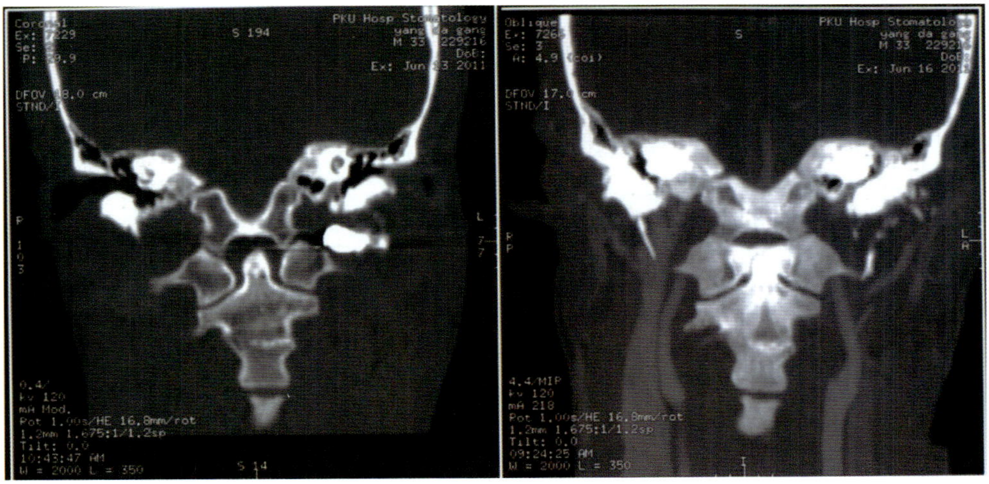

图 10-54 术后影像证实无异物。左图为术前影像，右图为术后影像

响，而其治疗复杂、易复发等特点使其成为口腔颌面外科的难点问题之一。颞下颌关节强直手术需要首先广泛去除骨质粘连。而颞下颌关节周围解剖结构复杂，上方为颅中窝，内侧为上颌动脉、颈内静脉等重要血管，后方为外耳道。如何在保证安全的前提下最大限度地去除骨球，这是临床中颞下颌关节强直手术所面临的难题。

计算机手术导航系统因其可以术中实时显示手术位置及其与周围结构的关系，从而显著降低手术风险、提高手术精确性，尤其适用于颞下颌关节强直间隙成形手术。Schmelzeisen 等于 2002 年对导航系统应用于颞下颌关节强直手术进行了首次报道，发现计算机导航系统可显著提高手术安全性，减少并发症的发生。Malis 等 2007 年运用导航系统对 1 例双侧颞下颌关节强直患者进行了个性化全关节置换。于洪波等采用计算机导航系统辅助 4 例单侧颞下颌关节强直手术，术后效果良好，未出现邻近结构损伤或并发症。术后 CT 显示患侧余留的颅底骨质厚度与健侧相比，差异不具有显著性，体现了导航系统在提高手术安全性及精确性方面的优势。

对于单侧颞下颌关节强直的导航手术设计，于洪波等采用将健侧关节颅底结构镜像至患侧指导截骨位置，并术中观察手术部位与颅中窝和后方外耳道关系，避免发生颅底及外耳道穿孔；术后 CT 显示术后关节窝形态与术前设计匹配良好，同时可以完整去除强直骨球。而贺洋、张益等认为，颞下颌关节强直的导航设计主要需要兼顾两点：一方面需要最大限度地切除骨球，另一方面需要保证手术部位至颅中窝和后方外耳道的安全距离。因此，在导航手术时上方保留应有的安全距离即可，不仅适用于单侧关节强直，同时也适用于双侧关节强直。张益课题组在颞下颌关节强直手术导航设计中采取保留颅底方向和外耳道前壁 3 mm

安全距离的方法，回顾了37例患者50侧颞下颌关节强直间隙成形手术，包含导航组（18例）和非导航组（19例）。术后CT测量显示，导航组颅底残余骨厚度（3.86±1.95 mm）明显小于非导航组（6.01±3.07 mm，$P = 0.009 < 0.05$），证明在外科手术导航系统辅助下，可以更为彻底地去除骨球。术后随诊显示，导航组术后平均最大张口度（36.39±7.36 mm）明显优于非导航组（32.47±13.16 mm），术后导航组强直复发率（5.56%）明显小于非导航组（21.05%）。证明手术导航系统的辅助不仅明显减少了颞下颌关节强直手术并发症，并且显著提高了治疗精度，降低了术后关节强直复发率，最终显著改善了颞下颌关节强直的治疗效果。

具体导航辅助颞下颌关节强直关节间隙成形手术的治疗流程如下：

1. 技术使用适应证

（1）持续张口受限≥ 8周。

（2）张口度≤ 25 mm。

（3）影像学检查显示颞下颌关节结构破坏，出现骨性粘连，Sawhney分类Ⅱ～Ⅳ型（Ⅰ型，纤维性强直；Ⅱ型，关节前外侧形成骨性粘连；Ⅲ型，关节内广泛的骨性粘连，但骨球尚未超出关节范围；Ⅳ型，强直骨球已超出关节范围，形成颅底、颧弓根部以及升支的广泛粘连）（图10-55）。

2. 技术使用所需设备

（1）数据采集设备：同本章节前文颧骨颧弓骨折治疗所需设备。

（2）数字外科软件：同本章节前文颧骨颧弓骨折治疗所需设备。

（3）外科手术导航系统：同本章节前文颧骨颧弓骨折治疗所需设备。

3. 术前手术设计

（1）术前数据采集：同本章节前文颧骨颧弓骨折治疗术前数据采集。

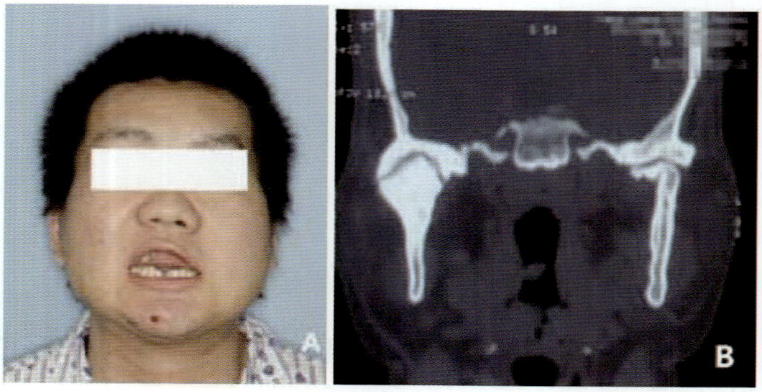

图10-55　右侧关节骨性强直，张口受限

（2）术前导航设计：可直接将患者术前 CT 数据以光盘或者 U 盘形式导入计算机导航系统导航工作站备用，也可术前按照强直骨球范围设计颅底侧和下颌升支侧截骨线，应包括强直骨质区域，同时在颅底方向和外耳道前壁方向保留 3 mm 的安全距离。

4. 导航手术

（1）配准：同本章节前文颧骨颧弓骨折治疗中导航手术的配准。

（2）导航下关节间隙成形术：使用耳前切口，暴露关节强直部位骨球，导航实时引导下用电钻标定上、下截骨线。根据标记线用电钻截骨，截骨过程中导航引导下监测钻针到达的深度，避免损伤位于关节内侧的颌内动脉。上、下截骨完成后，换用球钻打磨上端骨面，重塑关节窝形态。打磨过程中导航下监测关节窝顶至颅腔距离和关节窝后界距外耳道距离（图 10-56 和图 10-57）。

使用导航软件中的“Tooltip”功能，在导航探针指示的实时位置上沿探针指示方向增加 3 mm 的额外指示距离，用于显示安全距离位置。打磨至颅底余留骨

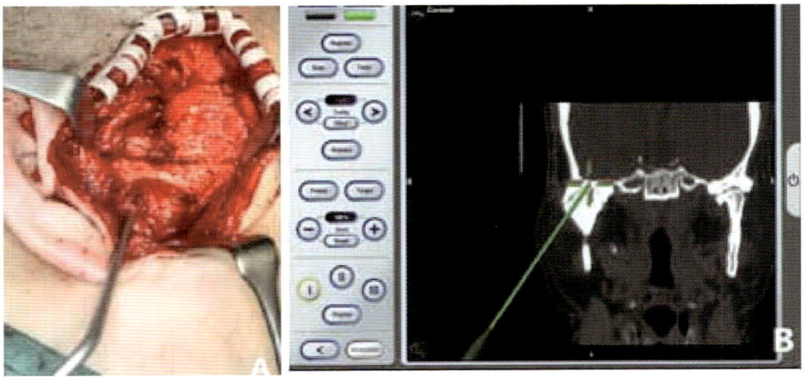

图 10-56　术中导航引导下颅底方向去骨，保留 3 mm 安全距离

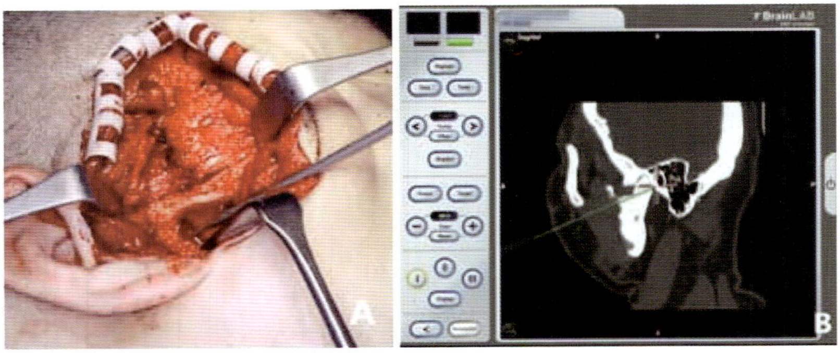

图 10-57　术中导航引导下外耳道前方去骨，保留 3 mm 安全距离

质厚度至 3 mm 以上，骨性外耳道前壁余留厚度 3 mm 以上，最终在关节窝顶至残余关节上方形成 10 ～ 20 mm 骨间隙。然后术者根据下颌升支余留骨缺损范围进行髁突成形或重建，重建方法包括：肋软骨移植、喙突移植、下颌升支 L 形截骨＋骨牵引、人工关节置换。若术中寻找到移位且完整的关节盘，则将关节盘复位并与颞肌筋膜瓣缝合，在关节窝与髁突之间形成软组织分隔；若关节盘无法找到或复位，则单纯以颞肌筋膜瓣作为间置物覆盖关节窝全部骨面，形成关节软组织分隔，然后关闭创口。

5. 术后效果评价

（1）术后 CT 测量及统计分析：术后两周内，再次行螺旋 CT 检查。评价指标包括术后关节窝上界至颅腔的距离，即颅底余留骨质的厚度，以及关节窝后界至外耳道的距离，即外耳道前壁余留骨质的厚度（图 10-58）。

测量方法如下：首先将患者术后 CT 窗宽调至骨窗，调整患者的正中矢状面、冠状面及眶耳平面，使两侧影像及层面变化效果大致对称。然后测量颅底距离：在冠状位窗口，选取能显示残余髁突或已重建髁突最大内外径的层面，分别测量双侧关节窝上界至颅腔的最短距离，即颅底余留骨质最薄处。测量外耳道前壁余留骨质距离：在矢状位窗口，选取能显示残余髁突或已重建髁突最大前后径的层面，分别测量双侧关节窝后界至外耳道的最短距离，即外耳道前壁余留骨质最薄处。两者距离从保留至少 3 mm 为宜。

（2）术后临床随诊：对于自体骨移植和人工关节重建髁突患者，术后 1 周开始张口训练，持续 1 个月。骨牵引重建患者，牵引完成后，开始适度张口训练，直至二期取牵引器手术。术后随诊 1 年以上，复查患者下颌运动及最大张口度变化。

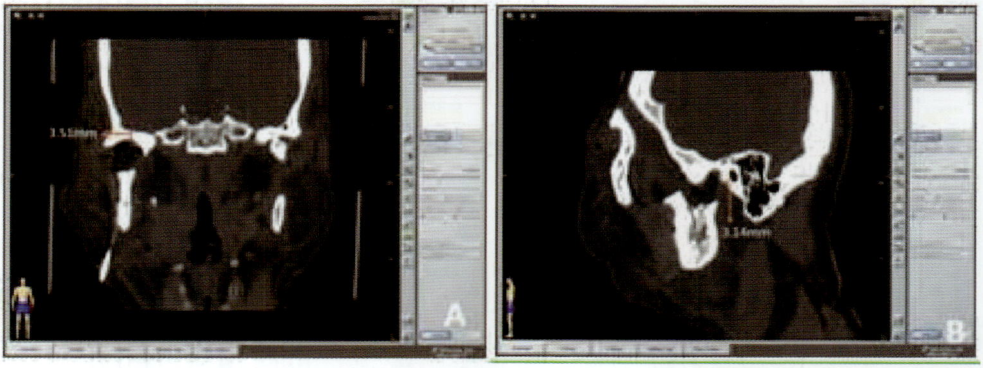

图 10-58　术后测量颅底及外耳道方向骨质

（张益　贺洋）

第七节 导航技术在半侧颌骨肥大畸形矫正中的应用

半侧颌骨肥大畸形是口腔颌面部较为少见的一类畸形，其发病原因不明。临床表现为进行性面部不对称，咬合平面倾斜，下颌体部不对称，颏部偏斜，咬合关系紊乱。X线片可见一侧髁突、髁颈和下颌升支、下颌体部的体积均大于健侧。行双侧髁突锝99同位素显像检查可见核素在患侧髁突区浓集增加，临床往往通过双侧髁突核素的比值来辅助判断是否需要切除患侧髁突。如果健侧髁突核素值/患侧髁突核素值的比值小于1∶1.2，且主诉近年来面部不对称有加重表现，说明患侧髁突增生较活跃，需要将髁突部分切除。一些良性肿瘤，如骨瘤或骨软骨瘤，也可以表现为增生活跃，与半侧颌骨肥大有相似的临床表现，需要通过临床和影像资料综合分析进行鉴别诊断。

无论是半侧颌骨肥大畸形还是髁突良性肿瘤，手术治疗的目标都是一致的：切除病变髁突，重建咬合关系，恢复面部对称性。治疗的手段为通过口内入路行髁突切除术、关节重建术、上颌LeFort Ⅰ型截骨术、双侧下颌升支矢状劈开截骨术（bilateral sagittal split ramus osteotomy，BSSRO）、颏成形术、下颌下缘修整术、下颌体部去皮质术等手术，往往需要多个手术一次完成。手术设计的要点包括髁突切除范围、患侧关节重建、上下颌骨相对位置关系、上下颌骨相对于颅骨的位置关系等。

（一）资料获取

所有患者均行头颈部螺旋CT检查，检查时佩戴𬌗叉及面弓。扫描范围为颅顶至舌骨水平，扫描矩阵512×512，层厚1.25 mm。DICOM数据通过光盘转移至图形工作站。

通过获取自然头位时的𬌗记录将上下颌牙列模型就位于初始术前𬌗关系，并与面弓相连。由正畸医生和外科医生共同确定终末术后咬合关系，并以硅橡胶印模材料（Obite Germany）进行记录。采用结构光三维扫描仪（Smart Optics Activity 102/Germany）对初始、终末咬合模型分别进行双模式扫描。扫描内容包括上、下颌牙齿形态和初始、终末咬合关系。数据以STL格式导入手术设计系统。

（二）记录自然头位

如第五章所述，可以根据情况采用陀螺仪记录法和激光投照三维照相机法（图 10-59）。但需要注意的是，面部严重偏斜的患者会无意识地将头歪向健侧，使面部偏斜看起来没有那么明显，这种头位是患者在多次照镜子自我调整的过程中建立的反射位置，称为“矫正头位”。研究表明，当面部不对称的程度被纠正后，矫正头位会逐渐改正。因此，医生在术前记录自然头位时，如发现患者存在矫正头位，应进行纠正，保证其双侧瞳孔连线与自然界水平线大致平行。

（三）髁突切除范围的确定

髁突切除范围需要结合 CT 影像和放射性核素扫描结果来确定。对于髁突良性肥大患者，其髁突形态并无明显异常，为防止畸形复发，应切除髁突 10 ～ 15 mm；对于髁突良性肿瘤患者，应通过三维重建的患侧髁突影像寻找肿瘤边界，并通过断层影像检查骨小梁结构紊乱的部分是否被完整包含在切除范围之内（图 10-60）。

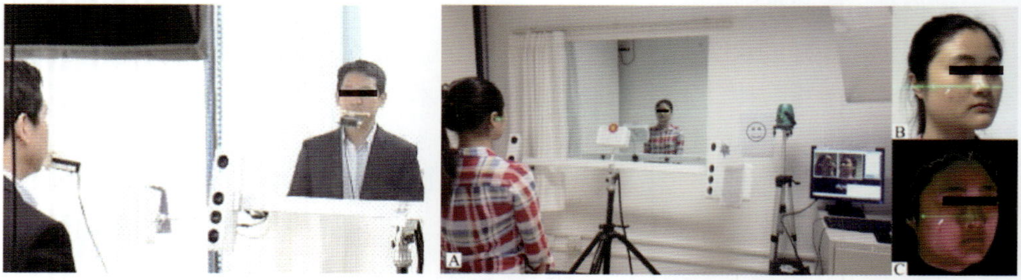

图 10-59　自然头位记录。左图为陀螺仪法，右图为激光投照三维照相机法

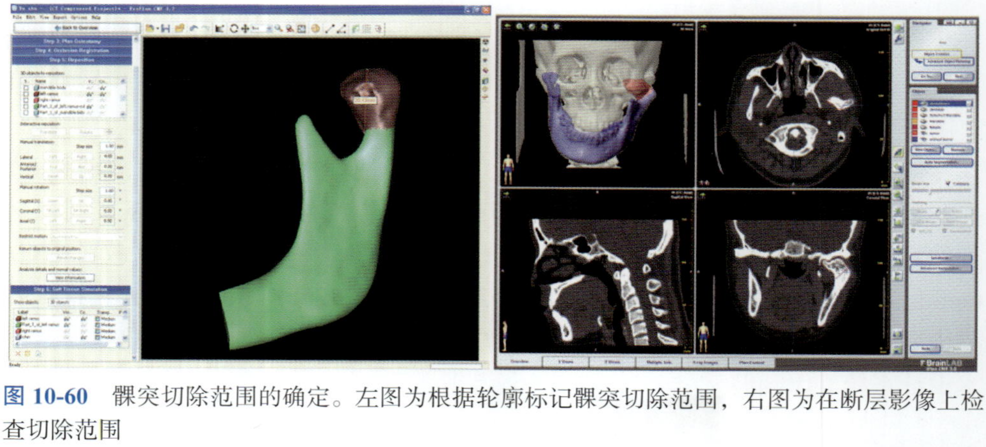

图 10-60　髁突切除范围的确定。左图为根据轮廓标记髁突切除范围，右图为在断层影像上检查切除范围

（四）正颌外科手术设计

1. 三维头影测量

在二维、三维交互界面下，依次选取骨组织、软组织测量点。骨组织测量点包括：前颅底点（S）、鼻根点（N）、上齿槽座点（A）、下齿槽座点（B）、双侧外耳道顶点（Po）、颏前点（Pog）。软组织测量点包括：双侧内眦点、软组织颏前点、软组织鼻根点。测量项目包括：SNA、SNB、ANB，上、下面高比值，上唇、下唇高度比值等。

导入自然头位后，软件自动将自然坐标系作为参考坐标系，建立 XY、YZ、XZ 平面。此时，将过双侧颧额缝内侧缘连线中点的 YZ 平面定义为正中参考平面，XY 平面定义为水平参考平面（图 10-61）。

三维重建头颅被纠正为自然头位后，软件的坐标系将纠正为自然界坐标系，自然界的水平、垂直平面分别为 XY 和 YZ 平面。此时坐标的原点可以交互选择，但坐标系的方向不再改变。过双侧颧额缝内侧缘连线中点的 YZ 平面为正中参考平面，XY 为水平参考平面。

手工选取上颌牙齿 16^{MB}、13、11、23、26^{MB} 牙尖（或切端）顶点，计算它

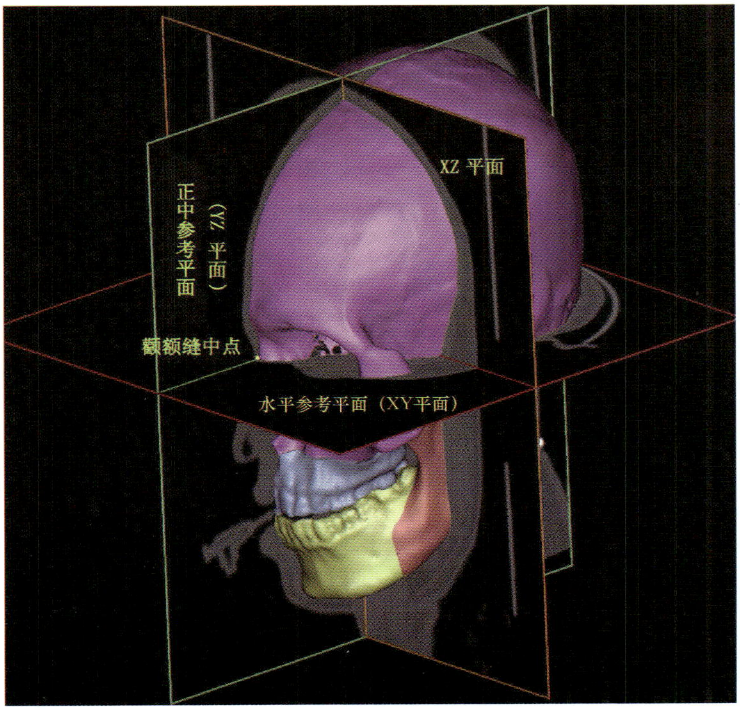

图 10-61　手术设计的参考平面

们到水平参考平面的距离，观察双侧对称牙位到该平面距离的差异，是为咬合平面偏差程度（图 10-62B）。

测量上颌切牙中点到正中参考平面的距离，为上颌中线偏离程度。分别测量双侧下颌角点到水平参考平面、正中参考平面的距离，以此评估下颌角在垂直向和水平向的对称性。

2. 虚拟截骨

利用大多数软件的手术设计功能，模拟真实正颌外科手术过程进行虚拟截骨。

3. 骨块虚拟就位

根据终末咬合关系，将上颌 LeFort Ⅰ型截骨的上颌牙骨段与下颌骨远心骨段以终末咬合关系为依据进行融合，生成上下颌骨复合体，以下简称复合体。根据临床观察和三维测量获得的临床面部中线位置、上颌唇齿关系、咬合平面与水平面的差异对骨块进行移动。具体包括以下 3 个步骤：

（1）移动：将头位调整至正位，在冠状平面内对骨块进行移动（transposition）操作，使上颌切牙中线与正中平面重合。根据需要，将骨块垂直于正中平面做前后移动，此时 SNA、SNB 能够实时显示。根据患者唇齿关系，将骨块在正中平

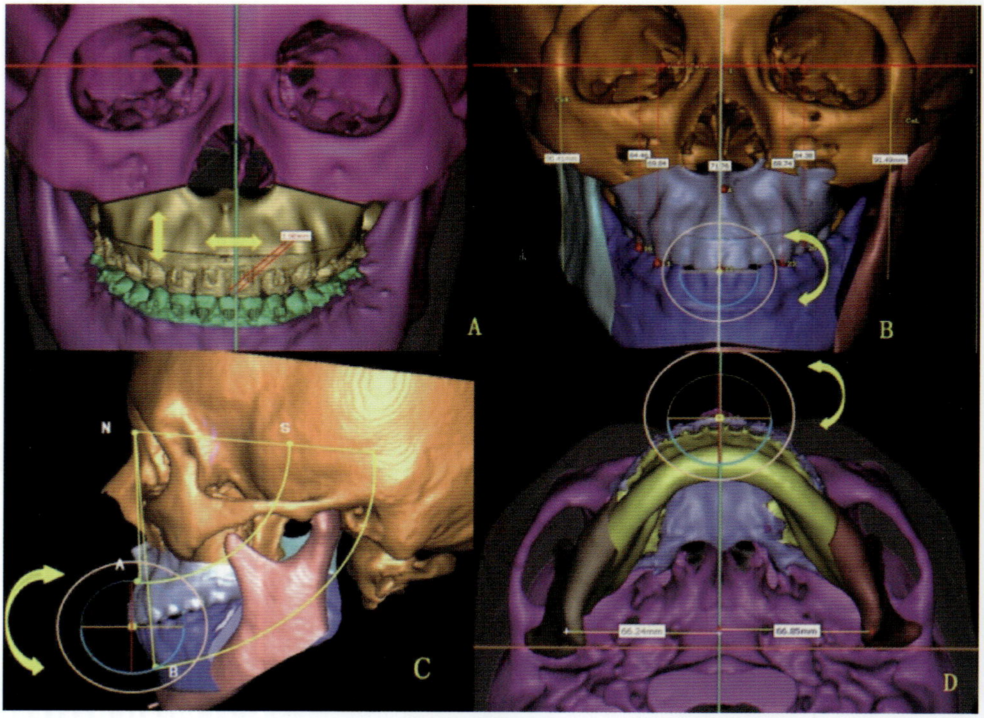

图 10-62　基于参考平面的骨块虚拟就位

面内做上下移动（图 10-62A）。

（2）旋转：在冠状面内，以切牙中点为圆心对骨块进行旋转（rotation）。事先标记的垂直距离此时随着上颌骨块的变化实时变化，直到对称牙位的垂直距离基本一致，表示咬合平面调整至水平（图 10-62B）。

（3）修正：根据咬合平面、中线、突度等将骨块在三维方向定位后，初步生成术后骨骼结构。此时，患者可能存在双侧下颌体部、升支的不对称，颏后缩或下颌中线过度偏斜，超过颏成形手术矫正范围等，需要对骨块位置进行进一步修正。修正内容包括：①以上颌切牙端中点为圆心，在矢状平面内对骨块进行逆时针或顺时针的旋转，调整下颌骨的突度和鼻旁区的突度（图 10-62C）。②以上颌切牙端中点为圆心，在水平面内，对骨块进行顺时针或逆时针的旋转，改善双侧下颌角的对称性。在旋转过程中，下颌角点到正中平面的距离实时变化，直至双侧距离相同或接近（图 10-62D）。③对于下颌骨严重不对称患者，设计患侧下颌下缘修正范围，或较健侧下颌骨假体植入的形态和范围。

4. 患侧髁突就位及下颌下缘修整的设计

完成上下颌骨的移动后，将虚拟切除病变区域的髁突向上方移动，使其进入关节窝，重建颞下颌关节的“盘、突、窝”关系。此时，咬合平面已经调整，但双侧下颌下缘的高度依然可能不甚对称，需要进行患侧的下颌下缘修整手术（图 10-63）。

（五）术中引导

1. 切除范围引导

根据图像引导，将导航探针依次置于术前设计的标记点，逐一进行截骨线的

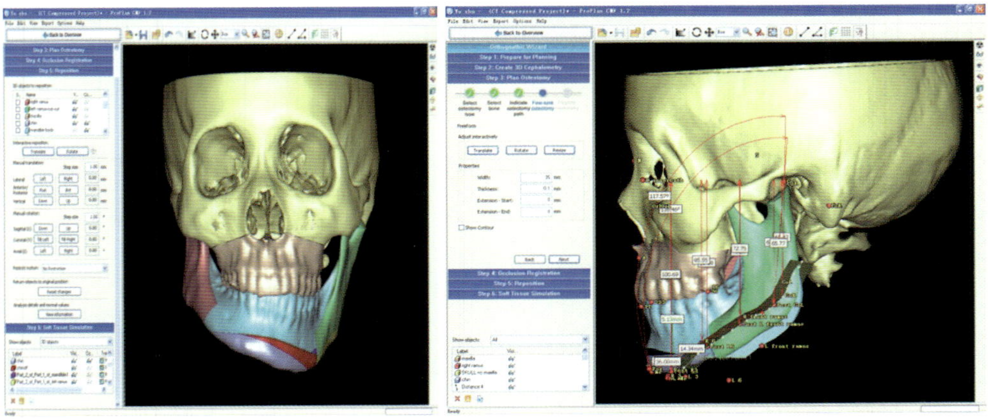

图 10-63 髁突就位和下颌下缘修整

标记（图 10-64）。

咬合关系的引导虚拟设计完成后，将设计数据导出，针对上下颌骨的咬合模型数据制作中间、终末咬合导板，采用快速成型技术生成导板，用于引导术中上、下颌牙骨段就位（图 10-65）。

2. 正颌外科引导就位

采用 CAD/CAM 打印的𬌗板，引导上颌骨和下颌远心骨段就位。就位后，可以用导航探针检查牙尖位置、下颌下缘等解剖标记点是否与术前计划相同。如果实际手术效果与计划效果大致吻合，行坚固内固定术。

3. 图像引导髁突就位

固定患侧髁突后，使用导航探针进行检测，按照切除边缘、磨牙远心骨段等标记点依次检验髁突是否到达关节窝内。应注意，髁突可能存在矢状、水平和垂直 3 个方向的移位，因此检测时应至少选择 3 个标记点，并且点与点之间不能过于接近，避免造成定位偏倚。

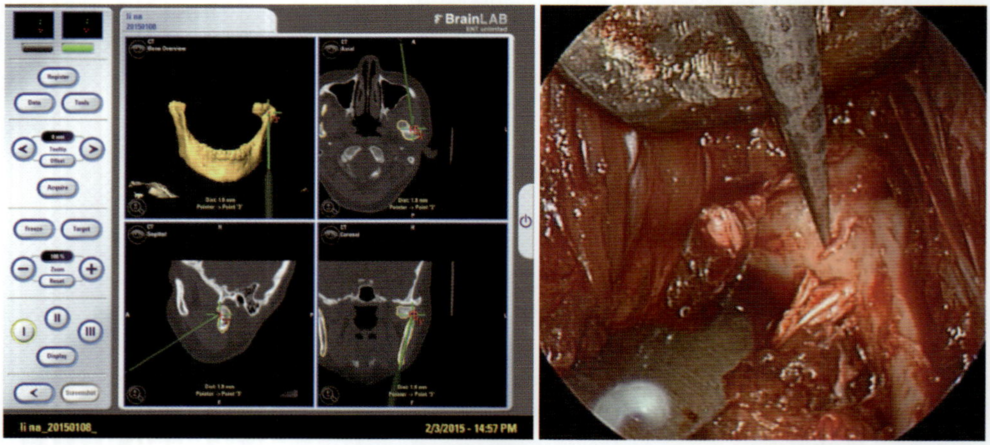

图 10-64 图像引导髁突范围标记

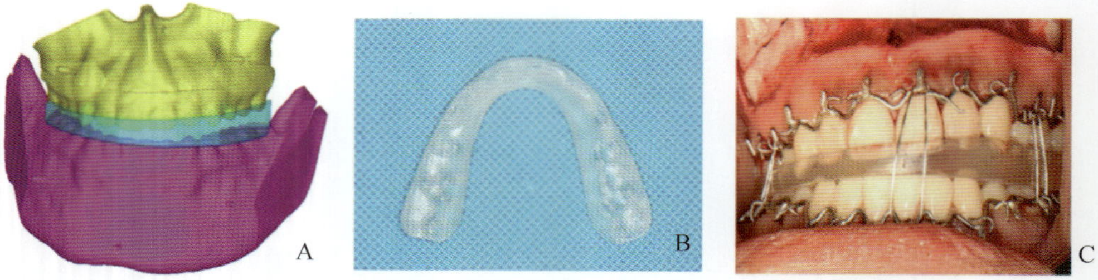

图 10-65 CAD/CAM 咬合导板引导上、下颌骨就位。**A.** 基于上下颌骨（牙齿）咬合关系设计𬌗板；**B.** 快速成型加工数字化𬌗板；**C.** 术中采用数字化𬌗板引导骨块就位

4. 图像引导下颌下缘修整

上、下颌骨坚固内固定完成后，按照术前标记的截骨线进行下颌骨形态修整，也要结合术中实际情况，恢复双侧下颌角、下颌体部的对称性（图 10-66）。

正颌外科治疗半侧颌骨肥大畸形、髁突良性肿瘤和面部不对称畸形的设计和图像引导技术要点包括髁突切除范围、下颌关节重建、正颌外科纠正咬合平面倾斜和重建咬合以及下颌骨形态修整等。

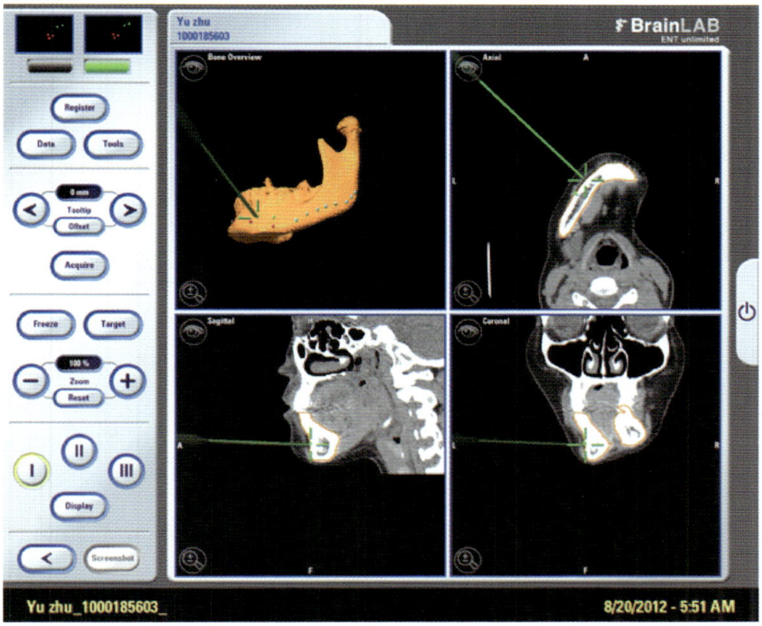

图 10-66　图像引导下颌下缘修整

（李自力　刘筱菁）

第八节　导航技术在三叉神经节射频热凝治疗中的应用

三叉神经痛是口腔颌面外科和神经科临床中的常见疾病，人群患病率为182/10 万，因其疼痛程度严重、疾病迁延不愈，严重影响患者的生活质量。三叉神经痛分为经典性（原发性）和继发性两种。经典性三叉神经痛的病因及发病机制尚不完全清楚，多数认为病变在三叉神经节（又称三叉神经半月节、半月神经节）及其感觉神经根内，可能与血管压迫、岩骨部位的骨质畸形等因素导致对神经的机械性压迫、牵拉以及营养代谢障碍有关。继发性三叉神经痛又称症状性三叉神经痛，为某一疾病的临床症状之一，由脑桥小脑角及其邻近部位的肿瘤、炎症、损伤以及三叉神经分支的病变所引起。

三叉神经节射频热凝术（radio frequency thermocoagulation，RFT）已发展成为一项成熟的微创介入治疗技术，是治疗三叉神经痛的一种有效方法。经皮穿刺的三叉神经节 RFT 创伤小、费用低、效果明确，相对于开颅手术更容易被患者接受，对于不能接受开颅行微血管减压术以及不能耐受的高龄、全身状况欠佳的患者，更加适用。

在三叉神经节 RFT 的手术中，从颊部体表刺入，经过面侧深区、穿过卵圆孔到达半月神经节的深部穿刺是手术成败的关键步骤之一。其治疗位点深在，对精准度要求高。该治疗方法在国内三十多年的发展中，历经盲穿、CT 术中扫描定位和 C 形臂 X 线影像实时引导的不同阶段，后两种方法属于微创介入技术的范畴，是目前临床应用的主流。近年来可视化技术辅助穿刺已进入临床规范化操作规程，常用的方法是 CT 扫描定位和 C 形臂 X 线影像实时引导。虽然二者各有短长，但共同的特点是不能显示软组织影像，操作时只能将卵圆孔设定为穿刺目标，导致设定目标和射频热凝靶点不一致，对治疗效果有一定的影响。导航技术无疑提供了一种新的可视辅助方法。

导航辅助穿刺技术包括 CT 图像介导和 CT/MRI 图像融合界面介导两种方式，除了具有在手术室即可完成、能够图像实时引导穿刺针的行进、操作中没有放射性暴露等优势之外，经其多模态（CT/MRI）图像融合功能处理的界面，能够建立选择三叉神经节为靶点的穿刺路径，并且引导实现。这更是有别于以卵圆孔为穿刺目标的现状，使三叉神经节射频热凝术的技术操作更具个性化及针对性。

术中应用导航引导穿刺操作时，导航仪屏幕有显示骨性结构的图像、软组织结构的图像（多模态图像融合界面可见颅底区域半月神经节的影像）等多种选择，可以观察到术前计划的穿刺路径、穿刺针的实时行进轨迹、计划靶点和穿刺结果的吻合状况等。术者在局部空间结构虚拟可视的状态下，遵循引导完成穿刺操作，明显提高一次穿刺准确中靶的概率，特别是可以大大缩短穿刺技术的学习曲线，提升掌握穿刺的能力。

一、CT 图像导航辅助三叉神经节射频热凝治疗

CT 图像导航辅助穿刺虽然也以卵圆孔为穿刺目标，但是术前规划穿刺路径时，有充裕的时间在 CT 图像、三维重建界面多方位、多角度地观察颅底及面侧深区的骨性结构及相互关系，术前即可充分了解个体卵圆孔形态、孔径

和方向等信息，据此设定个性化的穿刺路径，对术者有良好的提示作用。

尤其对于初学者而言，导航辅助技术可以在术前提供多角度的观察，提前规划设计和预判，能够提高手术者的信心；术中的实时引导，利于术者操作中随时调整穿刺的方向和深度；穿刺后通过屏幕显示针尖所在位置和深度，结合电刺激等，可以验证穿刺针是否到达预定位置，不必再使用 CT 进行验证，避免放射线暴露，节省手术时间。

1. 适应证

（1）经典性（原发性）三叉神经痛，特别是由于各种原因不能进行 MRI 投照者。

（2）某些颌面部慢性疼痛症状的镇痛治疗（例如不宜手术的继发性三叉神经痛、癌痛等）。

2. 禁忌证

（1）周围神经干阻滞麻醉效果不佳。

（2）对面部长期麻木不接受。

（3）正在服用抗凝或抗血小板凝聚药物。

（4）继发性三叉神经痛。

3. 术前设计

（1）术前 CT 拍摄要求

患者体位：仰卧位，闭眼，有牙患者采用牙尖交错位。

拍摄范围：包括所有的面部组织，头侧需达到眶上缘上 5 cm，包含眶上、蝶鞍等结构，尾侧需达到舌骨水平，需包含完整的鼻尖、眼部、前额软组织。

CT 扫描参数：扫描电压 120 kV，扫描电流＞100 mA，矩阵 512×512，扫描基线为听眦线，层厚 2 mm 及以下，DICOM 格式存储。

（2）术前设计流程：用导航设计软件 iPlan 进行三维重建，校正扫描基线为听眉线，观察卵圆孔、海绵窦侧壁、面侧深部三者之间的空间位置关系，在二维断层影像上测量卵圆孔中心径、内口至外口距离，评估穿刺难易程度（参见后文“典型病例”中的图 10-67 和图 10-68）。设计近似经典 Hartel 前路法穿刺路径：起始点位于自口角旁开约 3 cm 处，靶点位于卵圆孔内口的内侧，并验明路径中无骨性阻碍。测量路径长度（参见后文“典型病例”中的图 10-69）。

4. 手术方法

（1）患者在全麻、镇静或局麻下进行手术，仰卧、头正位，用长方巾包裹头部并粘着固定，要求覆盖眉上 1.5 cm 以上的区域。

（2）戴弹力头带：将弹力头带紧箍于头部。

（3）以 37 ～ 38℃的 0.5% 聚维酮碘（碘伏）进行颌面部常规消毒，0.1% 苯扎溴铵（新洁尔灭）进行口腔常规消毒。

（4）使用 Brainlab CMF 红外光学导航系统、头带式固定头架，安装无菌头架，保证头架与额部相对固定、无松动。

（5）使用 Z-touch 表面扫描方式进行患者注册，用探针选择骨性标志点验证注册准确性，误差不大于 0.5 mm。

（6）选择 18 G 10 cm 型号的穿刺套管针，在导航系统中进行第三方工具注册。安装第三方工具固定夹，进行穿刺针的注册，精度＜ 0.5 mm/1° 。

（7）在进针点局部浸润麻醉。按照术前计划路径的进针点刺入颊部皮肤，继续遵循穿刺路径向后上内进针，直至刺入卵圆孔，并根据计划深入 5 ～ 10 mm 不等。导航图像显示穿刺到位。

（8）回吸：穿刺处需避开血管，回吸针管内无血液流出。

（9）方波刺激验证穿刺位置是否为三叉神经节，与患支是否吻合。

（10）分次升温热凝，检查面部感觉缺失的范围是否与患支吻合，完成手术。

5. 注意事项

（1）术前计划路径时，要选择穿刺针尖进入卵圆孔后针尖段尽可能贴近海绵窦侧壁的路径，特别是在卵圆孔口径较大的情况下，否则影响治疗效果。如果该路径不通畅，则需通过降低下颌骨（张口）或调整路径的角度解除阻挡。

（2）包裹头部的目的是增加头部表面的摩擦力，防止弹力头带滑动。因此，要求包扎并固定紧实。弹力头带要叠加固定在方巾表面，使之不易滑脱。

（3）头架固定：如果术中出现头架松脱，需再次固定和注册操作。如无法完成再次注册，可造成导航计划失败。

（4）穿刺针要有一定的刚性，18 G 为穿刺针直径的下限。过粗易引起血肿；过细针体易变形，造成导航系统误判。

（5）注册后探针验证和第三方注册后穿刺针验证非常重要，是保证导航穿刺准确的重要步骤。验证方法是使用探针或第三方注册针选择颌面部皮肤、牙或骨性解剖标志点，验证其与导航屏幕所示是否在同一位置。在手术过程中，如操作时间超过 15 分钟，也需要进行再次验证，以避免导航误差。

（6）穿刺针第三方注册夹要保证固定良好，术中如果出现松脱，需要重新进行第三方注册。

（7）颊部软组织移位：穿刺时颊部软组织可随着推压等动作出现移位，但颅底卵圆孔的骨性结构固定不变。较长的穿刺路径可以矫正进针点的少量偏离

（5 mm 以内）。若偏离过大，则即便是刺入卵圆孔，也可能造成穿刺针角度改变，导致穿刺结果与术前计划靶点偏离。

（8）并发症的预防：穿刺过程中尽可能减少损伤；拔除穿刺针后要充分压迫颊部，防止出现血肿。

6. 典型病例

患者男性，55 岁，主因“右面部阵发性疼痛 3 年余，加重半年”就诊。

患者 3 年前无明显诱因，右侧下颌突然出现“电击样”疼痛，间断发作，每次发作时间约为数十秒，可由洗脸、吃饭、说话等诱发，夜间睡眠后无发作，口服卡马西平每日 200 mg，疼痛可缓解。近半年来自觉发作频率增加，口服卡马西平后缓解不明显。

【全身情况】否认高血压等全身性疾病。

【诊断】右三叉神经痛（第三支）。

【治疗计划】导航下右三叉神经半月节射频热凝术。

【术前设计】见图 10-67 至图 10-69。

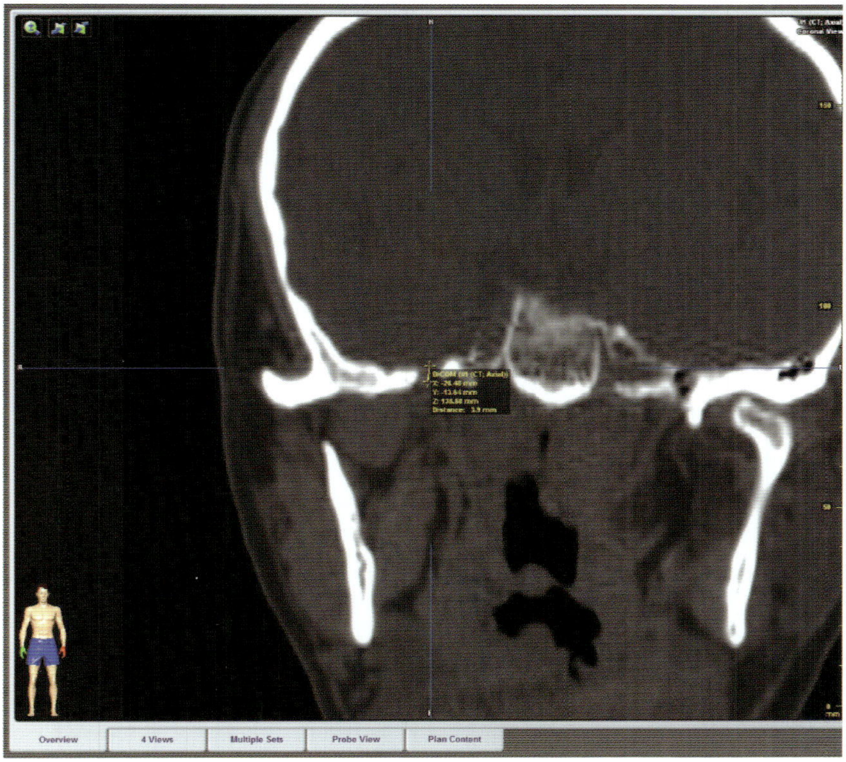

图 10-67 测量卵圆孔深度

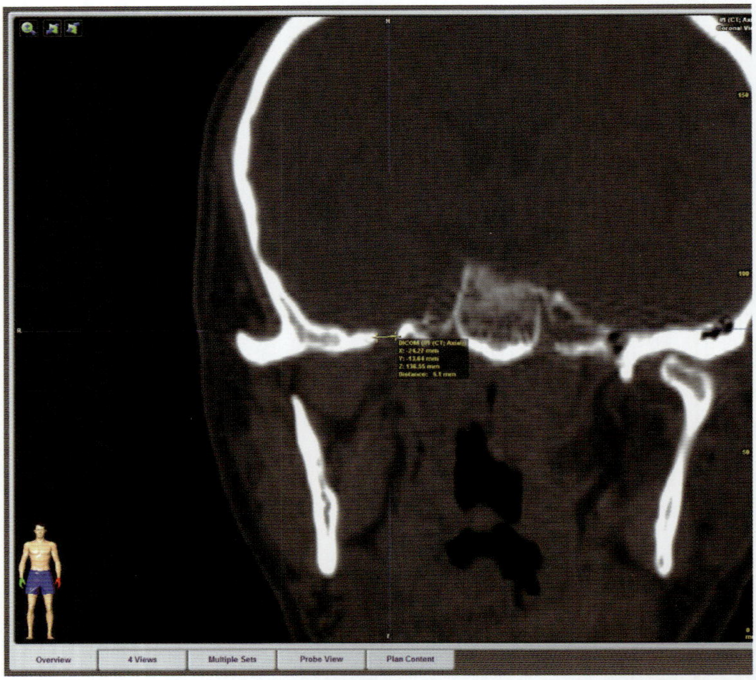

图 10-68 测量卵圆孔横径

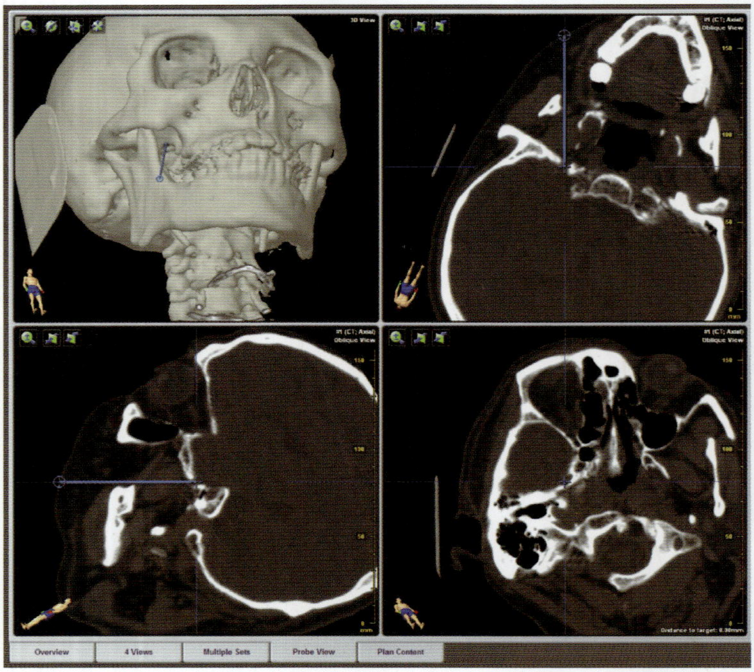

图 10-69 设计穿刺路径。设计近似经典 Hartel 前路法穿刺路径：起始点位于自口角旁开约 3 cm 处，靶点位于卵圆孔内口的内侧，并验明路径中无骨性阻碍。测量路径长度

【术中情况】全麻起效后，导航注册，第三方器械注册。局麻后，导航确认进针点，沿设计路径（前入路）刺入。

穿刺进入卵圆孔后，回吸有血，反复调整入孔位置，回吸仍有血。遂改为侧方入路，经乙状切迹中点上方根据设计路径进入卵圆孔（图 10-70 和图 10-71）。唤醒患者，低压电刺激确认患者右下颌第三支分布区内有电刺激感。局麻下分次热凝，并检查患区触觉及痛觉。

【术后治疗效果】右侧第三支分布区痛觉消失、触觉消失，右侧第二支分布区痛觉减退、触觉减退，右侧咬肌肌力稍弱，张口型无偏斜。

【随访结果】术后 1 年疼痛未复发。

二、CT/MRI 图像融合界面导航辅助三叉神经节射频热凝治疗

MRI 已经在三叉神经痛的诊断中广泛应用。在美国神经病学学会（American Academy of Neurology，AAN）- 欧洲神经病学学会联盟（European Federation of

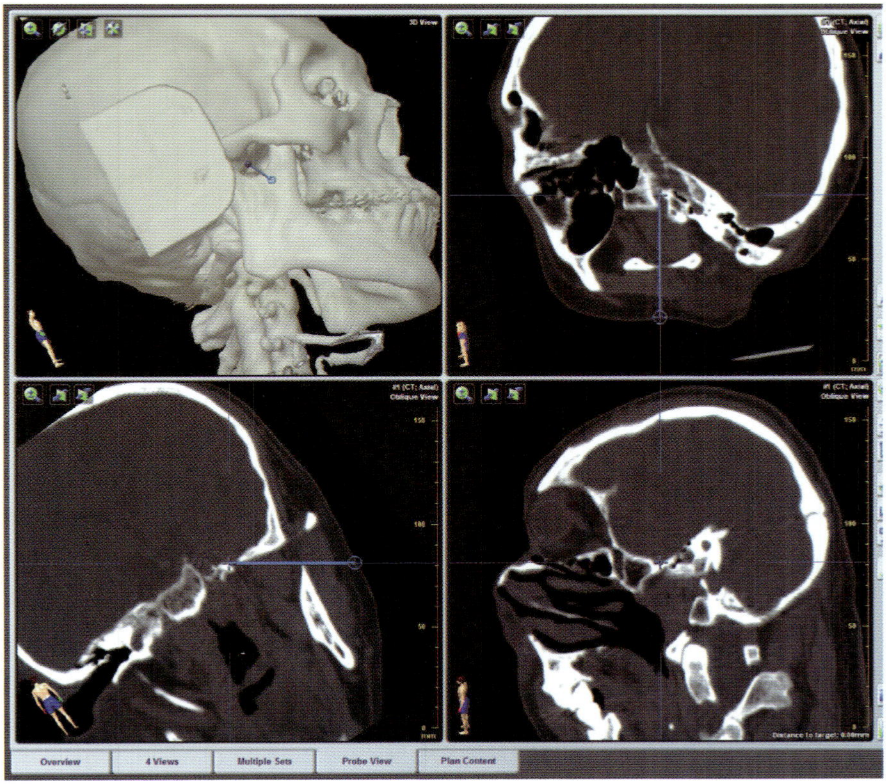

图 10-70　侧入路进入卵圆孔。有时前入路有骨质遮挡，进入卵圆孔困难，可设计侧入路，自耳屏前 3 cm 处进针，越过乙状切迹上方到达卵圆孔

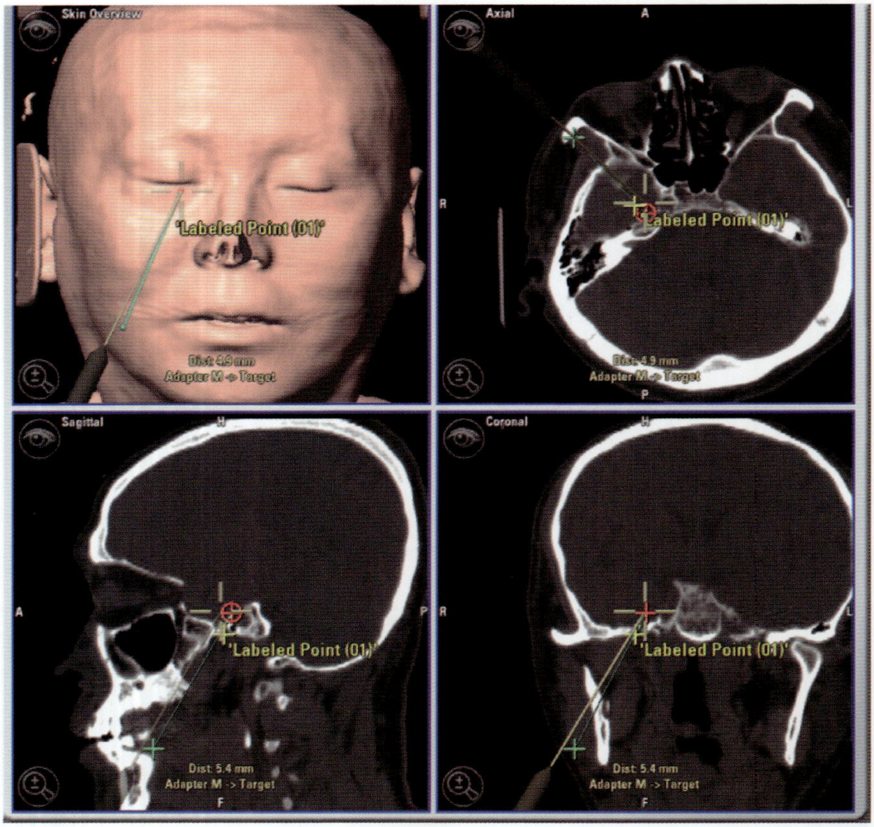

图 10-71 术中导航实时监控图。红色表示穿刺针尖到达预定靶点，深度为进入卵圆孔内 10 mm

Neurological Societies，EFNS）关于三叉神经痛的诊疗指南中，MRI 被推荐用于检查三叉神经痛患者的结构性改变。三叉神经痛诊疗中国专家共识中提出，对于诊断为原发性三叉神经痛的患者，在实施微血管减压术前均建议接受头颅 MRI 检查。MRI 对于颅内软组织、尤其是位于麦氏腔内的三叉神经节显示效果良好。MRI 中 T1WI、T2WI 图像均不能显示卵圆孔，但其对半月神经节的显示却具有明显优势；而 CT 在显示骨性卵圆孔方面的优势毋庸置疑。CT 和 MRI 图像的联合应用能更好地体现软组织和骨性组织间的相关性，有利于进行疾病诊断、术前计划和图像引导的介入治疗。

导航引导下的三叉神经节射频热凝术因其术前设计、精确定位和术中引导的优势，正在越来越多地应用到临床实践中。而增加 CT/MRI 双模态图像的融合，将更有利于以半月神经节为直接靶点的图像引导下精准治疗。

图像融合是将同一对象在不同成像机制下得到的多幅图像，经过空间配准和叠加后合成一幅图像，从而获得更为准确、全面、严谨的描述。选择适宜序列、图像清晰标准、可辨识的解剖结构、配准精细严谨是图像融合必需的条件。CT/MRI 双模态图像的融合即把颅面部的 CT 图像与 MRI 图像，通过配准融合和叠加合成新的图像界面。在这一界面上可以获得卵圆孔的解剖信息、半月神经节的位置形态以及两者关系的信息，进而规划以三叉神经节为靶点的穿刺路径。

临床研究观察到：即使确认穿刺针已进入卵圆孔，入孔长度及热凝毁损条件相同的情况下，治疗效果仍可能不尽相同，甚至可能失败。穿刺针可能受到卵圆孔的骨性制约，骨孔的方向可能会影响到热凝工作尖入孔后前后、内外的两维方向，使之与半月节的位置关系不良或无接触。因此，以三叉神经节为靶点的术前虚拟设计尤为重要。通过在虚拟环境中改进穿刺路径，达到穿刺针与三叉神经节靶区域良好接触。同时，有助于提前甄别前入路穿刺治疗困难的病例。

2011—2017 年，就诊于北京大学口腔医院口腔颌面外科门诊，临床上明确诊断为经典性三叉神经痛，进行了 CT/MRI 图像融合界面导航辅助三叉神经节射频热凝治疗的患者 76 例，术中导航成功率为 98%，卵圆孔穿刺成功率 95%，术后 1 日疼痛缓解率 100%。并发症情况：术后头痛 4 例，恶心 1 例，颊部血肿 3 例，无角膜麻痹、颅内血肿等发生。术后随访 2 年复发率 2.6%。

1. 适应证

（1）经典性（原发性）三叉神经痛；

（2）某些颌面部慢性疼痛症状的镇痛治疗（例如不宜手术的继发性三叉神经痛、癌痛等）。

2. 禁忌证

（1）因为各种原因不能进行 CT 或 MRI 投照。

（2）周围神经干阻滞麻醉效果不佳。

（3）对面部长期麻木不接受。

（4）正在服用抗凝或抗血小板凝聚药物。

（5）继发性三叉神经痛。

3. 术前设计

（1）术前影像拍摄要求：CT 拍摄要求同前文 CT 导航引导手术。

MRI 拍摄要求：场强≥ 1.5 T，采用标准头线圈，层厚 2 mm，矩阵 512×512。磁共振扫描范围以颅底为基准上、下各扩展不少于 5 cm。MPR 沿三叉神经根走行重建。

（2）术前设计：CT 和 MRI 的 DICOM 数据导入导航设计软件后，应用 image fusion 工具包进行图像融合。融合前，在 CT 图像上标记卵圆孔的位置（见后文图

10-72）；在 MRI 图像上根据阈值逐层分割半月神经节，三维重建为物体 A（见后文图 10-73）。采用自动融合模块，将 CT 和 MRI 配准，人工查对（见后文图 10-74）。可以将 CT、MRI 完全融合成一套图像（见后文图 10-75）。确定融合界面后，隐去 MRI 图像，在 CT 图像下显示分割完成的半月神经节（见后文图 10-76）。在 CT 上已经标记卵圆孔外口中心点和内口中心点，形成卵圆孔与半月神经节共存的界面。观察卵圆孔、海绵窦侧壁、面侧深部三者之间的空间位置关系，依据经典前入路规划经卵圆孔的三叉神经节个性化穿刺路径，目标穿刺点设为三叉神经节（见后文图 10-77）。穿刺路径无障碍经过卵圆孔，且保证穿刺路径上无其他骨组织遮挡。

4. 手术方法

同上一节 CT 导航引导下的三叉神经节穿刺。

5. 注意事项

（1）磁共振成像序列的选择：MRI 图像序列的选择对能否清晰显示麦氏腔及三叉神经节尤为重要。磁共振检查三叉神经的方法有很多，例如应用三维稳态构成干扰序列（3D-CISS）、三维稳态旋进快速成像序列（3D-FISP）、结合三维预磁化快速梯度回波序列（MPRAGE OR 3D-MPR）、GE 公司的三维稳态快速扰相梯度回波序列（3D-FSPGR）、增强薄层三维体积时间飞跃法（3D-TOF）、三维快速自旋回波（3D-TSE）序列、3D-Vibe 序列、3D-TOF 序列、3D-SPACE 序列等。各种序列显示三叉神经节及三叉神经根脑桥段稍有区别，可以根据不同的磁共振、不同目的选择不同的序列。

（2）配准的准确程度和验证：医学图像配准是指对于一幅医学图像，寻求一种（或一系列）空间变换，使它与另一幅医学图像上的对应点达到空间上的一致。这种一致是指人体上的同一解剖点在两张匹配图像上有相同的空间位置。配准的结果应使两幅图像上所有的解剖点，或至少是所有具有诊断意义的点及手术感兴趣的点都达到匹配。CT 与 MRI 配准时，因为两个源数据扫描范围相差很大（MRI 的各类 3D 序列扫描时间较长，一般会选择颅底区域小范围扫描），需要将两个图像中主要的解剖结构手工移动到大致吻合，然后进行自动全局配准和融合。为保证配准的准确，配准后必须验证重要的解剖标志如眼球、颧骨颧弓、脑室等吻合良好，必要时手动矫正图像位置。

（3）以三叉神经节为靶区域的穿刺路径的规划：在 RFT 手术中，既需要体现 CT 中骨性的卵圆孔结构，利于穿刺，又要显示 MRI 中半月神经节的位置、深度、形态，便于靶点的确定。通过计算机配准融合二者图像，生成 CT/MRI 图像融合界面。卵圆孔和半月神经节在同一系列二维及三维图像上都能得到显示，这对于测量二者关系，预判穿刺方向、深度、针尖与半月神经节的关系都有重要的价值。

我们应用CT/MRI图像融合处理技术，以半月神经节为靶点进行术前设计，导航下行穿刺射频热凝术，并与传统CT引导下三叉神经节射频热凝术进行比较。以半月神经节为靶点的术前设计优势主要在于术前疑难病例甄别。前者可以观察到卵圆孔，并重点评估针尖与半月神经节的关系，而后者则只能评估卵圆孔的形态、方向和深度等特征。以半月神经节为靶点的术前设计，评估为疑难病例的患者中，毁损区域理想的病例数为0，即：即使穿刺成功，治疗效果依然不佳，成为“绝对疑难病例”。而应用术前CT，根据卵圆孔区域解剖判断穿刺困难的6例疑难病例中，仅有1例术中确实发生穿刺困难，其余5例穿刺顺利，而术后效果也显示毁损区域理想的病例占67%。也就是说，单纯从卵圆孔解剖条件判断穿刺困难程度和成功率并不全面，术者操作的熟练程度和经验有可能将“绝对疑难病例”转变成为“相对疑难病例”。

CT/MRI融合技术使得在三叉神经节射频治疗术前设计时，在靶区域就能够准确定位到治疗的靶点，利于医生判断穿刺的深度、位置、难易程度，甚至帮助预测治疗效果。笔者认为可以在临床上推广使用。

6. 典型病例

患者女性，72岁，主因“右下颌区阵发性疼痛3年”就诊。

患者3年来右下颌区阵发性疼痛，呈电击样，向右面颊部放射，持续时间初起为数分钟，洗脸、说话、吃饭或刺激右下后牙均可诱发，间歇期无不适，睡眠中不发作。于当地拔除多颗右侧后牙，疼痛无缓解。2年前于当地诊断“三叉神经痛”，服卡马西平每日0.1 g，初期疼痛有缓解，效果逐渐变差，现每日服卡马西平0.6 g、氨酚待因3片或布洛芬1.8 g，疼痛发作仍频繁。患者否认头痛，否认视力及听力改变。

【全身情况】否认高血压等全身性疾病。

【诊断】右三叉神经痛（第三支）

【治疗计划】导航下右三叉神经半月节射频热凝术。

【术前设计】见图10-72至图10-77。

【术中情况】全麻起效后，导航注册（图10-78），第三方器械注册（图10-79）。局麻，导航下确认进针点（图10-80），沿设计路径（前入路）刺入（图10-81）。术中实时导航引导，穿刺进入卵圆孔，并到达预设靶点（图10-82）。

穿刺完成，回吸无液体。唤醒患者，低压电刺激确认患者右下颌第三支分布区内有电刺激感。局麻下分次热凝，并检查患区痛觉及触觉。

【术后治疗效果】右侧第三支分布区痛觉消失、触觉消失，右侧咬肌肌力稍弱，张口型无偏斜。

【随访结果】术后2年疼痛未复发。

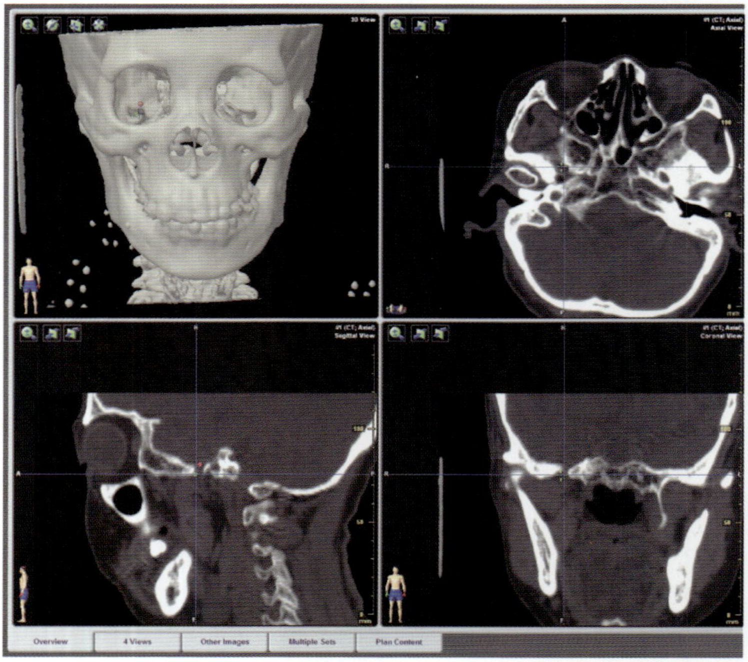

图 10-72　标记卵圆孔内、外口。图中红点为卵圆孔内口，绿点为卵圆孔外口

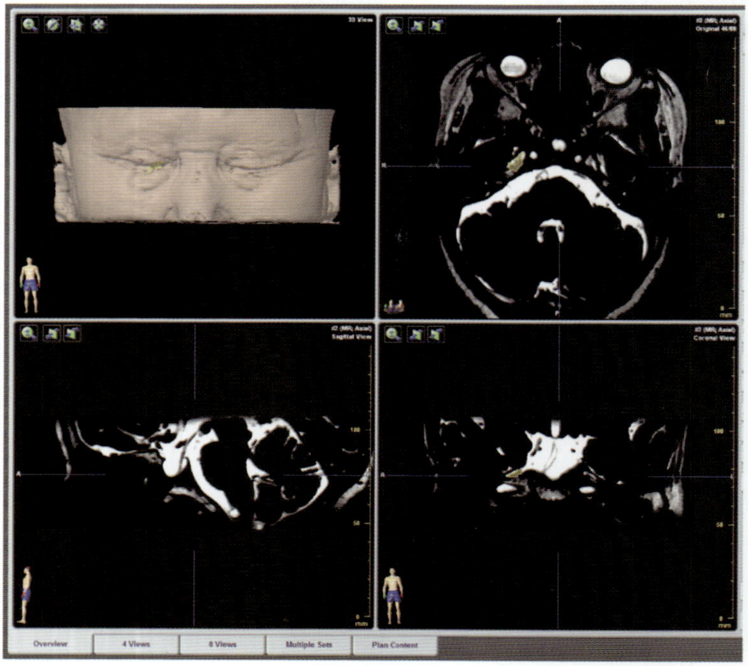

图 10-73　MRI 上勾画半月神经节轮廓。在 MRI 图像上根据阈值逐层分割半月神经节，半月神经节位于麦氏腔内，在很多磁共振序列中显影较为清晰。图中黄色标记为半月神经节影像

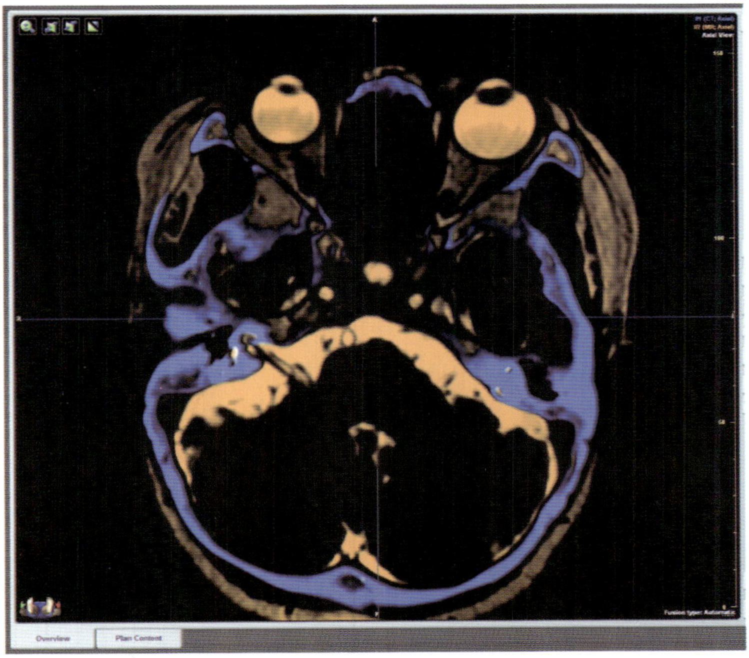

图 10-74 CT/MRI 配准。在大多数导航的设计软件中，有两套 DICOM 影像的配准与融合功能，可以使用软件的自动配准融合功能，也可以手工移动和旋转图像，使其解剖部位重合，达到两套图像的配准。配准后 MRI 为黄色，CT 为蓝色

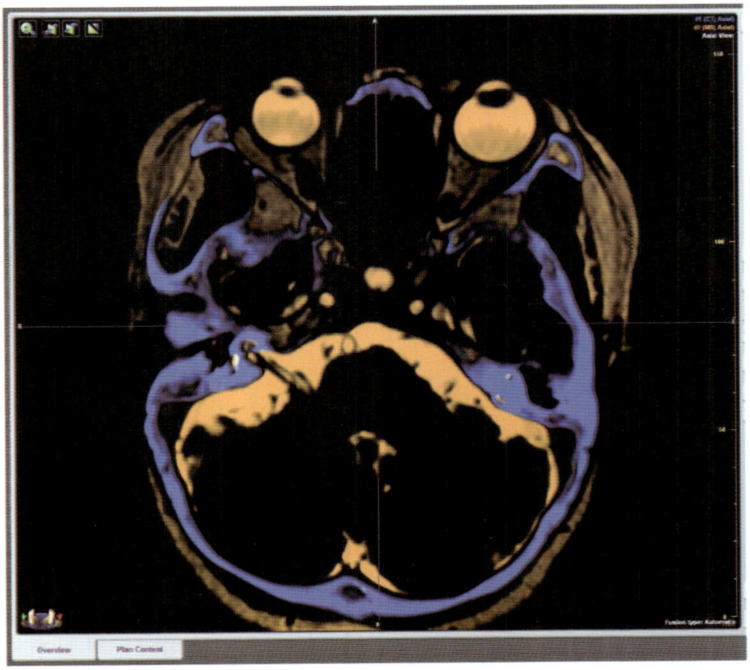

图 10-75 CT/MRI 完全融合界面。界面上可以显示 CT 中的骨质与 MRI 中的软组织影像

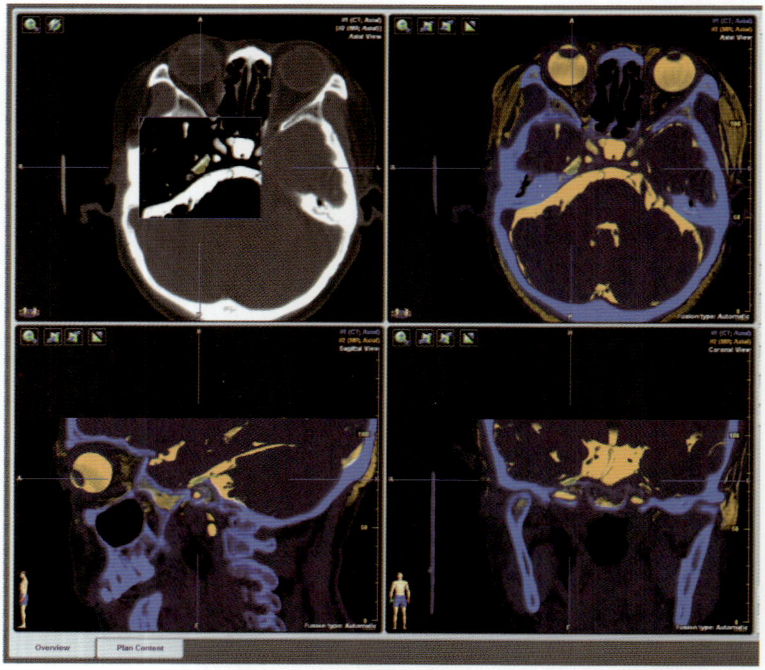

图 10-76　融合界面上的半月神经节。黄色标记为半月神经节

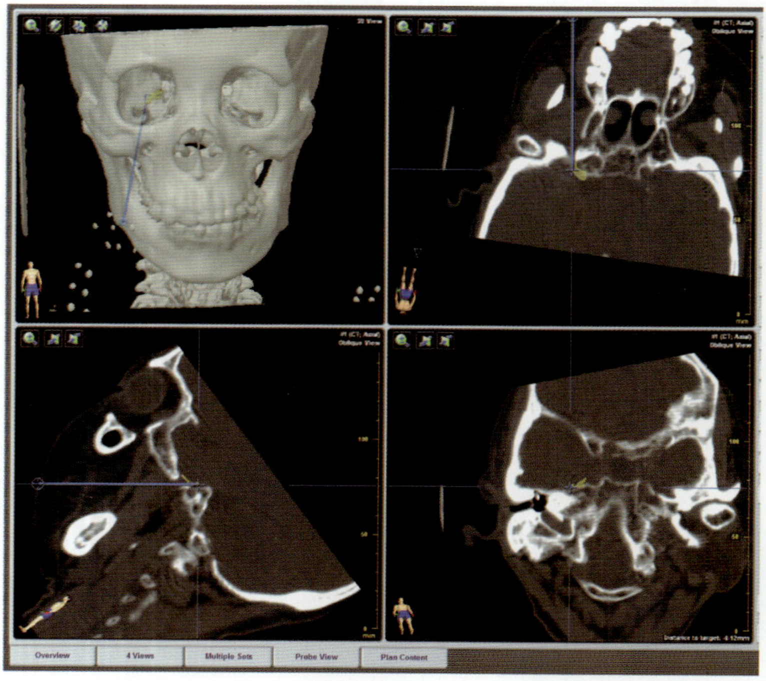

图 10-77　设计以半月神经节为靶点的穿刺路径。与单纯 CT 导航不同，融合图像的靶点位置更加精确，涵盖了半月神经节与卵圆孔、穿刺路径的位置关系，穿刺路径的设计更加精确、直接

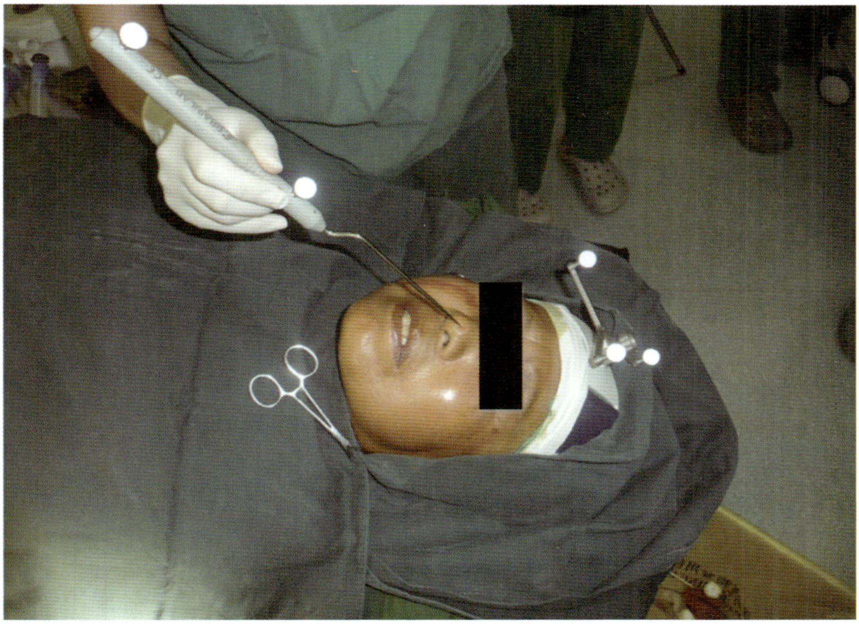

图 10-78 安装头架、注册验证

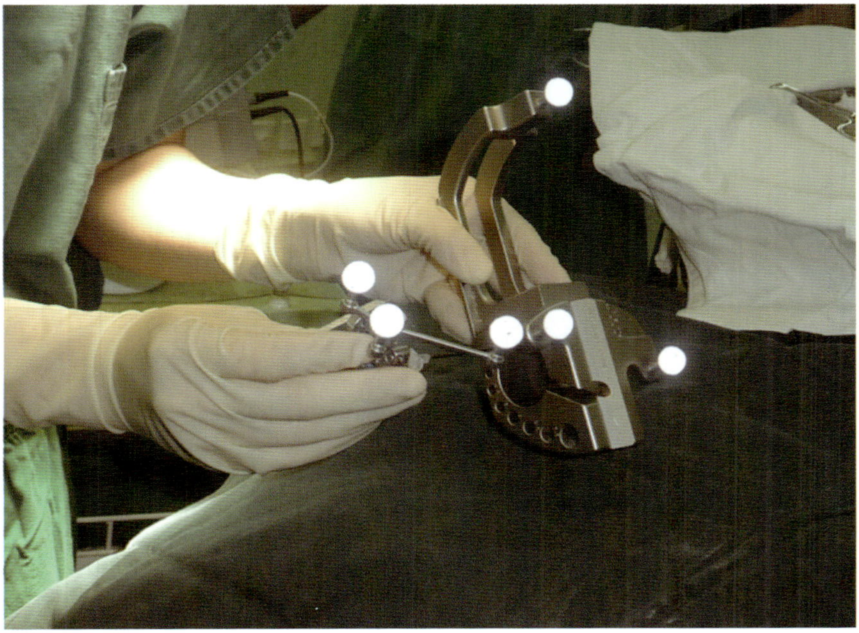

图 10-79 第三方器械注册

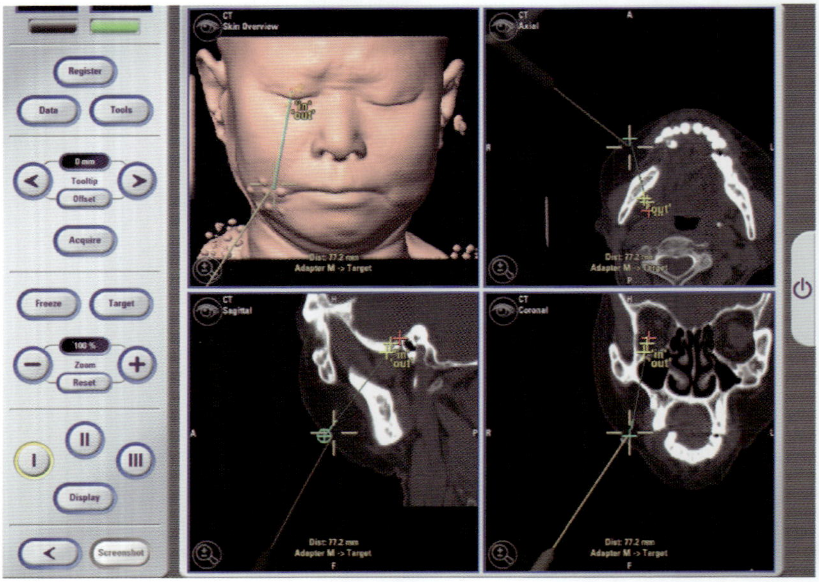

图 10-80　导航下确认进针点

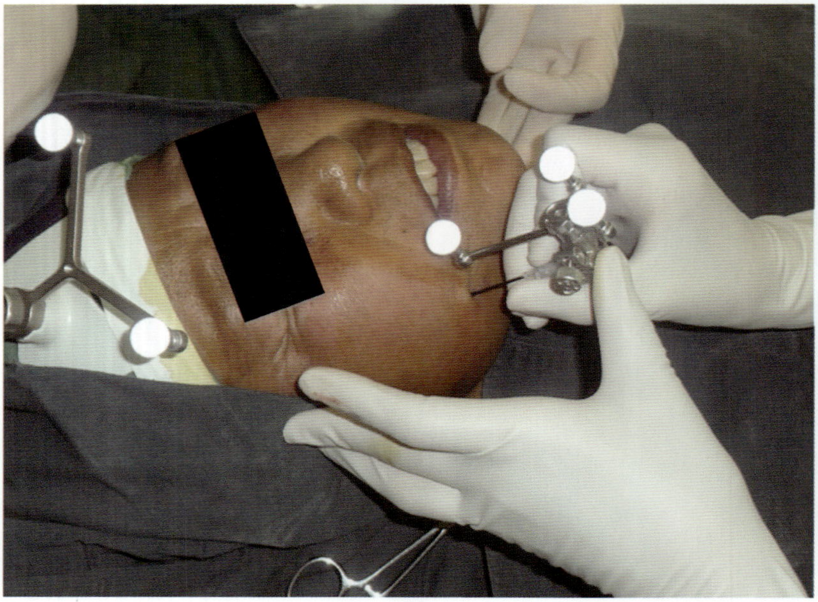

图 10-81　导航下穿刺进入卵圆孔

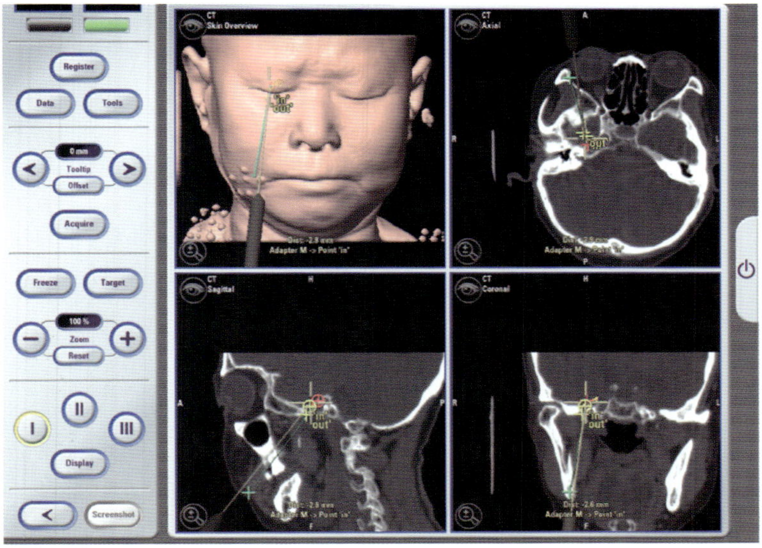

图 10-82　术中实时导航监控图，到达预设靶点

视频 10-7　导航下三叉神经节射频热凝术

三、CT 图像导航辅助三叉神经分支射频热凝治疗

导航辅助三叉神经分支射频热凝治疗主要用于颅外深在部位的治疗，例如圆孔处的上颌神经（图 10-83）、翼腭窝的翼腭神经节、下颌孔处的下牙槽神经等。导航技术辅助可提高成功率和安全性，但其适应证相对狭窄，可用于卵圆孔穿刺困难病例的补充性治疗。

四、总结

三叉神经节射频热凝术是治疗三叉神经痛的常用、有效方法，穿刺手术创伤小、风险相对较低，适应证较为广泛。虽然其穿刺位置深在、路径长，但卵圆孔周围为骨性结构，不容易因软组织移位而影响导航精度，定位准确，适宜于使用导航引导下穿刺。

CT 可以清晰显示骨性结构，MRI 可以清晰显示半月神经节及神经结构，CT/MRI 融合可以提供卵圆孔与半月神经节共存的界面，使半月神经节作为术前规划中穿刺的真正靶点，提高手术质量。

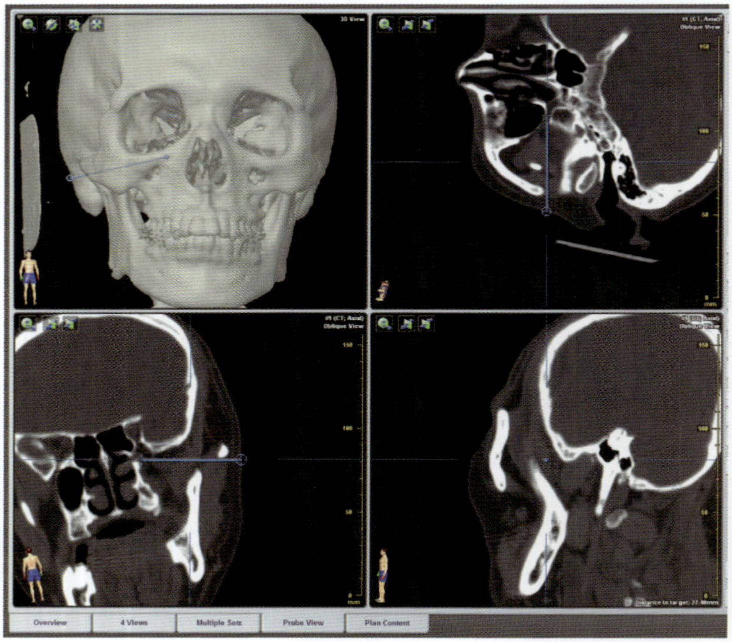

图 10-83　圆孔穿刺上颌神经导航设计图

CT/MRI 融合界面有望甄别三叉神经节射频热凝术的疑难病例，从而建立手术预期，明确适应证。

导航引导下三叉神经节穿刺更适合初学者采用，可以缩短学习曲线；对经验丰富的医生也可以作为参考和验证使用，能够替代术中 X 线和 CT 验证。

（翟新利　王晶）

第九节　导航技术在复杂埋伏牙、多生牙拔除术中的应用

牙拔除术是口腔外科的基本技术，在需要通过拔除来解决的问题中，埋伏牙、多生牙是比较特殊的类型。按照经典拔牙适应证的界定，埋伏牙、多生牙在影响恒牙排列、造成囊性变、引起邻牙牙根吸收和引起感染等情况下需要拔除。由于多生牙大多位于正常牙根附近，周围又密集分布着血管、神经管和各类窦腔，稍有不慎就可能造成不可逆的损失，所以对手术的操作要求很高。

和其他拔牙手术类似，埋伏牙、多生牙首先要经过临床检查和影像学检查。多生牙好发于上颌前部，手术容易伤及前牙的牙根、未萌出恒牙的牙囊、切牙管

神经血管束，以及鼻腔和上颌窦。其中最容易受损，也有着更大不可逆风险的是邻近恒牙根。传统埋伏牙、多生牙拔除前要投照各种 X 线片，用来为手术定位。早期曾采用根尖片和定位根尖片的方法，利用多生牙和恒牙相对底片距离的不同，推测多生牙的深度，以后又先后出现横断𬌗片和横断曲面体层片等特殊的投照方式，但是无论是直观性还是可操作性上，都需要医生具有相当的经验才能驾驭。直到 CT 尤其是 CBCT 出现，医生可以对不同断层进行观察，加之 3D 重建等手段，医生可以更直接地看到多生牙的位置、形态，以及与周边重要解剖结构的距离。

然而，仅仅有良好的影像学资料并不能代替术前的设计和术中的判断。操作的难度仍然困扰着医生，尤其是在术中从狭小的术野观察，常常难以区分埋伏牙、多生牙抑或是正常恒牙，正确判断往往需要丰富的经验，医生面临的压力可想而知。随着计算机技术的发展，外科导航软硬件系统逐渐普及化、小型化、便捷化，导航技术也从神经外科、骨科逐渐开始进入口腔颌面外科，并进入种植及牙槽外科领域。通过术前投照 CBCT、3D 重建、多生牙定位、计算机模拟手术入路、重要解剖结构标注，做出导航的设计和反馈，术中核对位置、判断解剖结构、实行实时导航，为复杂埋伏牙、多生牙拔除提供了精准实施的手段。以下仅就导航关键步骤做以说明。

1. 适应证

（1）上颌完全骨埋伏的阻生牙、多生牙；

（2）上颌多生牙引起囊性病变。

2. 禁忌证

（1）多生牙引起急性感染；

（2）多生牙伴发良、恶性肿瘤；

（3）全身情况不能接受手术。

3. 术前设计

由于埋伏牙、多生牙拔除通常为门诊手术，创伤小、时间短，故而对定位精度要求更高，其导航设计及手术过程有很多特殊之处，原则是尽量减小创伤、提高精度。

（1）配准用咬合面弓的制备：术前用𬌗叉取咬合记录，并与包含 4 ～ 7 个配准点的面弓相连接。配准点可以采用导航系统提供的标准点配准用显影球，也可采用小孔、钢钉、牙胶尖等能够在 CBCT 上定位的点。

（2）影像检查：佩戴配准用咬合面弓拍摄大视野 CBCT（15 cm×15 cm）（见后文图 10-84）。CBCT 是牙槽外科常用的影像检查方法，其优势在于分辨率高，对于牙、骨质的区分度良好，重建层厚最小可达 0.1 mm，利于提高导航精度。拍摄范围自额部至颏下，前方包含鼻尖。

（3）3D 重建和重要解剖结构标注：数据导入 Brainlab-iPlan 术前规划系统，

采用阈值分割埋伏牙 / 多生牙和邻牙，重建出埋伏牙 / 多生牙及与其关系密切的邻牙（见后文图 10-85），必要时标出切牙管、鼻腔和上颌窦等解剖结构。

（4）计算机模拟入路：根据多生牙位置、冠根轴向、骨埋伏深度、牙根形态等规划手术方案（见后文图 10-86）；拟定入路方向（唇、腭侧）；标记初始开窗位置、分牙位置（见后文图 10-87），验证器械可达性和安全操作范围；选择最佳的手术方案。

（5）导出工程文件到导航手术系统中。

4. 手术方法

（1）全麻 / 镇静＋局麻下，常规消毒铺巾，口内外消毒。

（2）患者取仰卧位，使用头带式头架，咬合面弓标准点注册并验证精度＜ 1 mm（见后文图 10-88 和图 10-89）；可同时行外科动力钻系统或其他器械的第三方器械注册，注册精度＜ 0.5 mm。

（3）根据术前设计切开翻瓣，暴露骨面（见后文图 10-90）；导航探针定位多生牙初始开窗位置并标记（见后文图 10-91 和图 10-92）。

（4）初始钻去骨并暴露多生牙，导航探针或已注册动力钻针定位，结合临床观察再次确认，按术前范围规划去骨，充分暴露目标分牙线或显露多生牙外形高点（见后文图 10-93 至图 10-95）。

（5）阻力较小、锥形牙根的多生牙可在显露外形高点、去除骨阻力后直接挺出；牙根弯曲、膨大的多生牙需根据术前定位分牙，分别挺出冠部及根部（见后文图 10-96），结合临床观察判断多生牙是否完全拔除，刮除牙囊，并确定有无邻牙牙根及重要解剖损伤，冲洗、止血、缝合，完成手术。

5. 注意事项

（1）针对复杂病例，首先要进行充分的临床和影像学检查，在投照 CBCT 时要提前与投照技师沟通好，拍摄范围要充分，包括自额部至颏下，前方包含鼻尖。数字化外科部分也是治疗的关键环节，3D 重建图像直观并可变换不同角度观察，在此基础上可设计开窗去骨、分牙的路线，其中应至少包括一个备选方案。

（2）笔者研究发现，导航技术适用于埋伏牙表面骨厚度大于 1 mm 的复杂病例。在同样熟练的口腔颌面外科医生操作下，对比传统依靠医生经验的手术方式，导航技术能够减少定位时间，增强医生术中信心。

（3）头带固定：术前可以包头巾加强固定头带，手术中需尽量轻柔，避免反复移动头部和触碰头带。必要时采用术中标定点，以便于在头带移动时重新注册，术中每 15 分钟验证一次定位准确性。如果术中出现头架松脱，需再次固定和注册。

（4）上颌牙槽突区域手术，配准点宜尽量均匀分布在双侧上颌牙列区域，并尽量分散，保证不在同一平面内。配准点分布的几何中心应位于手术区域中心位置，这样可以减小配准误差。经过笔者模型试验测定，采用咬合面弓标准点配准的方法，上颌牙列区域的导航定位精度可控制在 1 mm 以内。笔者曾采用表面扫描配准的方法，因其扫描区域主要位于颧眶区，导航定位精度较咬合面弓配准方法差。

（5）常规手术方式最困难的部分包括：①定位骨开窗位置；②开窗以后对显露部分的判断。导航技术在这两个阶段能起到定位和提高判断准确性的作用，通过导航探针和注册器械的确认，可以大大缩短判断时间。

（6）导航定位时，要注意探针或第三方器械与光学探头、骨面的角度，尽量保持与骨面垂直，并使探针反光球位于光学视野的中心位置，减小定位误差。

（7）术中分牙、挺出埋伏牙 / 多生牙之前，可使用导航再次验证确认位置，并需充分结合临床情况判断。要充分认识到导航的误差范围，在未确认牙位之前不宜贸然行不可逆操作，如磨除牙体硬组织、牙齿移位等，在术中手术医生才是处理问题的核心。

6. 典型病例

患者女性，9 岁，主因“发现门牙有缝要求正畸，检查发现多生牙要求拔除”就诊。

临床检查所见：11、21 之间见约 2 mm 间隙，唇、舌侧骨质均未见膨隆，未见萌出多生牙。混合牙列。

CBCT 检查所见：11、12 间根尖处一枚倒置多生牙。距离唇侧骨板 2 mm 以上，距离鼻底 1 mm，位于鼻腭管唇侧，部分牙根进入鼻腭管，紧邻 11 牙根。

【诊断】多生牙。

【治疗计划】导航下多生牙拔除术。

【术前设计】见图 10-84 至图 10-88。

【术中情况】见图 10-89 至图 10-96。

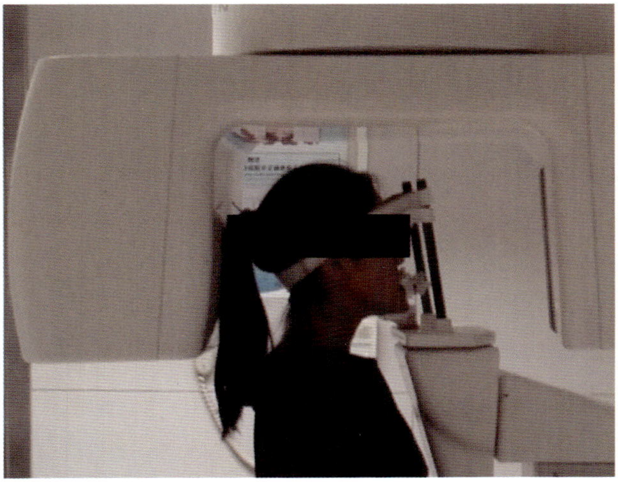

图 10-84 佩戴咬合面弓拍摄 CBCT

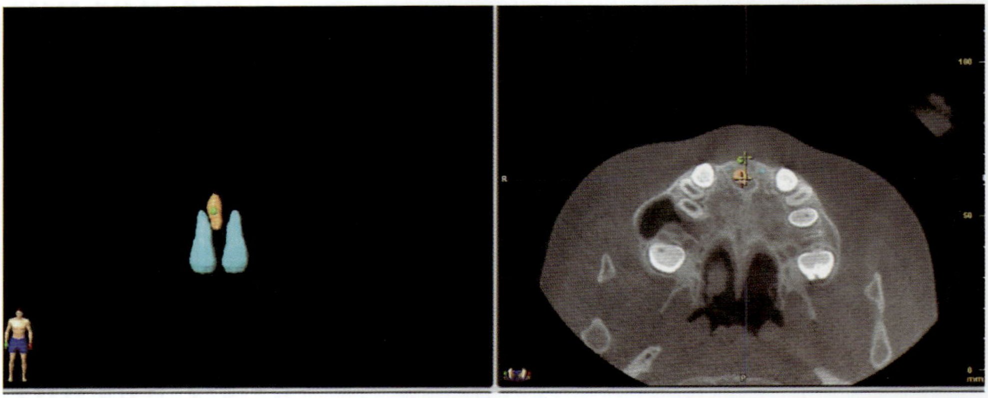

图 10-85　分割标记、三维重建多生牙和邻近恒牙

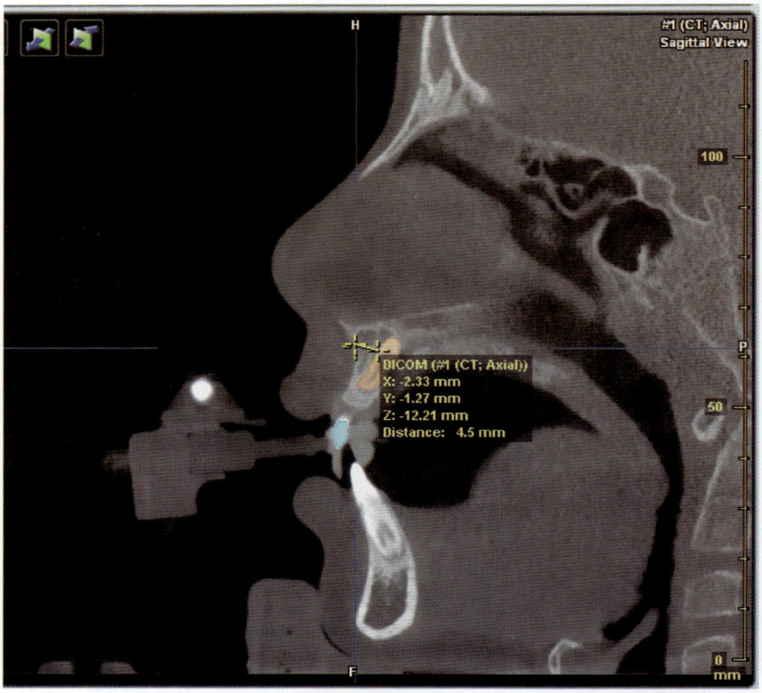

图 10-86　测量多生牙距离唇侧、腭侧、鼻底的距离

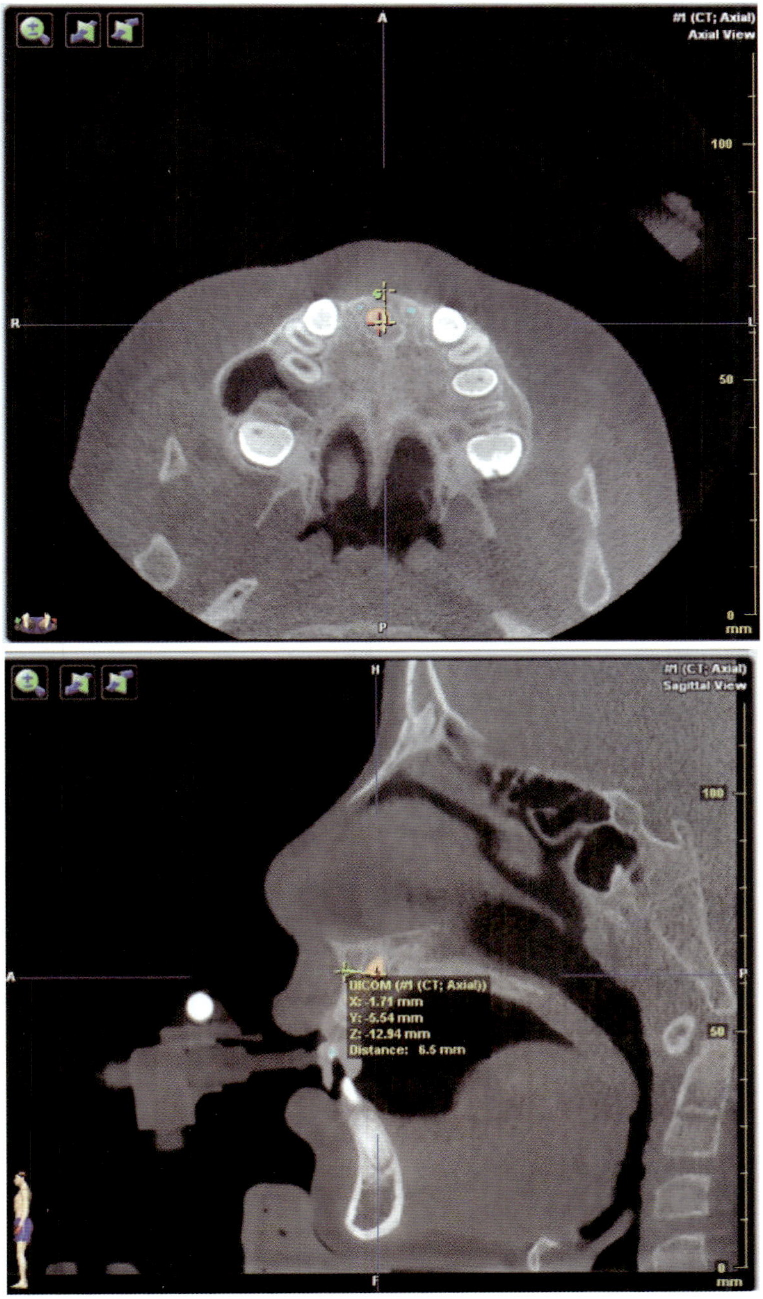

图 10-87　标记分牙线，测量在分牙线位置的安全距离（皮质骨到已经缺失的鼻腭神经管前壁距离），分牙位置选定在中切牙根尖上方避免误伤

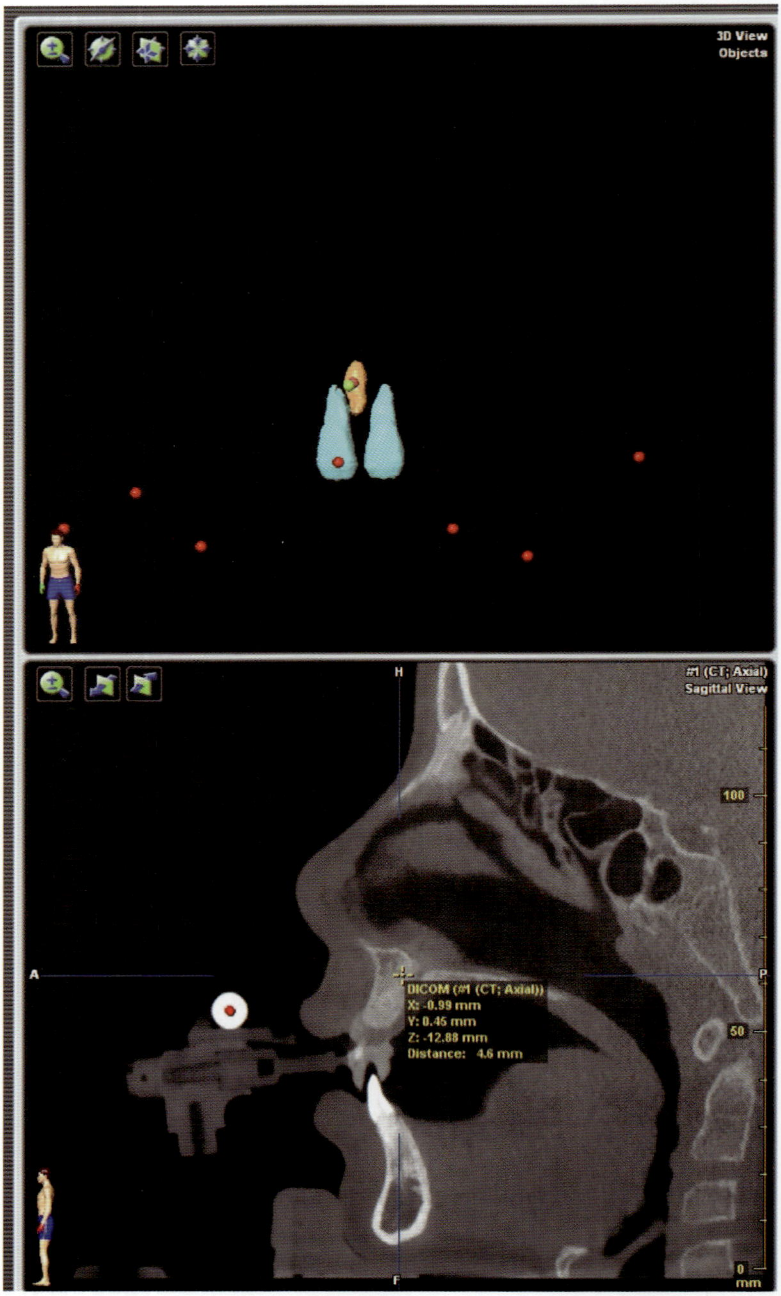

图 10-88 标定咬合配准器上的配准点（红色所示），应用 CBCT 数据导航。在一些儿童患者中，导航术中面部的配准可能有一定的困难，往往不准确或者需要多次配准，自行设计咬合配准装置可以帮助术者快速准确完成配准

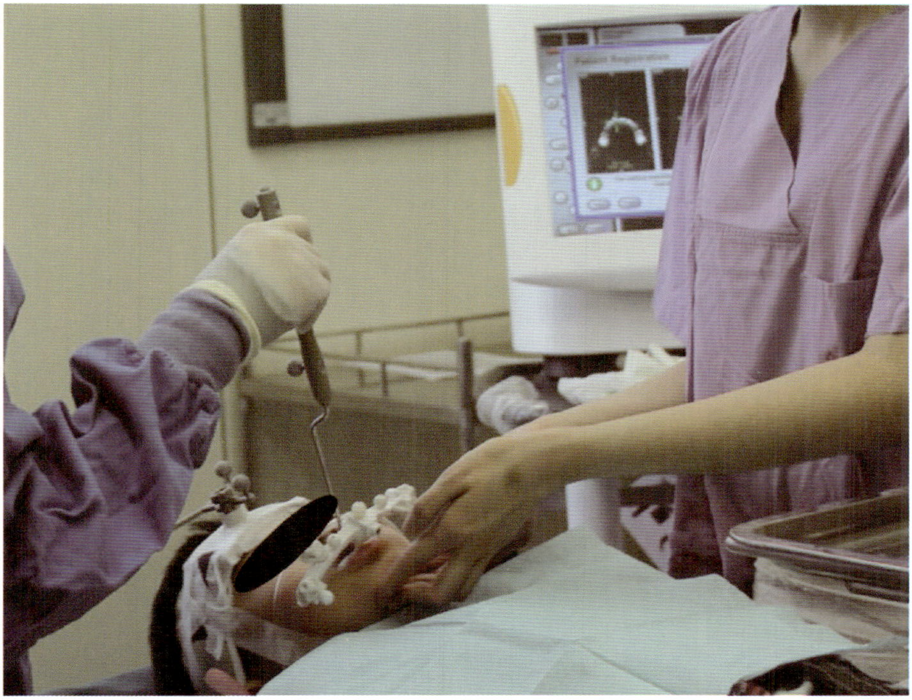

图 10-89　采用咬合注册器的患者注册

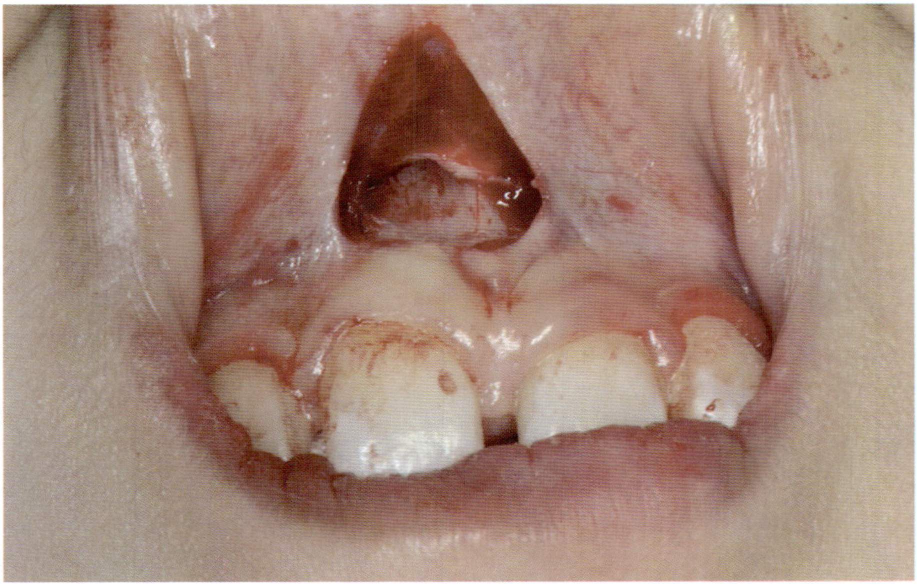

图 10-90　唇侧 1 cm 小切口切开翻瓣

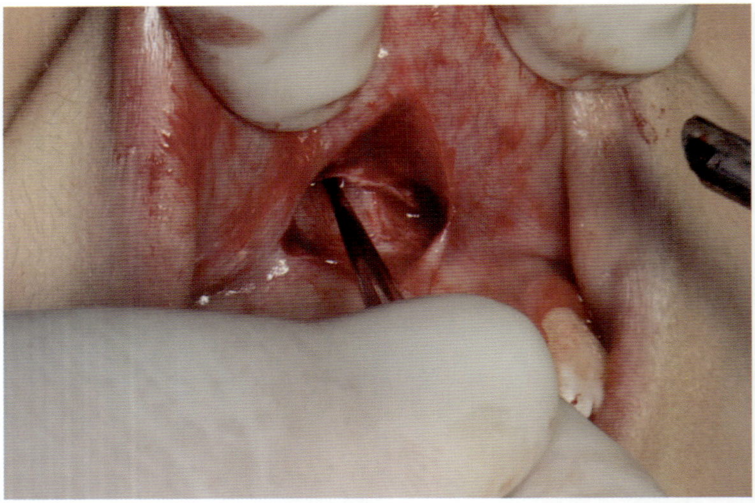

图 10-91　导航定位骨开窗部位

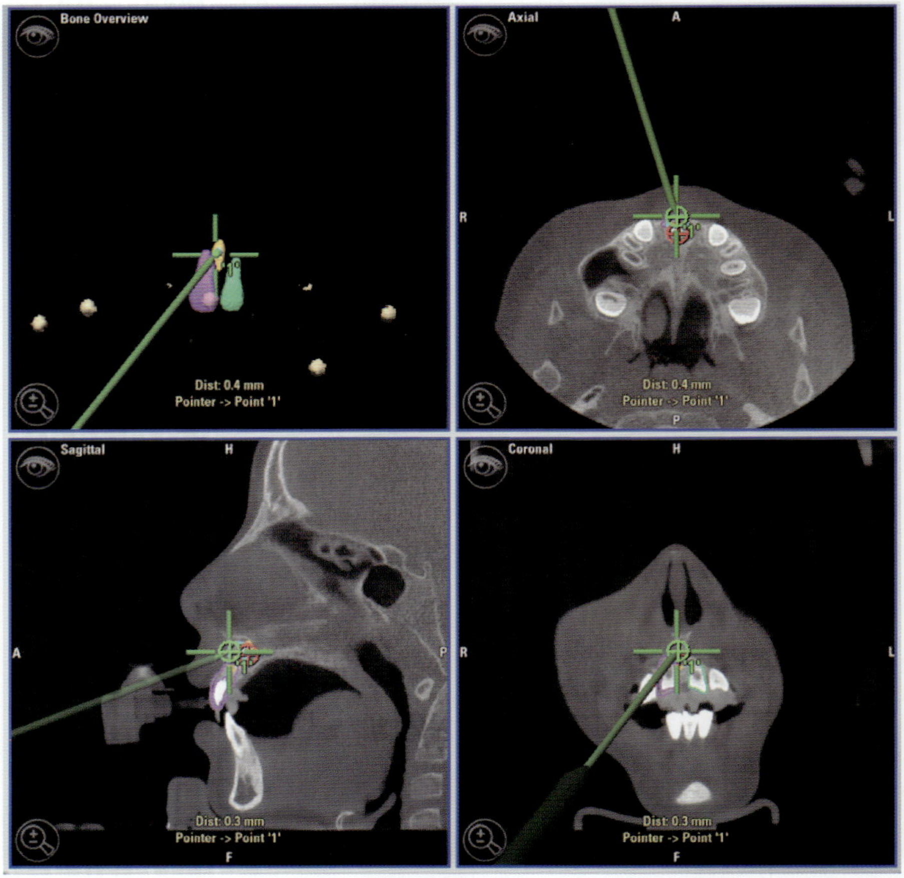

图 10-92　导航定位骨开窗部位（导航图像显示绿色为计划开窗点 1）

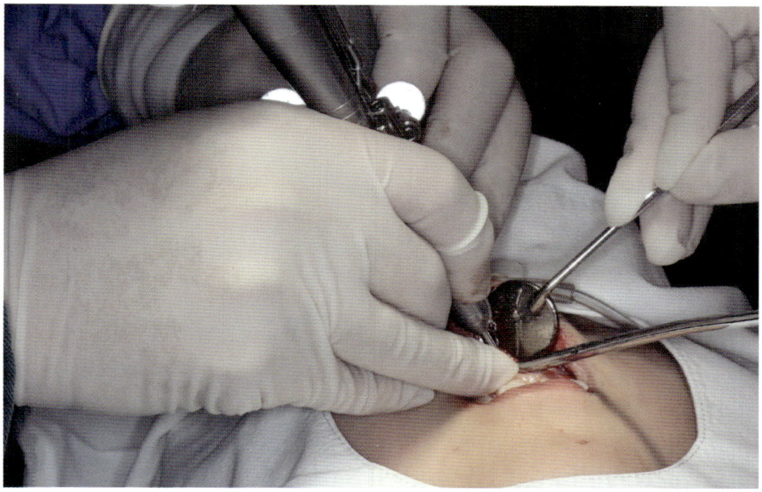

图 10-93　带有导航示踪球的动力钻进行骨开窗

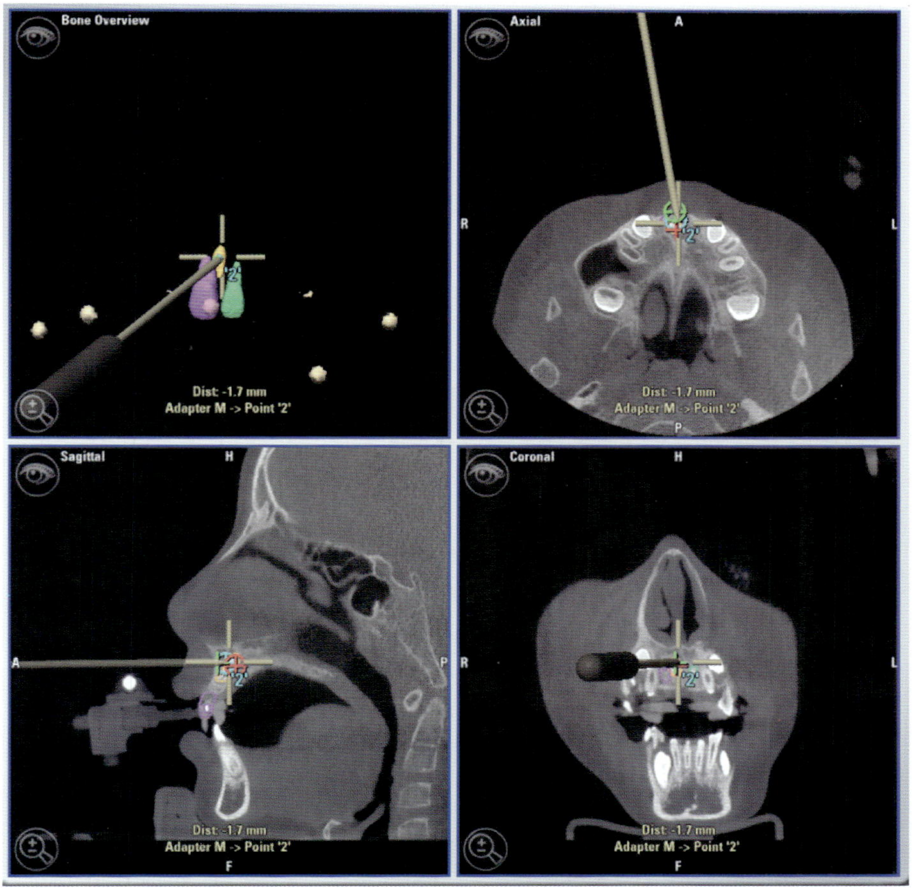

图 10-94　导航定位分牙位置（蓝色为计划分牙点 2）

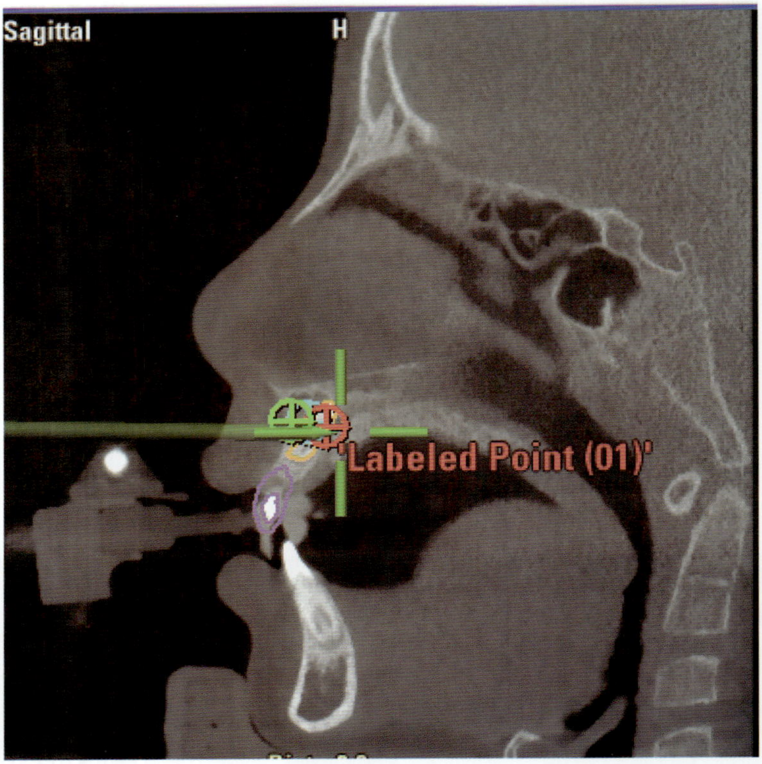

图 10-95 导航指示鼻腭管（红色标记点为缺失的鼻腭管前壁位置）

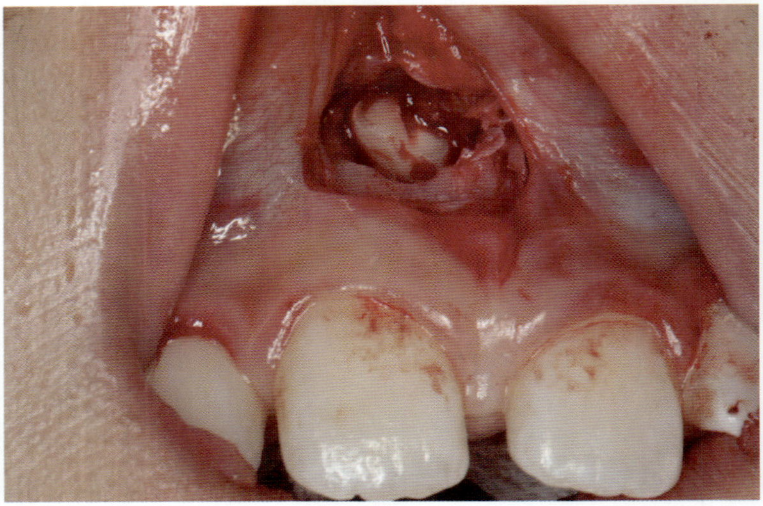

图 10-96 分别拔除多生牙冠根

7. 导航下拔除多生牙的意义

牙拔除术通常被认为是较为“简单”的外科操作，用导航技术引导拔牙似乎被认为是“过度使用技术”。但是在临床工作中，口腔外科医生会遇到越来越多棘手的复杂拔牙病例，尤其是埋伏牙、多生牙。如何降低术中损伤程度、避免损失邻近重要解剖结构，成为手术医生的努力方向，也符合外科手术微创化、精准化、简单化的趋势。

（1）导航技术为牙槽外科提供了更为准确的治疗方案。通过准确的术前设计和术中导航，可以更准确定位，更快速显露，缩短了手术时间，减少了手术并发症，是精准、微创医疗的重要发展方向。

（2）牙槽外科要求导航具有更高的定位精度。采用咬合面弓标准点配准方法可以提高导航精度，在影像拍摄、术前设计、头架固定、配准和术中操作方法等方面细致处理，可以将导航误差控制到最小，利于精确操作。

（3）要充分认识到导航技术存在误差，在临床实践中，要结合手术者的判断，完成手术操作。

（崔念晖　王晶）

参考文献

[1] 贾胜男，罗佳，林野．计算机辅助导航技术在口腔种植手术中的应用．中华口腔医学杂志，2014，49：379-382.

[2] Block MS，Emery RW. Static or dynamic navigation for implant placement-choosing the method of guidance. J Oral Maxillofac Surg，2016，74：269-277.

[3] Block MS，Emery RW，Cullum D. Implant placement is more accurate using dynamic navigation. J Oral Maxillofac Surg，2017，75：1377-1386.

[4] Kang SH，Lee JW，Lim SH，et al. Verification of the usability of a navigation method in dental implant surgery：in vitro comparison with the stereolithographic surgical guide template method. J Cranio-Maxillo-Facial Surg，2014，42：1530-1535.

[5] Jung RE，Schneider D，Ganeles J，et al. Computer technology applications in surgical implant dentistry：a systematic review. Int J Oral Maxillofac Implants，2009，24（Suppl）：92-109.

[6] D'Haese J，Ackhurst J，Wismeijer D，et al. Current state of the art of computer-guided implant surgery. Periodontology，2017，73：121-133.

[7] Hung K，Huang W，Wang F，et al. Real-time surgical navigation system for the placement of zygomatic implants with severe bone deficiency. Int J Oral Maxillofac Implants，2016，31：1444-1449.

[8] Chrcanovic BR, Oliveira DR, Custódio AL. Accuracy evaluation of computed tomography derived stereolithographic surgical guides in zygomatic implant placement in human cadavers. J Oral Implantol, 2010, 36: 345-355.

[9] Block MS, Emery RW, Lank K, et al. Implant placement accuracy using dynamic navigation. Int J Oral Maxillofac Implants, 2016, 32: 92-99.

[10] Boyd JB, Gullane PJ, Rotstein LE, et al. Classification of mandibular defects. Plast Reconstr Surg, 1993, 92 (7): 1266-1275.

[11] Urken ML, Weinberg H, Vickery C, et al. Oromandibular reconstruction using microvascular composite free flaps: report of 71 cases and a new classification scheme for bony, soft-tissue, and neurologic defects. Arch Otolaryngol Head Neck Surg, 1991, 117 (7): 733-744.

[12] Brown JS, Barry C, Ho M, et al. A new classification for mandibular defects after oncological resection. Lancet Oncol, 2016, 17 (1): e23-e30.

[13] Flint PW, Haughey BH, Robbins KT, et al. Cummings Otolaryngology-Head and Neck Surgery. E-Book: Elsevier Health Sciences, 2014.

[14] Ragbir M, Brown JS, Mehanna H. Reconstructive considerations in head and neck surgical oncology: United Kingdom National Multidisciplinary Guidelines. J Laryngol Otol, 2016, 130 (S2): S191-S7.

[15] Nussenbaum B. Reconstruction of the Mandible. Cumming's Otolaryngology. 4th ed. Elsevier, 2015: 1388-1398.

[16] Shan XF, Chen HM, Liang J, et al. Surgical Reconstruction of Maxillary and Mandibular Defects Using a Printed Titanium Mesh. J Oral Maxillofac Surg, 2015, 73 (7): 1437 e1-9.

[17] Mezger U, Jendrewski C, Bartels M. Navigation in surgery. Langenbecks Arch Surg, 2013, 398 (4): 501-514.

[18] 张益. 数字化技术及眼眶骨折精确重建. 中华口腔医学杂志, 2012, 47 (8): 463-465.

[19] Yu H, Shen G, Wang X, et al. Navigation-guided reduction and orbital floor reconstruction in the treatment of zygomatic-orbital-maxillary fractures. J Oral Maxillofac Surg, 2010, 68: 28-34.

[20] Cordeiro PG, Chen CM. A 15-year review of midface reconstruction after total and subtotal maxillectomy. Plast Reconstr Surg, 2012, 129: 124-147.

[21] Austin RE, Antonyshyn OM. Current applications of 3-D intraoperative navigation in craniomaxillofacial surgery: a retrospective clinical review. Ann Plast Surg, 2012, 69: 271-278.

[22] Bell RB. Computer planning and intraoperative navigation in craniomaxillofacial surgery. Oral Maxillofac Surg Clin North Am, 2010, 22: 135-156.

[23] 章文博, 于尧, 王佃灿, 等. 三维标记技术在上颌骨恶性肿瘤外科治疗中的应用. 中华

耳鼻咽喉头颈外科杂志，2015，50（5）：378-382.

[24] Zhang WB，Wang Y，Liu XJ，et al. Reconstruction of maxillary defects with free fibula flap assisted by computer techniques. J Craniomaxillofac Surg，2015，43（5）：630-636.

[25] Zhang WB，Mao C，Peng X，et al. Outcomes of orbital floor reconstruction after extensive maxillectomy using the computer-assisted fabricated individual titanium mesh technique. J Oral Maxillofac Surg，2015，73（10）：e1-e2065.

[26] Zhang WB，Yu Y，Wang Y，et al. Improving the accuracy of mandibular reconstruction with vascularized iliac crest flap：role of computer-assisted techniques. J Craniomaxillofac Surg，2016，44（11）：1819-1827.

[27] 章文博，于尧，王洋，等 . 数字化外科技术在上颌骨缺损重建中的应用 . 北京大学学报（医学版），2017，49（1）：1-5.

[28] 郭玉兴，郭传瑸 . 增强 CT 三维重建在颞下咽旁间隙肿瘤中的应用 . 北京大学学报（医学版），2011，43（1）：148-150.

[29] 郭玉兴，彭歆，刘筱菁，等 . 导航技术在颅底-颞下区肿瘤手术中的应用 . 中华口腔医学杂志，2013，48（11）：645-647.

[30] 康晓伟，高春燕，黄梅虹，等 . 颅颌面外科导航手术安装参考头架的配合 . 中华护理杂志，2012，47（8）：747-748.

[31] 郭传瑸 . 累及颅底的咽旁颞下区肿瘤手术入路选择 . 中华口腔医学杂志，2006，41（8）：467-469.

[32] 郭传瑸，郭玉兴 . 外科导航技术引导的颅底肿瘤穿刺活检 . 中国实用口腔科杂志，2014（06）：321-324.

[33] Guo YX，Guo CB. Maxillary-fronto-temporal approach for removal of recurrent malignant infratemporal fossa tumors：anatomical and clinical study. J CraniomaxillofacSurg，2014，42（3）：206-212.

[34] Guo YX，Sun ZP，Liu XJ，et al. Surgical safety distances in the infratemporal fossa：three-dimensional measurement study. Int J Oral Maxillofac Surg，2015，44（5）：555-561.

[35] Zhang J，Zhang JG，Song TL，et al. ^{125}I seed implant brachytherapy-assisted surgery with preservation of the facial nerve for treatment of malignant parotid gland tumors. Int J Oral Maxillofac Surg，2008，37：515-520.

[36] Zheng L，Zhang J，Zhang J，et al. Preliminary results of（125）I interstitial brachytherapy for locally recurrent parotid gland cancer in previously irradiated patients. Head Neck，2012，34：1445-1449.

[37] Zheng L，Zhang J，Song T，et al. ^{125}I seed implant brachytherapy for the treatment of parotid gland cancers in children and adolescents. Strahlenther Onkol，2013，189：401-406.

[38] Auer T，Hensler E，Eichberger P，et al. 3D-Navigation for interstitial brachytherapy.

Strahlenther Onkol，1998，174：82-88.

[39] Bale RJ，Freysinger W，Gunkel AR，et al. Head and neck tumors：fractionated frameless stereotactic interstitial brachytherapy—initial experience. Radiology，2000，214：591-595.

[40] Strassmann G，Kolotas C，Heyd R，et al. Navigation system for interstitial brachytherapy. Radiother Oncol，2000，56：49-57.

[41] Strassmann G，Heyd R，Cabillic-Engenhard R，et al. Accuracy of 3D needle navigation in interstitial brachytherapy in various body regions. Strahlenther Onkol，2002，178（11）；644-647.

[42] 张益 . 数字化外科技术及眼眶骨折精确重建 . 中华口腔医学杂志，2012，47（8）：463-465.

[43] 冯志强，贺洋，刘筱菁，等 . 计算机导航辅助矫治单侧陈旧性颧骨骨折的疗效对比研究 . 中华口腔医学杂志，2012，47（7）：414-418.

[44] 刘筱菁，贺洋，巩玺，等 . 计算机导航技术在口腔颌面部创伤整复中的应用 . 中华口腔医学杂志，2012，47（11）：645-650.

[45] 巩玺，张益，贺洋，等 . 计算机辅助导航系统在单侧陈旧性颧骨复合体骨折治疗中的应用 . 中华创伤杂志，2013，29（2）：122-126.

[46] 张益，刘筱菁 . 数字技术改变着现有的诊疗思维和模式：从外科谈起 . 中华口腔医学杂志，2016，51（4）：205-209.

[47] Gong X，He Y，An J，et al. Application of a computer-assisted navigation system（CANS）in the delayed treatment of zygomatic fractures：a randomized controlled trial. J Oral Maxillofac Surg，2016.

[48] 张智勇，冯志强，巩玺，等 . 计算机导航在单侧眼眶骨折眶壁重建中的应用评价 . 中华口腔医学杂志，2012，47（11）：657-661.

[49] 贺文鹏，张益，贺洋，等 . 导航辅助眼眶骨折继发眼球内陷的治疗 . 中华口腔医学杂志，2014，49（11）：641-644.

[50] Bly RA，Chang SH，Cudejkova M，et al. Computer-guided orbital reconstruction to improve outcomes. JAMA Facial Plast Surg，2013，15（2）：113-120.

[51] Ogino A，Onishi K，Yamada T. Navigation-assisted bone grafting for blowout fracture. J Craniofac Surg，2016，27（2）：328-330.

[52] Essig H，Dressel L，Rana M，et al. Precision of posttraumatic primary orbital reconstruction using individually bent titanium mesh with and without navigation：a retrospective study. Head Face Med，2013，9：18.

[53] Shin HS，Kim SY，Cha HG，et al. Real time navigation-assisted orbital wall reconstruction in blowout fractures. J Craniofac Surg，2016，27（2）：370-373.

[54] Herford AS，Miller M，Lauritano F，et al. The use of virtual surgical planning and

navigation in the treatment of orbital trauma. Chin J Traumatol，2017，20（1）：9-13.

［55］Novelli G，Tonellini G，Mazzoleni F，et al. Virtual surgery simulation in orbital wall reconstruction：integration of surgical navigation and stereolithographic models［J］. J Craniomaxillofac Surg，2014，42（8）：2025-2034.

［56］安金刚，张益，张智勇 . 计算机辅助制作个性化钛网治疗眼眶骨折继发眼球内陷 . 北京大学学报（医学版），2008，40（1）：88-91.

［57］Babu L，Jain MK，Ramesh C，et al. Is aggressive gap arthroplasty essential in the management of temporomandibular joint ankylosis？ A prospective clinical study of 15 cases. Br J Oral Maxillofac Surg，2013，51：473-478.

［58］Gui H，Wu J，Shen SG，et al. Navigation-guided lateral gap arthroplasty as the treatment of temporomandibular joint ankylosis. J Oral Maxillofac Surg，2014，72：128-138.

［59］Sun G，Lu M，Hu Q. The application of surgical navigation in the treatment of temporomandibular joint ankylosis. J Craniofac Surg，2015，26：e776-e780.

［60］李自力，王兴，伊彪，等 . 口腔内入路髁突切除术的临床应用研究 . 现代口腔医学杂志，2008，22（4）：341-344.

［61］王晓霞，李自力，伊彪，等 . 计算机导航辅助下口内入路髁突切除术的临床应用 . 中华口腔医学杂志，2013，48（6）：350-354.

［62］Liu X，Li Q，Pang Y，et al. Modified method of recording and reproducing natural head position with a multicamera system and a laser level. Am J Orthod Dentofacial Orthop，2015，147：781-787.

［63］Tian K，Xue Z，Liu Y，et al. recording and transferring head positions to the virtual head using a multicamera system and laser level. J Oral Maxillofac Surg，2015，73：2039.e1-2039.e13.

［64］Nolte JW，Verhoeven TJ，Schreurs R，et al. 3-Dimensional CBCT analysis of mandibular asymmetry in unilateral condylar hyperplasia. Journal of Cranio-Maxillo-Facial Surgery，2016，44：1970e1976.

［65］Hatamleh MM，Yeung E，Osher J，et al. Novel treatment planning of hemimandibular hyperplasia by the use of three-dimensional computer aided design and computer aided manufacturing technologies. J Craniofac Surg，2017，28（3）：764-767.

［66］Mehra P，Arya V，Henry C. Temporomandibular joint condylar osteochondroma：complete condylectomy and joint replacement versus low condylectomy and joint preservation. J Oral Maxillofac Surg，2016，74：911-925.

［67］王晶，翟新利，贺洋，等 . CT/MRI 图像融合界面导航辅助三叉神经半月节穿刺的临床对照研究 . 北京大学学报（医学版），2014，46（4）：612-617.

［68］陈敏洁，杨驰，顾力栩，等 . CT/MRI 图像整合建立半月神经节手术的导航界面 . 口腔颌

面外科杂志，2009，19（3）：176-179.

[69] 闫婧，卢洁，李宝生，等.CT 与 MRI 图像融合在颅内肿瘤三维适形放疗中的应用[J].中华肿瘤杂志，2007，29（12）：935-937.

[70] Manavis J，Sivridis L，Koukourakis MI. Nasopharyngeal carcinoma the impact of CT-scan and of MRI on staging radiotherapy treatment planning and outcome of the disease. Clin Imaging，2005，29（2）：128-133.

[71] 王磊，徐淑军，周茂德，等.神经导航下射频热凝治疗三叉神经痛的临床研究.山东大学学报（医学版），2007，45（9）：965-967.

[72] 中华医学会神经外科学分会功能神经外科学组.三叉神经痛诊疗中国专家共识.中华外科杂志，2015，53（9）：657-664.

[73] Wang J，Cui NH，Guo YJ，et al. Navigation-guided extraction of impacted supernumerary teeth：a case report. J Oral Maxillofac Surg，2017，75（6）：1136.e1-1136.e5.

[74] Garvey MT，Barry HJ，Blake M. Supernumerary teeth：an overview of classification，diagnosis and management. J Can Dent Assoc，1999，65：612-616.

[75] Paraskevopoulos D，Unterberg A，Metzner R，et al. Comparative study of application accuracy of two frameless neuronavigation systems：experimental error assessment quantifying registration methods and clinically influencing factors. Neurosurg Rev，2010，34：217-218.

[76] Bettschart C，Kruse A，Matthews F，et al. Point-to-point registration with mandibulomaxillary splint in open and closed jaw position：evaluation of registration accuracy for computer-aided surgery of the mandible. J Craniomaxillofac Surg，2012，40：592-598.

[77] Ledderose GJ，Hagedorn H，Spiegl K，et al. Image guided surgery of the lateral skull base：testing a new dental splint registration device. Comput Aided Surg，2012，17：13-20.

第十一章

导航手术室的布局及术中麻醉、护理配合

第一节 导航手术室的整体布局

手术室是检验导航手术术前设计，实施口腔颌面外科导航手术的主要场所。导航手术对于实施手术的手术间布局、手术过程中的麻醉技术以及手术护士等有一定的、不同于常规口腔颌面外科手术的特殊要求。

一、手术间的整体要求

导航手术需使用计算机工作站（装有相关软件）、红外线接收器和相关手术器械。尽管计算机工作站和红外线接收器随着技术的进步，体积有逐渐缩小的趋势，但其仍需要占据一定的空间；另外，导航手术过程中可能需要调整红外线接收器和计算机工作站的位置，导航手术设备应在相对较大的手术间放置和使用，避免因加入导航手术设备造成手术间空间过于狭小而影响手术进程或导致人员受伤。手术台上患者头部的上、左、右三个方向应有足够的空间能够摆放导航手术设备，同时还需要有足够的空间排列常规手术所需的人和设备，如麻醉机、无菌器械台、手术医生和器械护士等，以及其他可能在手术中用到的设备，如内镜系统、射频治疗仪等。

二、导航手术对手术室护士的要求

导航手术以其精确、客观和相对微创等特点，越来越受到临床医生和患者的欢迎。导航手术也越来越多地应用到口腔颌面外科手术中。这就要求手术室护士

具备以下素质和能力：

1. 了解导航手术的原理，熟悉导航手术的步骤。

2. 了解导航手术设备的工作原理，能够简单操作术中使用的相关软件。

3. 掌握导航手术设备和器械的使用和维护方法。

4. 掌握导航手术患者特殊的术前准备程序，能够指导和配合手术助手完成术前消毒、铺巾等操作。

5. 掌握手术中导航设备使用关键步骤的护理配合要点，能够准确、迅速地配合医生完成相关操作。

6. 能够解决或协助解决导航手术中因设备、器械造成的问题。

（康晓伟　杨国勇）

第二节　导航手术中麻醉技术的考虑

为了使颌面外科手术更快速、更精准、更安全，计算机导航技术已得到越来越多的应用。本书所论述的导航手术设备系统利用的是红外线导航，不涉及放射线、超声波、电磁波等，因此对麻醉电子设备不会产生干扰。在颌面外科实施导航手术时，麻醉医生应考虑以下几点：

1. 导航系统的摄像头需与固定在患者头部的参考头架及导航指针之间保持无遮挡，麻醉机及麻醉监测设备应避开患者头部周围，放置在患者身体的非术区一侧。另外，这类手术最好安排在患者头部附近无设备吊塔的手术间，以便于导航摄像头、计算机工作站等设备的安置和操作。

2. 在患者头部安装有创参考头架及导航注册需在全身麻醉诱导之后进行。颌面外科手术的全麻多需要经鼻气管内置管，并且异形导管更便于手术操作和气道管理。在导航注册时需要将导管抬高扭转，避开鼻背、颧及眼眶周围等导航注册区。此时应注意防止导管脱出，最好在导航注册前行鼻中隔与气管导管的缝扎固定（图 11-1），并持续监测呼气末 CO_2 分压，这样更加安全。

3. 由于导航手术需要在患者头部装有参考头架并且需要在额头、眼眶周围、鼻背、颧部等部位进行注册操作，所以这些区域不能安装电极片、探测头等，这样就限制了麻醉深度监测设备的使用。为预防患者术中知晓，特别是在全静脉麻醉中，更应注意麻醉深度的管理及安定类药物的合理应用。特别是在导航注册、测量操作的过程中无疼痛刺激，由于稳定循环的需要，可能需要减浅麻醉，此时更应预防患者知晓的发生。在此期间可利用血管活性药来维持循环系统的稳定。

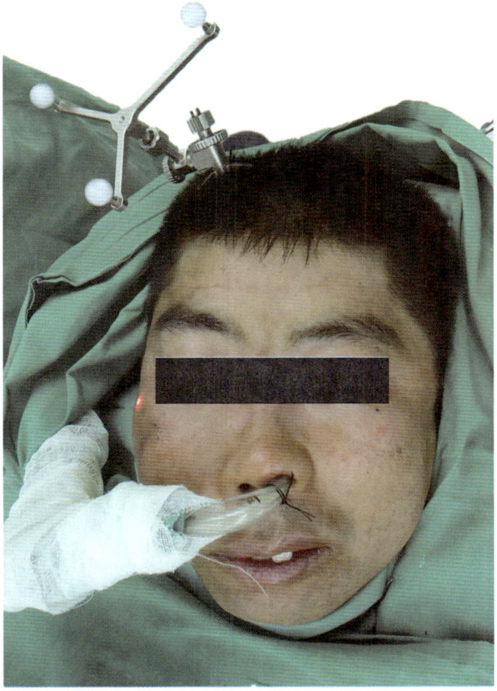

图 11-1　缝线固定气管导管

4. 在口腔颌面外科手术结束后，有时会因忽略参考头架的拆除工作，以致过早停止麻醉，引起患者躁动和知晓，特别是当参考头架拆除困难及固定钛钉折断时，更需要维持相应的麻醉深度。另外，在拔除导管前，务必将固定导管的缝线剪断，防止鼻中隔缝合处的出血损伤。

（刘瑞昌）

第三节　导航手术中护理配合注意事项

一、术前准备

对全身麻醉手术患者于手术前一日进行术前访视，通过查阅病历，访问患者，访谈主管医生、护士等形式达到了解手术相关情况、增强患者信心的目的。导航手术患者一般为病情复杂或特殊的患者，对这类患者的访视应该更有针对性。除常规访视内容外，还应对患者的头面部进行评估，强调导航手术需要患者配合的关键点和注意事项，如头发和头皮的准备、颜面部形态保持等。对于部分未进行访视的手术，如局部麻醉导航辅助下的穿刺活检手术，应在接患者进入手术间前向其交代相关注意事项，如导航手术中尽量保持头部不动、注册和手术时保持闭眼等。术前打开计算机工作站和红外线接收器开关，导入患者数据准备手术。根据患者手术部位调整工作站和红外线接收器的位置。

二、患者安置

患者进入手术间，经三方核查核对身份无误后，使患者取仰卧位于手术床上，保持保暖、舒适、安全，垫颈垫使头稍后仰。

三、术区消毒

全身麻醉者待麻醉起效后由手术助手将经鼻气管插管缝线固定于鼻中隔，常规消毒手术区域；要提醒手术助手消毒范围足够大，同时需要对气管插管显露部分进行消毒。另外，还需消毒头皮和头发以便安装颅骨参照基座。因目前不主张手术区域备皮，护士需配合聚维酮碘（碘伏）消毒头皮和全部头发。碘伏头部消毒前调低床头，在患者头下垫防水垫（图 11-2）。可以采用适当型号的医用垃圾袋，既可以防止污染手术床，患者头颈部及背部潮湿而导致手术单隔离效果差以及在术中发生压疮等并发症，也可以收集使用过的消毒液，便于清理医疗废物，尤其是对于头发较长的患者。手术助手刷手并戴无菌手套，双手各持纱布，由巡回护士倾倒 0.5% 碘伏消毒液配合头部消毒。需注意倾倒速度不宜过快，配合消

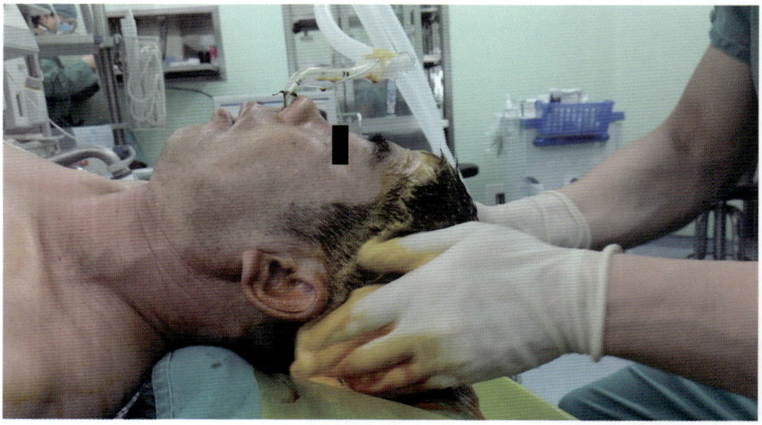

图 11-2　碘伏头部消毒

毒部位缓慢倒下，消毒范围应覆盖头皮和全部头发。由于术中需要，无法粘贴透明薄膜保护眼睛，还需注意患者的眼睛安全，倾倒时勿过于靠近发际线及前额，防止较高浓度的碘伏误入患者眼睛。如发生碘伏入眼，立即用大量灭菌注射用水或无菌生理盐水反复冲洗。

四、手术铺巾

头部消毒完成后由另一人戴无菌手套抬起患者头部，撤除防水垫后进行手术铺巾。除按常规口腔颌面外科手术铺巾方法外，手术铺巾需注意以下几点：

1. 准备头枕部手术单时需增加一块治疗巾，用于擦干头皮和头发，以免术区过于潮湿而发生污染。该治疗巾在使用后弃去。再用下层治疗巾包裹长发后用巾钳固定于顶骨后 1/3 处，短发者直接包裹固定（图 11-3）。

2. 铺 4 块治疗巾包围手术切口时需露出足够大的空间，除手术区域外，还要让出预定安装颅骨参照基座的位置和进行面部轮廓注册时的位置（图 11-4）。

3. 气管插管及其连接管需要用无菌治疗巾包裹、绷带固定，并在远端妥善固定以免气管插管和连接管因重力拉扯而导致鼻部受牵拉，甚至连接管脱落无法维持有效呼吸而危及患者生命。包裹时应保证显露于手术野的气管插管尽量短，并且能够根据手术需要在有限的范围内任意移动（图 11-5）。

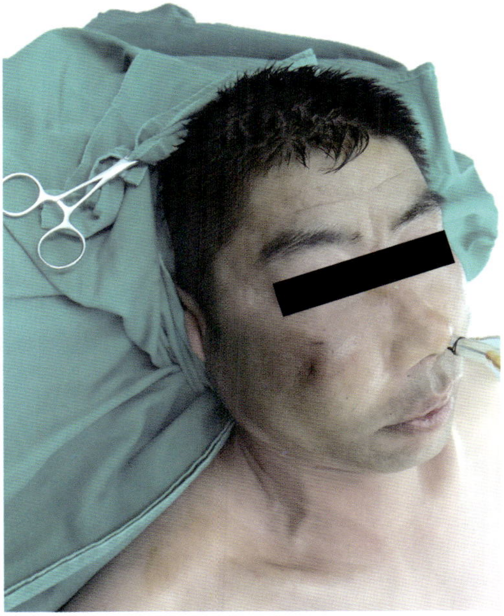

图 11-3　治疗巾包裹顶骨后 1/3 处

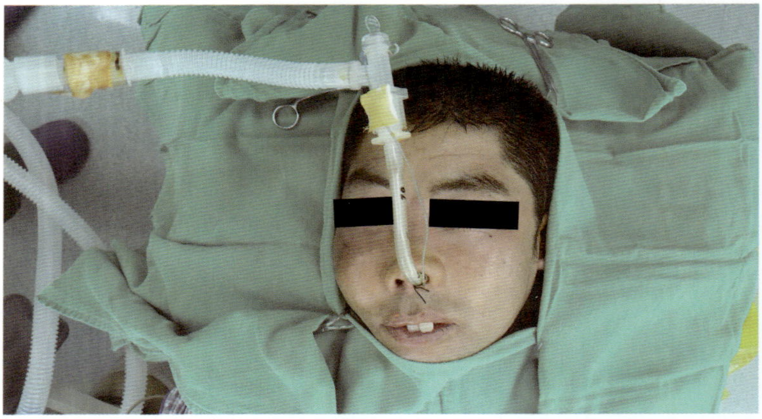

图 11-4　显露手术区域、安装参照基座区域和面部轮廓注册区域

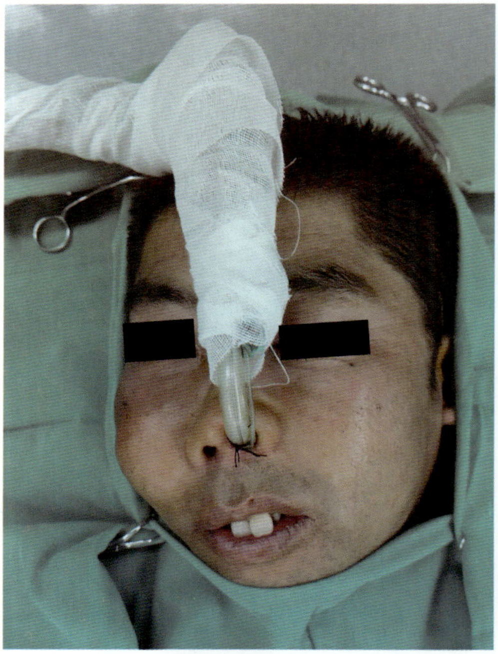

图 11-5　无菌治疗巾包裹固定气管插管及其连接管

五、安装参考头架

铺巾完成后开始手术。参考头架的安装是导航手术开始后的第一步。较为复杂或时间较长的手术需安装颅骨参照套装，即微创参考头架。器械护士需准备 11 号手术刀片和手术刀柄、骨膜分离器、手用钻头和螺丝刀及其手柄、固定

钛钉（根据厂家的推荐选用钛钉的品牌和规格，如 Brainlab 建议颅骨参照套装使用的钛钉为直径 1.5 mm，长 6 mm）、安装反射标记球的颅骨参照套装和纱布等（图 11-6）。这些器械仅用于安装和拆除颅骨参照套装，不得与其他手术器械混用。手术医生在患者头顶偏左或偏右靠近患侧的头皮（注意避开天然骨缝）切开一个 1 cm 的切口至骨面，充分剥离后手动钻头打孔，将颅骨参照基座与颅骨用钛钉固定。提醒医生在固定时力度应适中，力度过大可能造成钛钉异扣、钛钉帽损坏、术后取出困难以及钛钉折断等；力度过小则钛钉松动，基座固定不稳，术中易发生移位而影响导航精度。

无创参考头架包括由弹力布和参考架连接点构成的头带，以及星形参考头架构成，适用于局部麻醉下的小手术或导航引导下的穿刺活检、放射性粒子植入以及三叉神经射频热凝术等符合安装无创参考头架要求的手术。参考头架的安装应不影响手术区域，与术区有一定的距离；头带应能够稳定地固定位于患者的前额。为保持导航的准确性，参照头带需相对紧地固定，参考架连接点不能位于前额中线处而应偏向患侧（图 11-7）。为保证顺利注册，参照头带应与眶周有一定的距离而不能覆盖眶周、鼻根等注册位置。由于参照头带对头部皮肤的压力很大，不适用于预期手术时间超过 2 小时的手术，否则可能造成皮肤损伤，如皮肤压痕或压疮等。头带一般不直接接触患者皮肤，因此通常在敷料包裹患者头部之后再将头带固定于敷料上。局部麻醉手术时，应告知患者头部不可大幅度转动，否则易导致参照头架移位甚至松脱，影响导航效果，可能需要重新注册。头带为一次性使用，手术结束后按医疗垃圾进行处理。

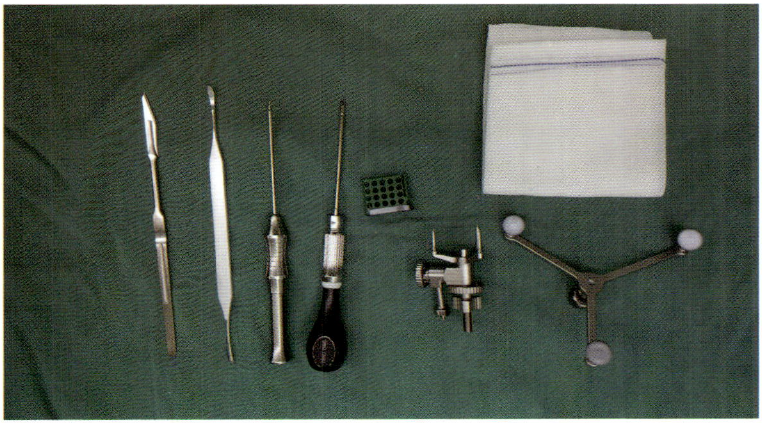

图 11-6　参考头架及安装所需物品

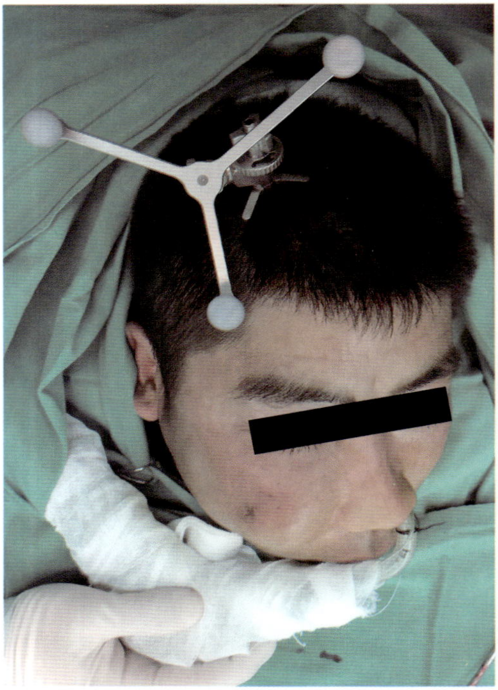

图 11-7　安装好的参考头架

六、面部轮廓注册

由未刷手医生持 Z-touch 发射激光束在患者眼眶周围画“8”字进行“表面匹配”注册（图 11-8），导航系统收集患者软组织表面数据，与现有患者数据进行比对通过后注册成功。器械护士将导航指针传递给手术医生进行数据准确性检

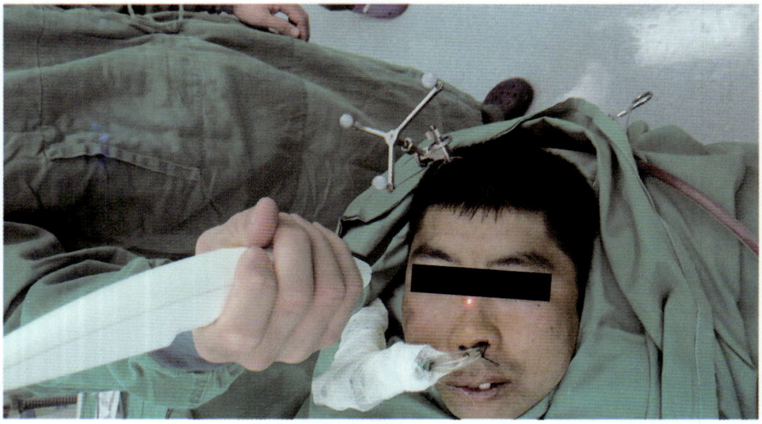

图 11-8　表面匹配注册

验，将导航指针尖端指向内眦、鼻尖和上颌切牙中线，如工作站显示与实际相符，则认为注册成功。

七、第三方注册

部分器械如穿刺活检枪、粒子植入针以及热凝针等需要在导航手术中确定其尖端是否位于预定位置，但由于没有足够大的切口容纳导航指针，需将上述器械既作为引导设备，又作为工作设备，因此需要第三方器械注册。第三方注册时，器械护士需准备器械校准模型、带有锁定装置的器械适配器和 6 个反射标记球（图 11-9）。将标记球安装在校准模型和适配器上。手术医生将适配器妥善固定于需要注册的器械尾端适当位置，反射球面向红外线接收器，将器械尖端插入校准模型适当的孔内直至孔底，保持稳定后，在第三方注册界面注册成功后即可使用。

八、术中护理

1. 术中需注意对患者眼睛、口角等处的保护。由于眼部没有贴膜保护，需提醒手术医生注意，手术器械尖端切勿距离眼部过近。术中对骨的磨削操作可能不可避免地将碎骨屑、冲洗用水等溅入眼睛，术中应注意遮挡，发生可见的异物入眼时应立即用生理盐水冲出异物，术后应使用大量生理盐水冲洗眼球。为避免对口角的过度牵拉，可涂润滑剂（如无菌石蜡油）保护。

2. 术中导航手术设备的合理使用。导航手术设备并非时时处处都使用，在长时间不使用导航手术设备时，应将颅骨参照阵列从颅骨参照套装中拧下，交由器械护士保存（图 11-10），待再次使用时安装。因口腔颌面外科手术部位特殊，手术医生距参考头架很近，手术过程中很有可能接触甚至压迫参考头架，造成头

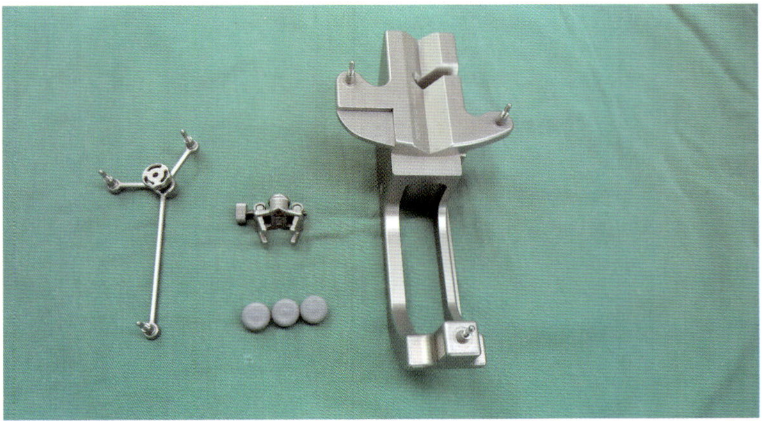

图 11-9　第三方注册需准备的设备

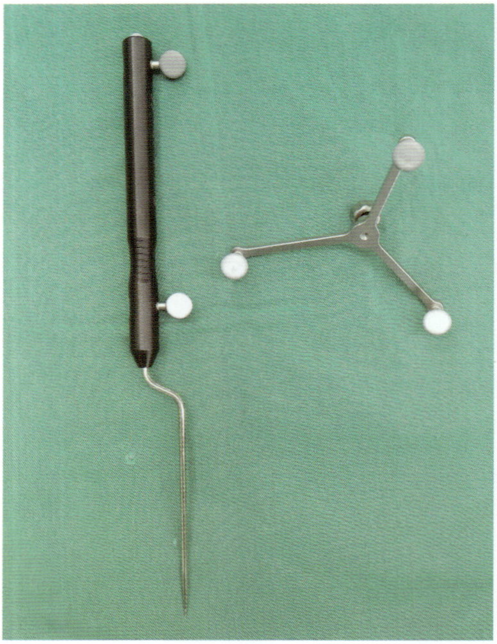

图 11-10 参照阵列和导航指针，由器械护士保管

架的移位甚至损坏。器械护士应妥善保管，将参照阵列、导航指针等保存在固定位置，便于随时使用。

3. 面部轮廓注册、第三方注册及术中使用导航指针和第三方器械进行各种操作时，需保持红外线接收器能够接收到反射标记球反射的红外线。拧紧在参考头架、导航指针和第三方器械上的标记球，应朝向红外线接收器。如标记球未显像，则不能识别相关器械，此时可以调节器械的角度或红外线接收器的高度、角度和距离。使用导航相关器械的过程中，红外线接收器和反射标记球之间不能有障碍物阻挡光线，因此红外线接收器下禁止站人，相关位置的手术助手需暂时让开。

九、术后拆卸参考头架

导航手术结束后需拆除参考头架。对于无创参考头架，仅需拧开星形参考头架，解开头带搭扣即可。颅骨参照套装需用螺丝刀拧下钛钉，再拆下基座，使用缝线缝合创口。某些情况下钛钉拧下困难（如颅骨参照套装安装时用力过大，钛钉头槽缝磨损等），需用暴力破坏钛钉结构再将钛钉尖端从颅骨中取出，这时需使用手术动力系统，因此在导航手术时需将动力系统保留至颅骨参照套装拆下之后。

（康晓伟　杨国勇）

第四节　导航手术设备系统及相关附件的保养

对导航手术设备进行良好的保养与维护是其正常工作的前提。手术室护士应接受导航手术设备与附件相关的培训，保证导航手术的正常开展。

一、导航手术设备

导航手术设备应由负责器械设备的护士专人负责，固定手术间保管，定期清洁，配合专人进行维护和检修。导航手术设备应在较大手术间远离出入口、靠近墙或墙角放置，以避免磕碰和撞击。使用保护套保护计算机触摸屏和红外线接收器的镜头。正确地连接电源线和两台设备间的连接导线后，将导线有规则地盘在集线器上，需使用时放开。避免频繁插拔除电源线插头以外的导线接头，以防磨损。未进行手术时将计算机工作站和红外线接收器组合放置（图 11-11）。在本手术间或其他手术间进行导航手术时，由双人将组合在一起的设备推拉移动，到

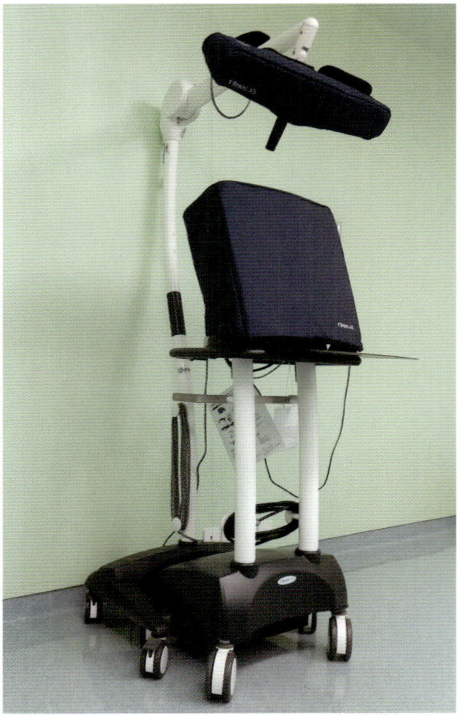

图 11-11　组合放置的计算机工作站和红外线接收器

预定位置后分离。手术结束后将设备还原为组合状态，整理好导线，返回原处保管。做好使用和保养维修记录。

二、复用器械的灭菌

导航手术所用器械贵重精密，在手术过程中以及整个运输、清洗、灭菌、储存等全过程都需要轻拿轻放，避免碰撞、弯曲和掉落等情况发生，以免影响定位的准确性。

灭菌是指杀灭或者去除物体上包括细菌芽孢在内的所有微生物的过程，是手术器械再次使用前的必需步骤。导航器械除要遵循手术器械常规的灭菌要求外，还有一些特殊的要求。手术室、供应室的工作人员应经过有针对性的特别培训才能够处理导航器械。

1. 预处理

导航手术结束后，经清点无误的导航器械拧下反射标记球后立即（最长不超过 2 小时）用 20 ～ 30℃的清水或清洗消毒剂冲掉或洗掉血迹、大的可见颗粒粗糙杂物；对于安装有螺丝的器械，如器械适配器套装、颅骨参照套装等，应将螺丝拧开，将器械拆成最小组件后进行上述冲洗。之后，使用软刷或软布在所有器械的表面、螺纹、管道或孔中涂抹清洁剂，以保证所有组件都被处理。为避免磨损，禁止使用金属材质的刷子。适当的超声清洗有利于增强初次清洁，但应保证有足够大的水浴池完整浸没器械，并且器械在水浴池中不会相互碰撞。超声清洗后再用自来水清洗 3 分钟以上，以彻底冲掉残留在器械上的清洗剂。之后进行检查，如没有残留污染物，进入下一流程。

2. 清洁和消毒

一般采用自动清洁和消毒方式。将器械排放在清洗篮筐内，选择正确的程序（厂家建议采用多酶清洗剂在 93℃下处理 10 分钟）由清洗消毒器自动完成。化学消毒剂可能导致铝制器械被腐蚀和磨损，因此不建议采用。如果手动清洁和消毒，则按照清洁剂制造商的说明，浸泡时间不少于建议的最小时间，之后采用去离子水冲洗器械，过滤空气干燥。清洁和消毒后，需检查器械是否完整、是否腐蚀。如发生器械损坏或腐蚀，立即更换。

3. 灭菌

厂家提供有专门用于盛放导航器械的托盘，这种托盘按照器械的形状设计了各种不同的凹槽，以固定器械位置，保护器械，减少位移，避免发生器械碰撞等风险。除部分特殊器械外，将所有需要灭菌的器械按上述流程处理后，依据不同的器械编号、图谱和凹槽形状妥善、稳定地安放在无菌托盘内。再将无菌托盘按要求进行纸塑、无纺布或包布包装，或者装入硬质容器内，安放于蒸汽灭菌器内按程序灭菌。也可使用低温等离子体灭菌，但该方法仅适用于无法使用蒸汽灭菌的情况，且需要使用专用的无菌托盘。

灭菌后的导航器械按照无菌物品的保管原则进行储存。

4. 特殊器械的使用与保养

（1）Z-touch：Z-touch 发出红外激光束以探测面部解剖位点，被相机探测后与应用程序中储存的信息进行对比，用于表面匹配注册即面部注册。Z-touch 是电子仪器（图 11-12），可以由非手术人员或手术人员操作，在刷手上台前完成面部注册。由于不接触患者，仅需清洁保存即可。Z-touch 不防水，应避免溅上液体或用液体清洗，不能经受自动清洁和消毒程序以及灭菌程序。仅需用蘸有表面消毒剂的软布轻轻擦拭即可（如有开关，先关闭 Z-touch）。激光束孔部分不能使用较粗颗粒物质清洁，以免影响其精度。未使用时或使用后保存在专门的容器内，防止磕碰。如发生红光暗淡或不能发光的情况，更换电池，必要时进行维修。

（2）导航指针：导航指针是术中使用的定位装置，指针的尖头使导航精确度高，但易于磨损。在使用和维护保养中注意轻拿轻放，防止尖头因碰撞等原因变钝，防止用力过大引起指针弯曲形变。在同时使用动力系统时，应提醒医生勿用

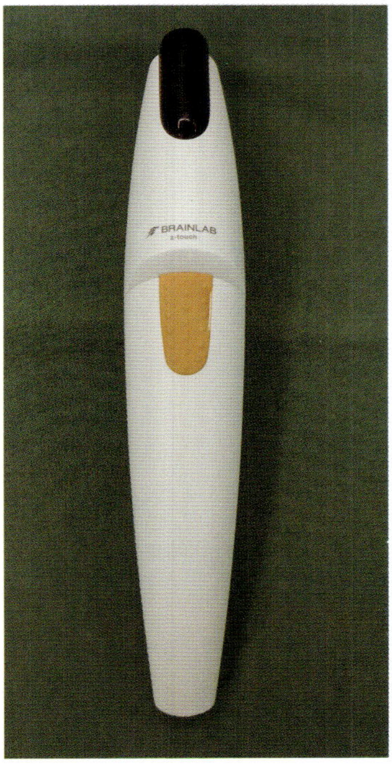

图 11-12　Z-touch

导航指针作为动力系统的持续定位装置，以免钻针高速转动时损坏导航指针。

三、反射标记球和钛钉

反射标记球是导航手术设备的关键组件之一，其表面涂有一层反射涂层。通过反射标记球反射的红外光线，软件经过计算产生相关人体组织或手术器械的图像。反射标记球是一次性使用物品，厂家建议不能对反射标记球进行重新消毒。经过再次灭菌的反射标记球可能精确性降低而导致注册失败、误差增大等情况，从而危及患者安全。手术开始前，需检查反射标记球的形状和完整性，反射涂层是否有划痕、部分或全部脱落等，如有任何可能影响其反射效率的情况发生，均不能使用。手术结束后，应从所有组件中拧下反射标记球并将其放入医疗垃圾袋内，按相关要求进行处理。

导航手术中使用的钛钉为消耗品，一枚钛钉只能供一位患者使用，拆下后应放入锐器盒进行报废处理。如发生钛钉断裂，需在取出全部节段、对位完整后方可弃去。特别应防止钛钉复用。

视频 11-1　导航手术中护理相关操作

（杨国勇　康晓伟）

参考文献

[1] 国燕，李程，康晓伟，等．导航辅助下正颌外科手术患者围手术期护理．护士进修杂志，2014（6）：531-533.

[2] 李程，康晓伟，国燕．导航辅助手术在口腔颌面外科手术中的应用和护理配合．中华现代护理杂志，2012，18（25）：3034-3036.

[3] 郭风如，康晓伟．神经导航辅助下三叉神经半月神经节射频热凝术患者的围手术期护理．中华现代护理杂志，2013，19（12）：1423-1425.

[4] 康晓伟，高春燕，黄梅虹，等．颅颌面外科导航手术安装参考头架的配合．中华护理杂志，2012，47（8）：747-748.

[5] 张岚，高玉琴．导航引导下外科手术治疗面中部骨折患者的护理配合．中国医科大学学报，2015（6）：570-572.

[6] 徐竹梅，袁卫军．计算机辅助导航技术治疗颌面部陈旧性骨折的护理．解放军护理杂志，2014（23）：42-43.

第十二章

导航失败原因分析

外科导航技术的产生是为了提高手术精度和手术安全性。目前的导航精度已达到很高水平，可以控制在毫米级以内。医生们可通过导航进行精准的手术，为患者提供更加安全、可靠的治疗方案。但是在导航手术进行治疗的过程中，仍然会出现一些问题造成导航技术的失败。我们在导航技术实践中应用发现，发生在导航手术过程中的一些情况，可造成导航方案无法施行。我们在此将这些问题进行汇总，并提出一些解决方案。

一、CT 扫描范围不足

实施导航手术时，首先进行的操作是影像注册。影像注册的目的是将实际的解剖结构和重建的三维图像匹配起来，常用的影像注册方法包括点融合和面融合两种。至今已开发出的导航系统包括主动或被动的光学、超声或电磁定位三维动态导航技术，其中主动式光学导航技术具有更高的精度，这类系统不需要定位标志反射球，注册精度已经达到 0.3 mm。我院使用的 Brainlab 系统导航仪是自由配准、被动式光学识别、激光注册并由计算机辅助的外科导航系统。它的优点在于不需要术前在患者颜面或颌骨上植入标记点，因而避免了因标记点移位引起的误差。术中注册时需要用患者内外眦、鼻尖等作为参考标志点，所以眼睛、鼻部要能够被注册装置所识别。

口腔颌面外科处理的疾病多在上、下颌骨范围内，因此在 CT 扫描时，影像科医生常常仅扫描这个范围。这个扫描范围因为缺少眼眶周围的面部信息，会影响注册过程，造成导航手术无法实施（图 12-1）。因此在进行 CT 扫描时，扫描范围需要包括眼睛和鼻部区域，通常的扫描范围上方应至眶上 4 cm，下方至颈部。

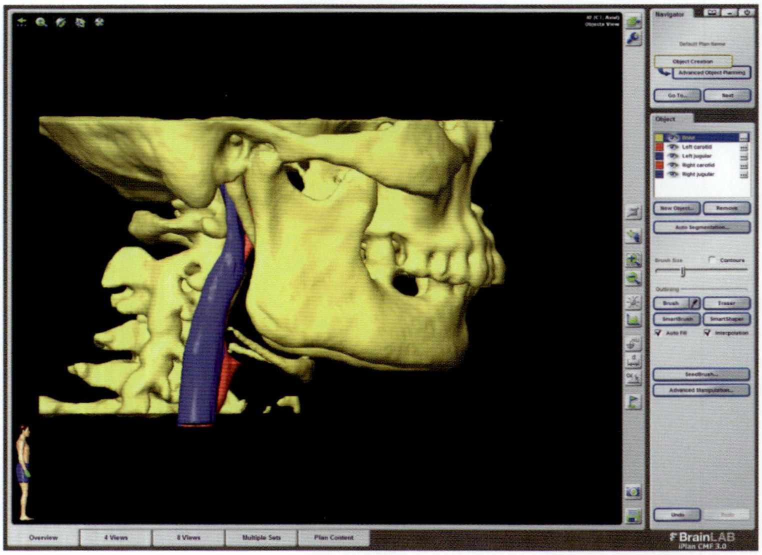

图 12-1 CT 扫描范围未包括眼眶上方区域，造成影像注册过程无法完成

二、CT 扫描层厚

为保证导航的精度，导航 CT 扫描的层厚应尽可能薄。尤其当进行导航下取断针及子弹等异物时，尽可能薄的 CT 扫描才能帮助更好地规划手术。我院 16 排 CT 扫描最小的层厚为 0.625 mm，而导航注册成功的最小层厚为 1.25 mm，因此 CT 扫描申请单应注明扫描层厚为 0.625 mm。影像科医生也应该熟悉导航技术扫描的薄层要求，按照导航技术要求进行扫描。

三、导航头架松动

我们分析 2010 年 4 月至 2011 年 12 月在北京大学口腔医学院手术室完成的 83 例导航手术病例，其中无创胶带固定参考头架 3 例，微创颅骨钛钉固定参考头架 80 例。术中因基座松动造成导航失败 3 例。术中导航基座稳定不移位是保证导航手术顺利进行的重要措施，由于颅颌面部手术中手术医生站位紧凑，手术操作局限于颅颌面区域，参考头架容易被手术医生误碰导致基座松动。本组病例发生的 3 例参考头架松动，2 例由于手术医生压迫和碰撞基座造成松动移位。因此术中不需要导航引导时，可将参考头架暂时卸下，需要时再安装。护士可于手术中提醒手术医生注意保护导航基座，避免术中由于医生身体前倾压迫或碰撞基座造成松动（图 12-2）。

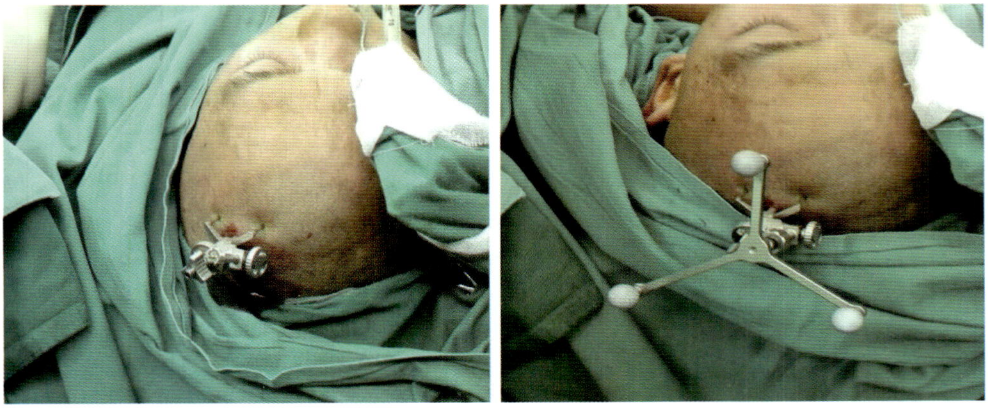

图 12-2 术中不需要导航引导时，可将参考头架暂时卸下（左），需要时再安装（右）

另一例为患儿头带没有用胶布加强固定造成松动移位。对于无创参考头架，术前须用胶布固定头带，保持稳定。基座固定在头带上，头带戴在患者前额部，基座底部用 6 cm×8 cm 的胶布固定于患者皮肤。头带固定前于患儿两侧太阳穴用软纱保护，头带固定松紧适宜，为防止头带松动还需在患儿前额固定宽胶布。年龄过小的患儿，可用胶布加固，从而保持参考头架稳固。

四、肿瘤患者解剖结构发生改变

对于肿瘤生长过快的患者，尤其是累及较大范围的恶性肿瘤患者，通常在手术设计时需要规划两方面的内容，即需要充分的切除肿瘤，同时进行相应的缺损修复重建设计。我们曾有患者于 CT 扫描半个月后进行手术，发现肿瘤生长过快，原来设计的手术切除范围已经不够安全，因此手术中更改了手术方案，在保证安全手术切缘的前提下进行手术，导致原来的修复重建设计方案无法进一步实施。这种情况提示我们，在进行手术设计时，尽可能缩短 CT 检查与手术施行的间隔时间，避免因解剖结构改变而无法实行导航计划的问题。

五、面部轮廓改变

颌面部创伤患者受伤初期多会出现颌面部软组织肿胀，而施行手术时因肿胀消退，面部轮廓发生改变，造成导航注册无法完成。我们在临床中需要等患者软组织肿胀消退后（大约 1 周）再进行 CT 扫描，避免注册无法完成的问题。

六、外科模板不匹配

在下颌骨缺损的修复重建过程中，采用腓骨瓣修复是最常见的选择。许多研究证实，采用外科模板可以有效提高手术精度和手术效率，我们也尝试应用外科模板进行腓骨瓣塑形。需要注意的是，外科模板的制备多依据腓骨的骨性外部结构，而手术过程中腓骨表面会有血管蒂及相应的肌袖，可能造成外科模板就位困难而无法完成手术计划。在制作模板时可适当增加一定的宽度，保证模板顺利就位。还可以在手术设计时测量腓骨瓣相应骨段的长度及连接部位的角度，术中根据这些参数进行腓骨瓣塑形。

七、麻醉方法选择不当

口腔颌面部的手术多数需要静吸复合麻醉，而麻醉插管通常选择的路径为经口腔或者经鼻腔（图 12-3）。不论是经口腔还是经鼻腔，均需要将管路粘贴在面部固定，这就会造成面部外形的改变，而最终导致影像注册不匹配，无法实行导航手术。在麻醉过程中，我们会建议麻醉医生使管路上的胶布尽可能短（1 ～ 2 cm），而在麻醉状态稳定后采用小圆针、4 号线将胶布残端与鼻中隔和上唇交界处缝合固定。缝合时注意不要太紧，太紧容易造成鼻腔变形，又不能太松，否则起不到固定作用。

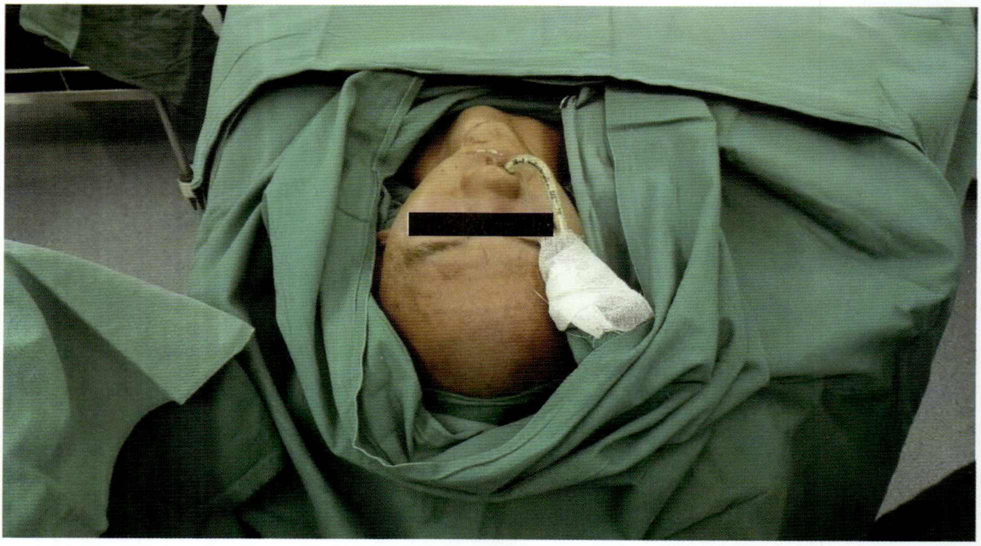

图 12-3　经鼻腔的气管管路，不能造成鼻腔变形

八、总结

导航技术可起到提高手术准确度、确保手术安全的作用，但是导航手术并不是万能的，需要手术有关人员的全方位合作、精心策划、仔细施行来完成。导航手术的应用过程中，需要时刻注意各种问题的出现，影像技术人员、导航设备技术人员、手术人员、麻醉师及护理人员都应时刻关注，防患于未然，保证导航手术的顺利进行。

（郭传瑸　郭玉兴）

参考文献

[1] 郭传瑸，郭玉兴．外科导航技术引导的颅底肿瘤穿刺活检．中国实用口腔科杂志，2014，7（6）：321-324.

[2] 康晓伟，高春燕，黄梅虹，等．颅颌面外科导航手术安装参考头架的配合．中华护理杂志，2012，47（8）：747-748.

[3] 朱建华，郭玉兴，李健男，等．导航引导下翼下颌间隙麻醉断针取出——病例报道及文献回顾．现代口腔医学杂志，2014（04）：250-252.

[4] 张庆泉，王强，张华，等．影像导航内镜手术中常见问题以及对策．中国医学文摘（耳鼻咽喉科学），2015（05）：252-254.

第十三章

手术机器人系统在颅颌面外科中的应用及发展

近年来伴随科学技术的发展、先进制造业的进步以及导航和三维成像技术的普及，机器人辅助外科手术以其微创、精准、安全的特点受到了越来越多的关注。不同于工业及航空用机器人，医疗手术机器人将医学及工程学充分结合并发挥各自优势，实现人机协作的最大化，与传统医学相比，在手术术前设计、路径规划、微创、可视化、虚拟及远程手术方面有着得天独厚的优势及应用。颅颌面外科手术涉及人体面部特征，个性化要求高；颅颌面区域解剖结构复杂，手术操作视野狭窄，传统手术切口较大，严重影响美观。机器人辅助手术延伸了医生的视觉范围和可操作空间，实现精准治疗，减少创伤，开拓了颅颌面外科微创手术新的发展方向。本章对国内外手术机器人系统的发展以及近年来在颅颌面外科的应用进行回顾，并对现状及前景进行探讨和展望。

一、手术机器人的发展历史及应用背景

医疗机器人种类繁多，主要包括：手术机器人、服务护理机器人、康复机器人、医疗培训用模拟机器人、诊疗机器人、术中导航机器人、辅助机器人。Davies 将手术机器人定义为“一种具有人工传感的机械手，在计算机控制下能够重新设定程序进行移动和定位工具，从而实现一系列的手术操作”。1985 年，Kwoh 等使用 UNIMATION PUMA 200 机器人对可疑的脑部病变进行活检手术，开创了外科手术机器人的先河。PUMA 200 是一款可编程、计算机控制的通用型工业机器人，具有 6 个转动关节，相对精度可达 0.05 mm，通过逆运动学解算，实现靶点的精确定位。1991 年 4 月，Davies 等使用 Probot 机器人在之前的可行性研究基础之上成功实施了前列腺切除术，这是历史上第一次使用机器人自动从人体移除组织。Probot 机器人前身为 PUMA 560 工业机器人，早在 1988 年 Davies 等就对此进行了实验室研究，认为与具有大运动空间的工业机器人相比，拥有特定运动和力量的专科机器人更为安全，并促进了二代产品 Probot 机器人

的诞生。无独有偶，同年，Taylor 等使用 Robodoc 机器人完成了第一台矫形手术。Robodoc 系统是第一个可预先规划切割轨迹的机器人系统，包括交互式的术前设计系统及术中操作机器人系统，通过对股骨的精确切割，实现人工全髋关节置换术，并成功实现商品化。

不同于之前的全自动机器人，Davies 等于 1997 年提出了具有“自主约束力的机器人”理念，即 Acrobot 机器人。Acrobot 系统允许外科医生通过手持力量操纵杆在预先编程的范围内进行精确膝关节置换手术，将医生的经验和机器人约束力相结合，成为全自动手术机器人向主从手术机器人发展的过渡。

伴随内镜技术的发展，手术机器人迎来新的发展机遇。1994 年，AESOP 机器人成为第一台获得美国食品药品监督管理局（Food and Drug Administration，FDA）认证可应用于临床的机器人，开创了手术机器人的新纪元。AESOP 系统采取声音控制内镜定位，只用于成像，不执行侵入性操作。在此基础之上研发的 ZEUS 机器人以及 Da Vinci 机器人是主从机器人的典型代表，通过内镜系统完成数据采集，主控制台操纵各种手术器械完成手术，是目前临床应用最为成熟的机器人。2001 年 Marescaux 在位于美国纽约的主控制台前通过高速光纤电缆远程遥控位于法国斯特拉斯堡的 ZEUS 机器人，成功为一位 68 岁的女性患者施行了腹腔镜胆囊切除术，开启了远程机器人手术的篇章。

机器人手术目前已成功应用于神经外科、整形外科、泌尿外科、介入科、心胸外科、腹腔外科等。1994 年 Kavanagh 利用图像引导的 Robodoc 机器人系统在颞骨上第一次进行了口腔颌面外科领域的临床前试验。第一台用于颅颌面外科的交互式手术机器人——OTTO 系统诞生于 1998 年，Lueth 和 Hein 等将其安装在手术天花板上用于钻孔或切割。2012 年，国内第一套颅颌面外科辅助手术机器人实现了术前手术设计与规划、术中实时导航、机器人辅助定位把持功能，并进行了医学实验。

二、手术机器人在颅颌面外科的应用

颅颌面手术区域位于颌面颈部，解剖结构复杂，血管、神经集中，手术风险高，实施困难大。为了保证视野，手术切口通常较大，影响美观，甚至造成沉重的心理负担。机器人辅助手术经微创切口进入体内，提供了新的手术途径，现将其在颅颌面外科的应用进行总结。

（一）整复手术

1. 皮瓣修复术

2007 年，Genden 等使用 Da Vinci 机器人，利用局部转移瓣完成了 9 例肿瘤术后修复重建，包括黏膜推进瓣、梨形黏膜瓣及咽后壁瓣。Genden 认为相对于开放式手术，机器人手术可使患者避免气管切开，同时恢复期短，可以更早地接受辅助治疗；相对于激光手术，机器人手术可行组织切除及修复重建，减少肉芽组织的形成，避免了腭咽部的狭窄。

Selber 等在 2010 年对 Da Vinci 手术机器人在口咽部缺损修复重建中的应用进行了系列研究，包括 1 例游离前臂皮瓣、2 例游离股前外侧皮瓣及 1 例面动脉肌黏膜瓣。除面动脉肌黏膜瓣术后因意外摘除外，其余均恢复良好。Selber 认为 Da Vinci 机器人手术除了避免下颌骨劈开或下唇切开外，其在限定空间内良好的视野和精度以及对手部震颤的滤除使其更适用于微血管吻合，但是内镜光线不足、器械粗糙以及触觉反馈缺失是其不利因素。

2. 正颌手术

目前手术机器人在正颌手术中的临床应用报道极少。2003 年 Omar 等使用机器人臂（FARO 臂）在模型上模拟了正颌手术。该研究表明，机器人辅助模型外科手术在前后及垂直平面上更加精准。

国内陈黎明等将日本安川 MOTOMAN SV3X 型机器人与光学导航相结合，在人体颅骨上模拟颅面骨畸形整复手术，可实现机器人末端执行器定位误差小于 2 mm，方位角度误差小于 5° ，导航及机器人的配准误差是其主要存在的问题。

3. 腭裂手术

机器人辅助腭裂修复术近年来也受到了部分学者的关注，取得了一定的进展。最近，Khan 等利用 Da Vinci 机器人在儿童气道模型上进行了腭裂手术临床前试验，证实了经口腔的机器人腭裂修复术技术上的可行性。

Nadjmi 在尸体上模拟 Da Vinci 机器人辅助腭裂修复手术，实现了腭部肌肉的解剖分离及应用评估。随后该团队在 10 例唇腭裂患者中进行了临床应用，包括 5 例单纯腭裂、2 例单侧完全腭裂伴唇裂、2 例双侧完全腭裂伴唇裂、1 例腭隐裂，平均年龄 9.5 个月（9 ～ 12 个月），术中、术后均未见并发症，较常规手术平均住院日缩短 1.4 天，但手术时间平均增加 35 分钟。Nadjmi 认为，机器人手术可以减少肌肉的血管、神经以及黏膜表面的损伤，提高腭及咽鼓管的功能水平，高分辨率的 3D 成像技术也可弥补触觉反馈缺失的不利因素，并且相对于传统手术术者的不自然位姿，机器人手术更符合人体工程学。

（二）肿瘤手术

1. 经口入路手术

经历早期的探索，经口 Da Vinci 机器人手术近年来取得了长足的发展，并且于 2009 年通过了美国 FDA 的批准，可选择性地用于头颈部良、恶性肿瘤手术。2011 年，Walvekar 等第一次报道了 Da Vinci 机器人手术在前口底用于双侧舌下腺囊肿摘除的病例，术后下颌下腺导管及舌神经未见损伤。他们认为机器人手术能够提供高清的三维放大图像，操作灵活、精准，手术效果更加可期，并便于教学，但是术后的长期复发率有待进一步研究。同年，Kayhan 等第一次报道了舌根部腺样囊性癌的经口机器人手术。患者术后生活质量高，半年未见复发或转移，证实了对舌根部肿瘤行经口机器人手术的安全和有效性。

经口 Da Vinci 机器人手术在咽旁间隙肿瘤的患者当中应用也引起了更多学者的关注，多见于多形性腺瘤、脂肪瘤、神经鞘瘤。Chan 等回顾 44 例行经口 Da Vinci 机器人手术的咽旁肿物患者发现，无意中多形性腺瘤包膜破裂的患者比例高达 24%，远高于开放式手术入路。Chan 认为尖锐的器械、缺少触觉反馈、操作空间狭窄、缺乏双手操作、不能安全夹持包膜等均可导致如此高的发生率，必要的时候仍需结合手指的钝性分离。经口机器人手术因此也被选择性地用于咽旁肿瘤的治疗。由于缺乏咬骨钳和动力装置，对颅底肿瘤患者行机器人手术也存在一定的限制，尤其是需要扩大切除的侵袭性或恶性肿瘤。虽然经口机器人手术较传统手术有着独特的优势，但是也存在明显的手术禁忌：①肿瘤显露不充分，其主要取决于解剖因素（下颌后缩、张口受限、颈项僵直）及肿瘤位置、分期等；②累及颈内动脉。

2. 经耳后入路手术

颈部肿物的机器人手术可采用隐蔽的耳后入路：在发际线下 0.5 cm，切口起自耳后沟，向上弯曲延伸至外耳道平面，以胸锁乳突肌和耳大神经作为标记进行翻瓣，制备操作空间。2013 年，Park 等报道了 9 例颈部良性肿物经耳后入路的 Da Vinci 机器人手术，其中下颌下腺切除 6 例（多形性腺瘤 3 例、慢性下颌下腺炎 3 例）、第二鳃裂囊肿 2 例、淋巴结病变 1 例。平均翻瓣时间 30.1 分钟，手术时间 62.4 分钟，平均出血量 6.6 ml，未见面神经下颌缘支、舌下神经及副神经损伤，术后美学效果满意。Park 认为耳后入路的缺点主要在于切口距离病变位置较远，需要花费更多的时间制备皮瓣，同时长而薄的皮瓣可能发生缺血坏死。

机器人手术在颈淋巴清扫中的应用也是方兴未艾。2012 年 Kim 等在 10 例早期 cN0 的口腔鳞癌患者中行 Da Vinci 机器人辅助的肩胛舌骨上颈淋巴清扫术，未见明显术中并发症。在该研究中，同传统手术相比，机器人手术的平均手术时间是其 2 倍，但是在引流置管时间、平均住院日、分检淋巴结数目方面无明显差别，术后美学效果的满意度明显高于前者。2013 年该团队又对经耳后入路的机器人辅助治疗性颈淋巴清扫术进行了对照研究（机器人手术 20 例，传统手术 33

例），结果显示较传统的颈部横切口，耳后切口明显减少术后的淋巴性水肿。在随访时间内（机器人手术组平均为 8 个月，传统手术组平均为 9.3 个月），机器人手术组未见复发，传统手术组 2 例复发。Kim 认为机器人手术术中操作细致，不会过紧地夹持标本，从而可减少肿瘤种植的发生。

（三）穿刺手术

穿刺手术机器人多见于神经外科、泌尿外科、心胸外科、腹腔外科等用于活检、射频消融、近距离放疗等。笔者所在单位的研发团队目前正致力于颅底及面侧深区疾病穿刺手术机器人的研发，现已处于医学实验阶段。Bale 等将无框架的立体定位装置安装于 6 个自由度的机械臂上，在导航的引导下用于治疗三叉神经痛的射频热凝手术。在模型、尸体及临床试验中，平均定位精度可达（1.31±0.67）mm，并且在所有尸体及患者穿刺试验中均一次成功。

（四）种植手术

作为辅助机器人的一种，机器人辅助牙科种植手术也具有独特优势。2001 年，Boesecke 等模拟了 48 例机器人辅助种植体植入术，可对术前设计的种植体位置、方向、深度精确定位，协助医生进行种植窝的制备。Sun 等提出了在医生的监督下，通过机器人辅助种植手术系统自动执行术前设计的构想，避免了中间种植导板及医生操作所带来的误差。他们认为注册是影响图像引导机器人辅助种植手术的最重要因素之一，可以决定整个系统的最终精度。Sun 等使用 6 个自由度的 Mitsubishi 机器人进行模型试验，结果显示注册精度可达（1.42±0.7）mm，表明了机器人辅助种植手术的可行性。

三、现状和展望

颅颌面外科所涉及的区域空间狭窄、结构复杂、美观要求高。与传统手术相比，机器人辅助颅颌面外科手术具有独特的优势。

1. 手术微创化：①经口或耳后隐蔽切口手术，避免了下唇切开或下颌骨劈开及颈部横切口，避免严重术后瘢痕，明显提高美学效果；②机器人手术减少气管切开的可能，患者术后愈合快，更早地接受辅助治疗；③手术机器人可提供放大的高清图像，避免传统开放式手术对精细结构如神经、血管、淋巴管等组织的损伤，减少术后并发症；④术中出血量少，术后恢复快，缩短平均住院日；⑤患者术后功能恢复好，生活质量高。

2. 提高手术质量：在狭窄的空间内，手术机器人具有高分辨率的三维视野，操作更灵活，定位精确，同时可以滤除手部的震颤，保证手术的安全性和高效性。

3. 符合人体工程学，降低劳动强度。

目前应用到临床的手术机器人体积庞大、花费高昂、学习曲线长，并且大多没有考虑力觉反馈的问题，成为约束机器人手术发展的一个瓶颈。手术机器人在颅颌面外科中的应用尚存在如下问题：①颅颌面手术常同时涉及软组织和骨组织，目前并没有专门的手术机器人和器械可适用于颅颌面外科所有手术，尤其是涉及颅底区的恶性肿瘤；②由于机器人手术微创化的需要，切口距离病变位置较远，制备较长的皮瓣可能导致手术时间延长及皮瓣缺血坏死；③在颅颌面外科尤其是肿瘤外科、整复外科中，机器人手术由于缺乏相关手术器械、微创切口导致操作空间狭窄及其最重要缺陷——力觉反馈的缺失，可能会造成肿瘤破裂种植、颈内动脉损伤、组织撕裂及灼伤的风险，尤其在缺乏相关经验的情况下。

机器人手术的临床应用目前仍处于起步阶段，还有很长的路要走。伴随科技的进步及研究的深入，适用于颅颌面外科的专科机器人及相关器械、基于力觉反馈的模拟和远程手术将是未来研究和发展的方向，颅颌面外科手术也将更加微创、精准。

（朱建华　郭传瑸）

参考文献

[1] 段星光，郭传瑸. 机器人技术在外科辅助手术中的研究与应用. 中华口腔医学杂志，2012，47（8）：453-457.

[2] 郭玉兴，郭传瑸. 经口入路机器人手术在咽旁颞下区肿瘤外科中的应用进展. 中华耳鼻咽喉头颈外科杂志，2014，49（01）：83-85.

[3] Korb W，Marmulla R，Raczkowsky J，et al. Robots in the operating theatre—chances and challenges. Int J Oral Maxillofac Surg，2004，33（8）：721-732.

[4] Davies B. A review of robotics in surgery. Proc Inst Mech Eng H，2000，214（1）：129-140.

[5] Camarillo DB，Krummel TM，Salisbury JK Jr. Robotic technology in surgery：past，present，and future. Am J Surg，2004，188（4A Suppl）：2S-15S.

[6] Zhu JH，Deng J，Liu XJ，et al. Prospects of robot-assisted mandibular reconstruction with fibula flap：comparison with a computer-assisted navigation system and freehand technique. J Reconstr Microsurg，2016，32：661-669.

[7] Genden EM，Desai S，Sung CK. Transoral robotic surgery for the management of head and neck cancer：a preliminary experience. Head Neck，2009，31（3）：283-289.

[8] Selber JC. Transoral robotic reconstruction of oropharyngeal defects：a case series. Plast Reconstr Surg，2010，126（6）：1978-1987.

[9] Omar EA，Bamber MA. Orthognathic model surgery by using of a passive Robot Arm. Saudi Dent J，2010，22（2）：47-55.

[10] 陈黎明，栾楠，张诗雷，等 . 颅颌面骨畸形整复手术中辅助机器人的应用 . 机械与电子，2010（4）：57-60.

[11] Khan K，Dobbs T，Swan MC，et al. Trans-oral robotic cleft surgery（TORCS）for palate and posterior pharyngeal wall reconstruction：a feasibility study. J Plast Reconstr Aesthet Surg，2016，69（1）：97-100.

[12] Nadjmi N. Transoral robotic cleft palate surgery（TORCS）. Cleft Palate Craniofac J，2015，44：e114-e115.

[13] Rinaldi V，Pagani D，Torretta S，et al. Transoral robotic surgery in the management of head and neck tumours. E Cancer Medical Science，2013，7：359.

[14] Walvekar RR，Peters G，Hardy E，et al. Robotic-assisted transoral removal of a bilateral floor of mouth ranulas. World J Surg Oncol，2011，9：78.

[15] Kayhan FT，Kaya H，Yazici ZM. Transoral robotic surgery for tongue-base adenoid cystic carcinoma. J Oral Maxillofac Surg，2011，69（11）：2904-2908.

[16] Arshad H，Durmus K，Ozer E. Transoral robotic resection of selected parapharyngeal space tumors. Eur Arch Otorhinolaryngol，2013，270（5）：1737-1740.

[17] Lee HS，Kim J，Lee HJ，et al. Transoral robotic surgery for neurogenic tumors of the prestyloid parapharyngeal space. Auris Nasus Larynx，2012，39（4）：434-437.

[18] Chan JY，Tsang RK，Eisele DW，et al. Transoral robotic surgery of the parapharyngeal space：a case series and systematic review. Head Neck，2015，37（2）：293-298.

[19] O'Malley BW Jr，Weinstein GS. Robotic skull base surgery：preclinical investigations to human clinical application. Arch Otolaryngol Head Neck Surg，2007，133（12）：1215-1219.

[20] Park YM，Byeon HK，Chung HP，et al. Robotic resection of benign neck masses via a retroauricular approach. J Laparoendosc Adv Surg Tech A，2013，23（7）：578-583.

[21] Lee HS，Kim WS，Hong HJ，et al. Robot-assisted Fupraomohyoid neck dissection via a modified face-lift or retroauricular approach in early-stage cN0 squamous cell carcinoma of the oral cavity：a comparative study with conventional technique. Ann Surg Oncol，2012，19（12）：3871-3878.

[22] Kim WS，Byeon HK，Park YM，et al. Therapeutic robot-assisted neck dissection via a retroauricular or modified facelift approach in head and neck cancer：a comparative study with conventional transcervical neck dissection. Head Neck，2015，37（2）：249-254.

[23] Bale RJ，Laimer I，Martin A，et al. Frameless stereotactic cannulation of the foramen ovale for ablative treatment of trigeminal neuralgia. Neurosurgery，2006，59（4 Suppl 2）：

ONS394-ONS401；discussion ONS402.

[24] Boesecke R，Brief J，Raczkowsky J，et al. Robot Assistant for Dental Implantology// International Conference on Medical Image Computing and Computer-Assisted Intervention. Springer-Verlag，2001：1302-1303.

[25] Sun X，McKenzie FD，Bawab S，et al. Automated dental implantation using image-guided robotics：registration results. Int J Comput Assist Radiol Surg，2011，6（5）：627-634.

第十四章

内镜联合导航技术在前颅底肿瘤治疗中的应用

自 20 世纪 90 年代进入内镜技术时代以来，内镜鼻窦手术已经广泛应用于鼻腔鼻窦炎性病变及良性和恶性占位病变的治疗，如鼻中隔矫正、鼻窦开放、鼻息肉切除、内翻性乳头状瘤切除及鼻窦癌切除等手术。随着鼻内镜手术器械及相关设备的日益更新、鼻外科医生对解剖的深入研究和手术技术的不断成熟及提高，经鼻内镜下处理鼻腔鼻窦及前中颅底各类良恶性肿瘤的切除手术的应用越来越广泛。通过鼻内镜可达到和操作的颅底手术区域见表 14-1。

表 14-1　鼻内镜下经鼻入路可达颅底区域

	入路	目标结构
经鼻腔	经嗅区	嗅沟
	经斜坡	斜坡下 2/3 区域
	经齿状突	（枢椎）齿状突 / 寰枢关节
经筛窦	经筛孔	颅前窝
	经眶	眶上裂
	经蝶	海绵窦
经蝶窦	经蝶鞍	蝶鞍
	经蝶骨平坦	鞍上池
	经斜坡	斜坡上 1/3 区域
	经海绵窦	海绵窦内
经上颌窦	经翼突	翼腭窝
	经翼突	颞下窝
	经翼突	蝶窦外侧
	经翼突	海绵窦外侧
	经翼突	Meckel 腔
	经翼突	岩尖
	经翼突	颈静脉孔区

计算机影像导航设备的应用无疑为内镜颅底手术的开展提供了非常有价值的帮助。由于鼻颅底解剖和肿瘤生长的特点，以及经鼻内镜操作方式的缘故，在内镜下完成对肿瘤的切除，通常无法实现对肿瘤边缘的清晰暴露并符合肿瘤切除原则中的整块（en bloque）切除。目前，针对内镜鼻颅底肿瘤外科已有共识，即分块切除可以达到与整块切除一样的效果，现在更强调中心减容（central debulking）的作用，即试图在中心进行无法避免的瘤中操作过程，从中心取瘤，让瘤体挛缩，实现肿瘤周边的暴露，能够达到近似整块切除过程中对肿瘤边缘的直视下控制和切除。不可否认的是，许多肿瘤，特别是较大的鼻腔和颅底肿瘤，尤其是骨源性肿瘤，中心减容也无法实现，只能采用瘤中操作的方式分块切除。此时，影像导航对肿瘤边界的识别为手术医生提供了安全的指引。导航系统的应用促进了颅底肿瘤内镜外科的发展。

1998 年，韩德民教授首先在国内应用影像导航技术完成鼻腔内镜手术，早期使用的主要是光学导航设备，而后又尝试了电磁导航的应用。早期的临床实践为内镜鼻颅底手术中应用导航技术提供了有益的经验。

一、影像导航辅助鼻内镜颅底手术的优势

虽然经鼻内镜下切除颅底肿瘤避免了鼻外进路，包括开颅手术等传统入路的痛苦，以及由此带来的各种并发症。但是由于内镜外科技术的特点和内镜本身的特点，一方面，成像系管状视野，其放大作用是双刃剑，既清晰显示观察对象，又因为只是局部放大而缺乏开放手术视野充分和结构关系清晰的特点，对周边的判断可能因图像周边存在不可避免的变形，并且照明不足，直视下所见解剖结构存在视觉上的误差，这些都可能导致“误判”，形成并发症的潜在风险。如前所述，经鼻内镜下切除肿瘤，特别是较大瘤体，就不得不“瘤中操作”，所以经鼻内镜颅底手术也会因对周边结构判断不清而导致损伤眼眶壁、眶内容物、视神经和颈内动脉等颅底重要结构。将影像导航系统与鼻内镜手术结合起来，则可以降低上述风险。鼻腔鼻窦及颅底肿瘤由于其生长的位置，可以毗邻诸如颈内动脉、颅底脑组织等重要结构，且由于病灶的压迫及破坏作用，导致正常解剖结构改变。应用术中影像导航系统可以辅助辨识上述原因所致辨识不清的解剖位置和结构关系，降低手术并发症的发生率。早期的影像导航系统使用的是 CT 扫描数据，目前可以使用 MRI 数据，而 CT/MRI 融合影像导航技术则可以在手术中充分利用 CT 和 MRI 的不同优势，更加清晰地观察骨和软组织结构，包括骨和软组织关系，准确辨认肿瘤周围结构，更加有利于肿瘤切除。此外，文献报告导航系统也适用于额窦手术，提高额隐窝区域骨质的去除成功率。因此，影像导航系统迄今已经广泛应用于鼻腔鼻窦及颅底手术。

目前，美国耳鼻咽喉头颈外科学会（AAO-HNS）确定的应用导航系统辅助内镜手术的指征包括：

（1）再次鼻窦手术；

（2）外伤、再次手术、发育等原因引起鼻窦解剖结构变异；

（3）多发鼻窦息肉病；

（4）同时累及额窦、后组筛窦、蝶窦的病变；

（5）紧邻颅底、眼眶、视神经或颈内动脉的病变；

（6）脑脊液鼻漏；

（7）鼻-鼻窦良恶性肿瘤。

总结说来，影像导航下的鼻内镜手术较普通鼻内镜手术具有的优势在于：①能指示手术部位的空间位置，特别是邻近的重要结构，以及手术所达到的病变部位；②导航所能判断的精度误差可小于 1.5 mm，这是内镜下肉眼所不能分辨的精度；③可在术前应用导航系统判断病变区域的位置和大小，设计手术路径。

二、影像导航辅助鼻内镜颅底手术的缺陷

术者希望通过影像导航系统的帮助，最大限度地准确判断手术所达位置，但是某些情况下，导航系统仍会出现误差，而且有些误差是不可避免的。如果医生不清楚这些误差出现的原因以及何时可能出现，则可能造成医源性损伤。由于鼻腔鼻窦肿瘤累及颅底的病例往往有重要的神经和血管结构毗邻，故影像导航系统极微小的误差仍可误导术者以致发生严重的并发症。这些误差包括：

（1）基础数据的误差：多因素决定，如影像资料的质量、稳定性、注册的准确性等。

（2）导航设置过程中产生的误差：注册过程中轻微的移位即可导致准确性受影响；另外，手术器械由于多次使用和消毒引起的变形也会影响导航的准确性。目前导航的系统误差一般在 1.5 ～ 2.4 mm。

（3）由脑漂移（brain shift）引起的误差：如果肿瘤突破颅底进入颅内，在切除肿瘤的过程中则不可避免地会发生脑漂移。原因包括：患者体位、肿瘤切除、血液和脑脊液流失、颅内压变化（包括术中使用甘露醇）、手术器械对脑组织的触碰。由于术前的影像资料不能反映出脑漂移，所以如果仍按照导航进行手术无疑是非常危险的（图 14-1）。纠正这一误差的方法目前包括：①术中 MRI（iMRI），国外文献报告 iMRI 的手术修正率达 27%。国内也有文献报道应用 3.0 T 高场强移动 iMRI 联合功能神经导航能够提供实时影像，及时纠正脑漂移。但其目前应用受限，原因主要是需要建立高成本的杂交手术室。②术中超声（iUS）。

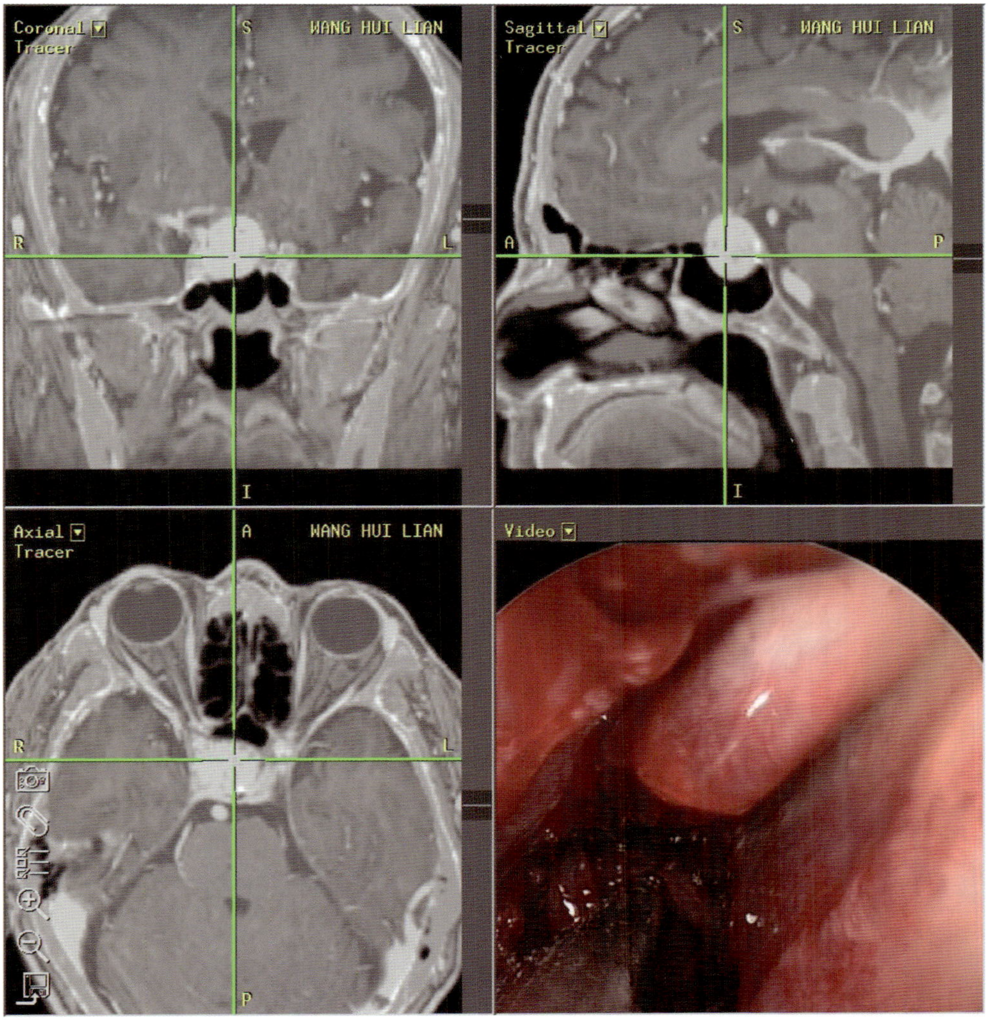

图 14-1　垂体瘤病例。在肿瘤切除后，其上方的脑组织出现漂移，向下占据原肿物所占据的位置。如不慎切除，则会出现并发症

③激光测距和立体摄像。

（4）由于手术时间长，术中患者头位变动、头架松动所致的误差：当头架与患者头位的相对位置发生变化时，则会出现误差，此时需停止手术，重新配准（图 14-2）。

上述导航系统的误差很难完全避免，因此手术医生的术中判断经验仍然是至关重要的（表 14-2）。

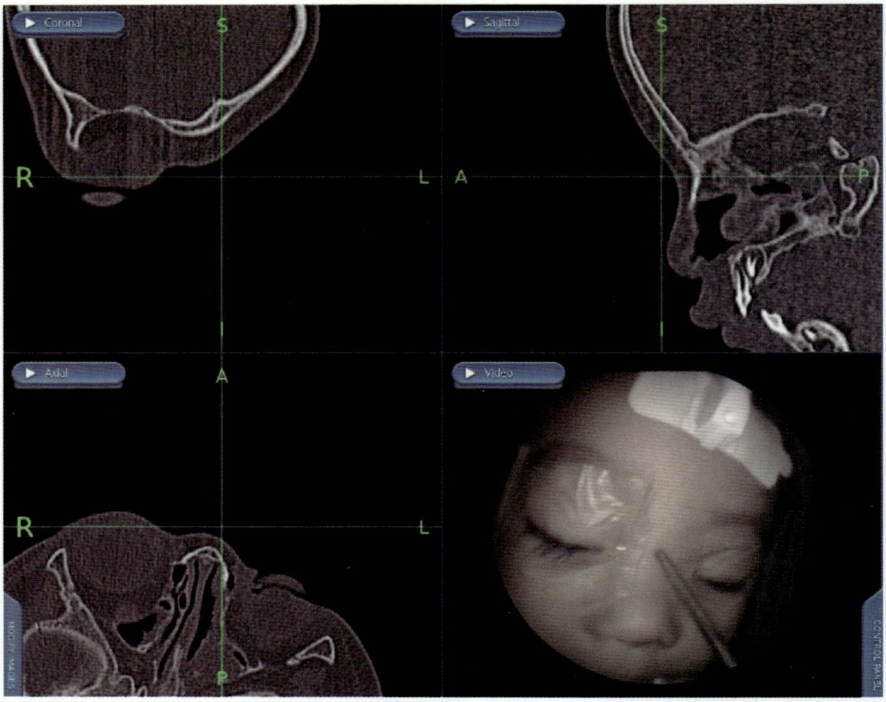

图 14-2　左侧鼻窦婴儿型纤维肉瘤患儿，手术时间 3 小时余。术后发现导航图像中的探针位置与实际位置误差＞ 2.5 mm

表 14-2　影像导航系统常见误差

误差	产生原因	规避方式
基础数据误差	影像数据质量 影像资料采集的稳定性	应用合格的、定期校准的影像采集系统 与影像科医生加强沟通，必要时参与影像资料的采集
注册与配准时产生的误差	手术开始前患者头位轻微变化 手术器械多次使用发生形变	严格培训导航系统操作人员，保证注册及配准过程精确 定期更新手术器械
脑漂移引起的误差	患者体位 肿瘤切除 血液和脑脊液流失 颅内压变化	iMRI iUS 激光测距和立体摄像 利用上述技术在术中及时校准脑漂移产生的误差
头架与头位相对位置变化引起的误差	手术中搬动或触动患者头位 手术时间长，头架松动	重新配准

三、术前准备

1. 术前影像数据准备

术前 5 天内进行鼻窦 CT 及增强 MRI 扫描。MR 增强对比剂可以使用钆喷替酸葡甲胺 0.1 mmol/kg。数据使用 DVD 光盘或其他移动存储设备记录。

2. 术前患者准备

全身麻醉前常规检查。由于此类手术时间长、创伤大、术后恢复时间较长，应尤其重视此项检查，结合患者基础健康情况综合评估。术前请相关科室会诊，做好围手术期的准备工作。必要时请麻醉科、ICU 会诊，协助评估围手术期准备工作是否充分。根据肿瘤范围，决定是否需要眼科、神经外科等相关科室联合手术，术前共同讨论病例，制定手术方案。完成眼科及神经外科相关术前检查，如视力、视野、颅压测定等。预计术中出血较多者，需术前备血。

3. 术前注册和配准

目前所有的导航系统都需要术前注册（registration）和配准（calibration）。注册指通过对照患者面部的标记，确认实际位置与导航影像中位置之间的关系。配准则指确认器械末端位置与导航影像中位置之间的关系。手术前导航相关的操作包括：①数据传输及影像融合：术前将影像数据输入导航仪，应用软件进行导航影像融合。②注册：患者前额部安装导航头架，使用导航探针分别对患者、手术器械进行注册。③配准：安装系统要求使用探针引导进行面部扫描，经导航仪完成配准。

四、手术方法

（1）全麻插管成功后，将患者置于常规鼻内镜手术体位，颅面部常规以氯已定（洗必泰）消毒，铺无菌巾。

（2）患者前额部安装导航头架，使用导航探针分别对患者、手术器械进行注册、配准。

（3）在鼻腔正常解剖标志上使用探针进行定位，以确定导航配准是否精确。

（4）术中在导航系统的引导下，将病变完整切除，并且确保避免损伤肿瘤周围正常解剖结构。

（5）根据联合手术设计，由相关科室继续完成手术。

（6）肿瘤切除后再次以导航探针根据肿瘤范围判断是否完全切除，并确定有无重要毗邻结构损伤，完成手术。

北京同仁医院鼻科病房 2013 年 1 月至 2014 年 12 月间行融合影像导航辅助鼻

内镜下鼻-鼻窦及颅底占位性病变切除手术的患者26例，其中男性15例，女性11例，年龄1岁1个月至77岁，平均年龄43岁。经术后病理证实，其中鼻咽血管纤维瘤6例、垂体瘤4例、内翻性乳头状瘤3例、蝶窦炎症3例、翼腭窝神经鞘瘤3例、脊索瘤2例、其他部位血管纤维瘤2例、骨化纤维瘤1例、嗅神经母细胞瘤1例。

五、典型病例

【病例1】

患者男性，24岁，左侧鼻腔内翻性乳头状瘤（nasal inverted papilloma,

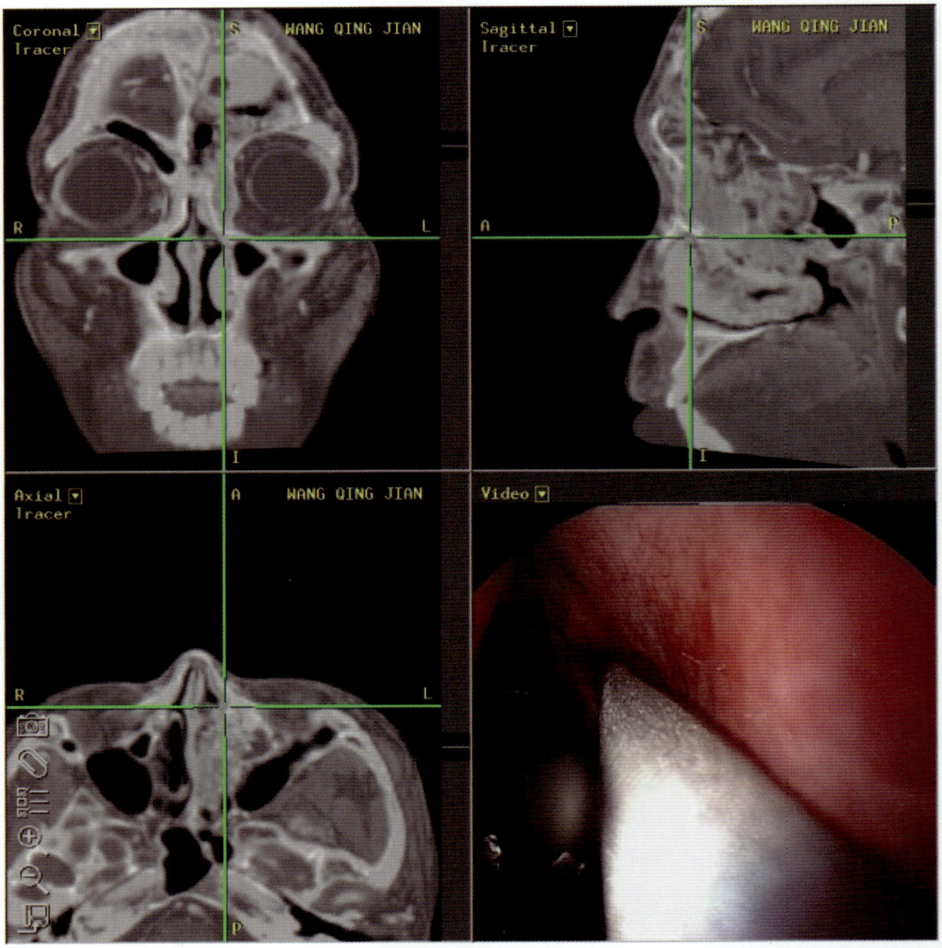

图14-3 以探针指向左侧钩突。右下角图为0° 内镜下所见；余三幅图为影像融合下，导航显示左侧钩突在影像图片上所在的位置

NIP）术后 2 个月复发。患者因左鼻腔 NIP 于外院接受鼻内镜手术治疗 3 次，此次复查发现复发。增强 MRI 检查发现左侧鼻腔、筛窦区域、额窦内占位性病变，侵及前中颅底，脑膜无明显强化。经 CT 及 MRI 影像融合导航引导，行鼻内镜下鼻腔鼻窦肿瘤切除术。根据影像资料，可见肿瘤虽未破坏颅底骨质，但与前中颅底的大部分骨质毗邻。且由于肿瘤的压迫作用，术中可见颅底的骨质表面不似正常解剖为一平整向后逐渐降低的平面，而是表面粗糙、不光滑。在导航系统引导下，可以准确辨认颅底的位置，避免伤及引起脑脊液鼻漏（图 14-3 和图 14-4）。术后病理回报仍为内翻性乳头状瘤。术后随访 1 年，未见肿瘤复发。

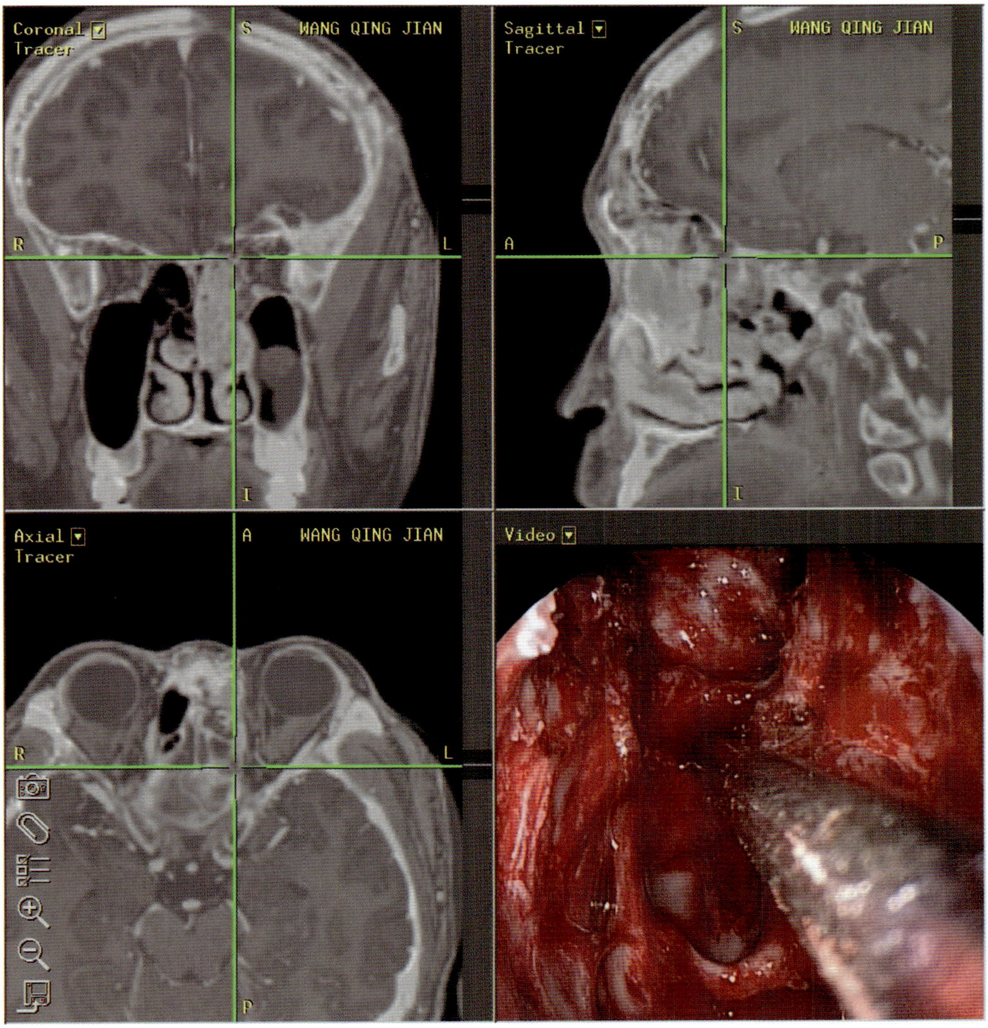

图 14-4　肿瘤在鼻内镜下完整切除。探针示前颅底（黄色方框区域）。如再向后上切除骨质，则可能损伤颅底骨质及硬脑膜，引起脑脊液鼻漏

【病例 2】

患者男性，21 岁，双侧鼻堵 3 年。行 CT 及 MRI 检查发现前中颅底巨大骨化纤维瘤，侵犯左侧眶壁。肿瘤主体位于鼻腔及筛窦、蝶窦。虽然由于其膨胀外生性生长特点，并未侵入颅内及眶内，但是可见颅底受压，形态明显变得不规则，且双侧眶尖位置亦受压外移（图 14-5）。如按照正常解剖规律进行肿瘤切除，很可能误伤颅底及眶尖。肿物切除后可见右侧视神经管“悬浮”于颅中窝底，如在肿瘤骨壳剥离过程中对此结构辨识不清，则很可能损伤视神经管的骨质，导致视力下降甚至失明（图 14-6）。术中在影像导航系统引导下，成功避免损伤上述结构。术后随访 1 年，未见肿瘤复发。

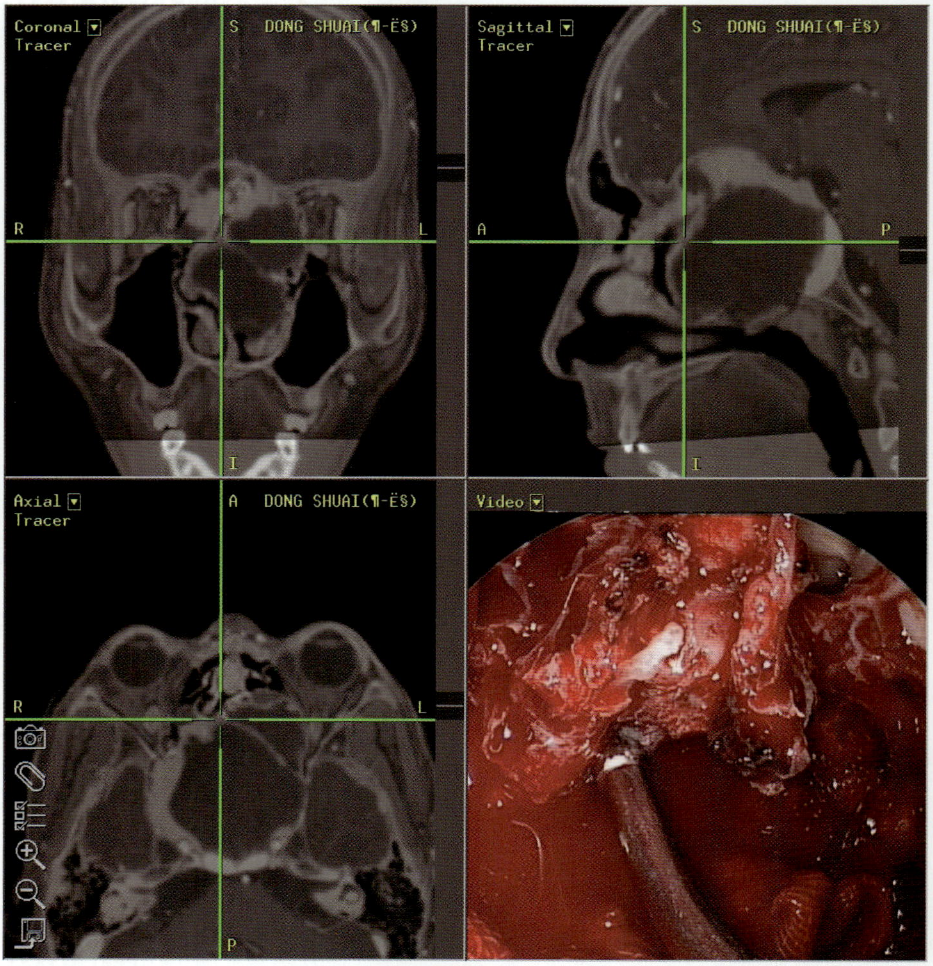

图 14-5　前中颅底骨化纤维瘤。其影像特点为一完整的类圆形骨壳。探针所示为此肿物的前界

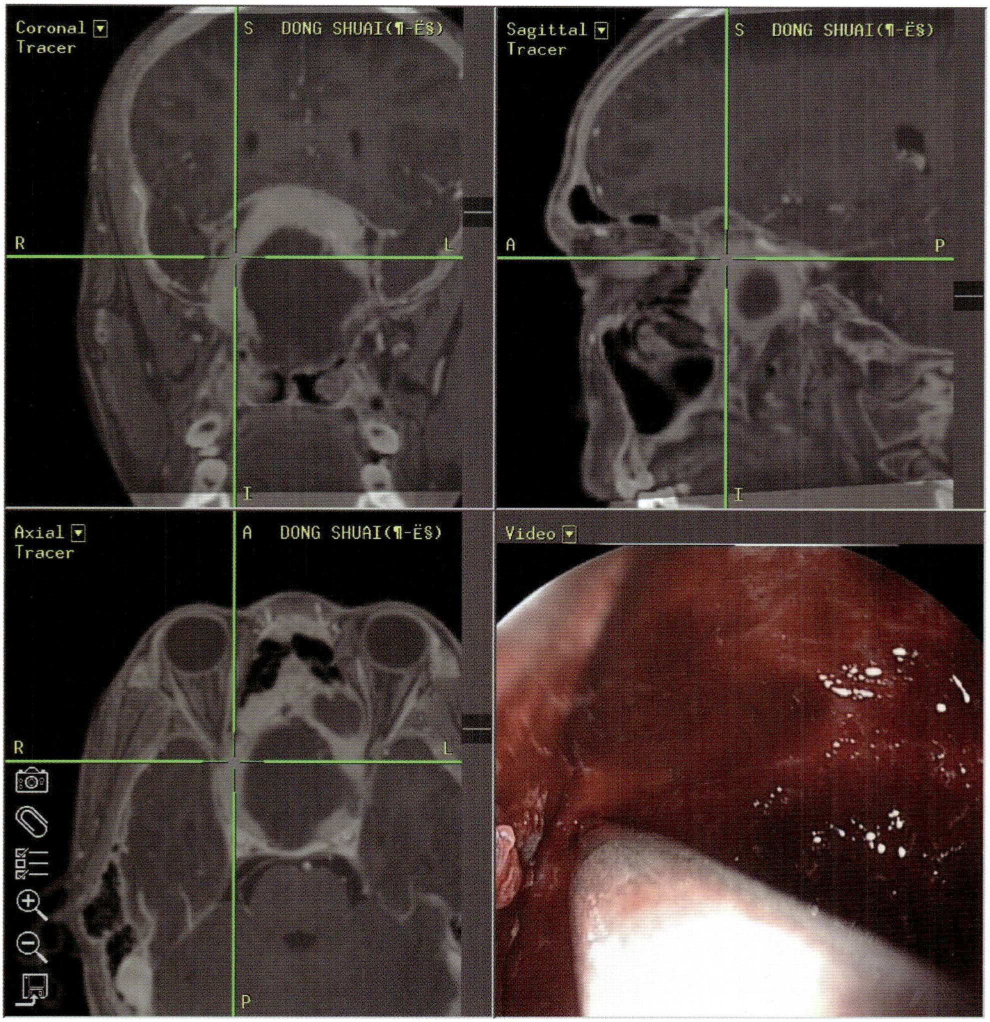

图 14-6　探针示肿物切除后的右侧视神经管。可见右侧视神经管“悬浮”于术腔。如不慎损伤管壁，则可能出现视力下降甚至失明

六、小结

鼻内镜手术以往主要应用在改善鼻腔通气、开放鼻窦治疗鼻窦炎症方面。时至今日，不论是鼻内镜手术器械还是手术技术，都已高度发展，早已突破了其创始之初强调“功能性”、“微创”的限制，不再仅仅局限于对鼻窦炎鼻窦开放、鼻中隔矫正、鼻甲成形等鼻腔鼻窦炎症的治疗，而已经在鼻腔鼻窦肿瘤、鼻眼相关疾病、鼻颅底肿瘤等疾病的治疗领域发挥优势。然而，肿瘤切除的首要原则在于“彻底切除”和有适当的安全界限。但鼻内镜成像光线不足、管状视野（视野

周边变形）以及要操作空间的限制，只能瘤中操作，在某种程度上与上述原则相悖。导航技术则可以在此方面弥补鼻内镜技术的缺陷。

医用影像导航系统最早出现于 20 世纪 40 年代，而由 CT 影像引导的导航系统出现于 1976 年。时至今日，影像导航系统已广泛应用于鼻腔鼻窦炎性疾病和肿瘤的内镜手术治疗。以往的鼻内镜手术术中导航多使用 CT 影像。CT 影像可以很好地显示骨性结构的位置和界线，但缺点是对不同密度软组织的结构显示不清，单纯使用 CT 影像导航不能完全避免手术并发症，故曾被认为不适宜应用于广泛累及额隐窝、蝶骨、斜坡的病变，只有针对骨性框架的良性肿瘤才能更好发挥其优势。而 MRI 对软组织和神经结构分辨率高，能准确描述肿瘤形态、大小、位置、血供、生长方式和方向以及与毗邻结构的关系。因此，在鼻内镜下鼻部占位性病变切除术中应用影像融合技术，将 CT 和 MRI 影像有效地结合起来，较单一影像导航更具优势，其优势主要在于：①软组织肿瘤在 CT 上与周围组织界线不清，而在融合影像下可见较明显的边界，易于肿物的三维定位；②鼻腔鼻窦骨质结构丰富并且复杂，在融合影像下可以较清晰地识别危险的解剖结构，在颅底肿瘤的切除手术中这一点尤为关键；③在增强 MRI 影像中，多数软组织肿瘤边缘呈现与内部不同程度的强化，可以借此保证肿物完整地切除，最大限度地保护周围正常组织，并且有利于切缘的识别和送检。在进行鼻内镜肿瘤切除手术时，除非有 MRI 或增强扫描禁忌，均可以采用 CT 和 MRI 影像融合进行导航。然而，尽管术中影像导航系统的应用可以帮助术者辨认解剖结构，但是由于导航难以避免的误差，应强调手术医生的判断仍然是手术成败的关键。

此外，要特别重视对影像导航软件系统的了解和学习，充分利用影像导航的工作站进行手术方案设计、围手术期管理及术后随访。颅底肿瘤患者往往病变范围大，手术时间长。好的手术设计及围手术期管理不仅可以保证安全、利于肿物完整切除，而且可以缩短手术时间、减少出血，这些都可以降低手术局部及全身并发症的发生率，利于术后恢复，提高手术成功率。术后随访对于肿瘤患者的预后观察同样至关重要。应严格按照不同类型鼻腔鼻窦肿瘤内镜手术指南的要求，做好随访工作。对于有较清晰边界的肿瘤，建议在术后 1 周内尽量清理鼻腔后进行影像复查。这样可以尽快了解肿瘤切除是否完整，决定下一步治疗方案，同时可以为术后肿瘤是否复发提供证据。

视频 14-1　内镜联合导航手术

（周兵）

参考文献

[1] 韩德民，周兵，葛文彤，等. 影像导航系统在鼻内窥镜手术中的应用. 中华耳鼻咽喉科杂志，2001，36：126-128.

[2] 葛文彤，周兵，韩德民，等. 影像导航下的鼻内镜手术. 中华耳鼻咽喉科杂志，2004，39：135-138.

[3] 王荣光，陈雷，杨伟炎. 鼻窦手术中应用影像导航系统的利与弊. 中华耳鼻咽喉科杂志，2004，39：705-706.

[4] 周兵，韩德民，葛文彤，等. 影像导航引导鼻内镜下前颅底骨化纤维瘤切除术. 中国耳鼻咽喉头颈外科，2005，12：706-708.

[5] 张秋航，刘海生，杨大章，等. 影像导航在经蝶垂体腺瘤切除术中的应用. 中华耳鼻咽喉头颈外科杂志，2005，40：41-44.

[6] Gunkel AR，Freysinger W，Thumfart WF. Experience with various 3-dimensional navigation systems in head and neck surgery. Arch Otolaryngol Head Neck Surg，2000，125：1100-1104.

[7] Metson R，Ung F. Image-guidance in frontal sinus surgery//Kountakis SE. The Frontal Sinus. Heidelberg：Springer，2005：201-209.

[8] Citardi MJ，Batra PS. Revision functional endoscopic sinus surgery//Kountakis SE. Revision Sinus Surgery. Heidelberg：Springer，2008：251-267.

[9] Tabaee A，Schwartz TH，Anand VK. Image guidance in endoscopic skull base surgery//Anand VK，Schwartz TH. Practical Endoscopic Skull Base Surgery. San Diego，CA：Plural Publishing，2007：57-69.

[10] Citardi MJ，Batra PS. Image-guided sinus surgery//Kountakis SE. Rhinologic and Sleep Apnea Surgical Techniques. Heidelberg：Springer，2007：189-198.

[11] Gerard IJ，Kersten-Oertel M，Petrecca K，et al. Brain shift in neuronavigation of brain tumors：a review. Med Image Anal，2017，35：403-420.

[12] Nimsky C，Ganslandt O，Von Keller B，et al. Intraoperative high-field strength MR imaging：implementation and experience in 200 patients. Radiology，2004，233：67-78.

[13] 庞长河，阎静，龙江，等. 3.0 T 移动 iMRI 联合导航在显微切除脑功能区高级别胶质瘤手术中的应用. 中华显微外科杂志，2015，38（4）：323-327.

[14] Bergström M，Greitz T. Stereotaxic computed tomography. Am J Roentgenol，1976，127：167-170.

[15] Metson R. Image-guided sinus surgery：lessons learned from the first 1000 cases. Otolaryngol Head Neck Surg，2003，128：8-13.

附　录

附录一

中国颅底外科多学科论坛

颅底外科是以颅脑与眼、耳、鼻、咽部结构交界区域的解剖、生理和疾病为主要研究对象的一门边缘学科，以颅底病变的切除、修复、矫治为主要内容。由于颅底位置深在，解剖关系复杂，重要结构繁多，又涉及多个学科领域，颅底外科已成为外科领域最具挑战性的学科之一。它涉及神经外科、口腔颌面外科、耳鼻咽喉头颈外科、眼科等众多学科，是一门新兴交叉学科。因此，各个学科的交流协作对于提高颅底外科的综合诊治水平十分重要。

为推动我国颅底外科的发展，2008 年底在北京开始了神经外科、耳鼻喉科、口腔颌面外科、头颈外科众多专家学者参与的颅底多学科学术沙龙，定期举办活动进行交流。2009 年、2011 年、2013 年连续举办三届中国颅底多学科论坛，形成了每两年举办一次全国学术会议的传统，还申请建立了中国颅底多学科网站 www.skullbase-china.org。此后，在北京天坛医院张力伟教授、北京同仁医院韩德民教授、北京大学口腔医院郭传瑸教授共同倡导下，“中国颅底外科多学科协作组”于 2014 年 3 月 29 日在北京正式成立，这是我国第一个全国性的专业性颅底外科多学科协作组。此后，协作组开展了卓有成效的活动，整合颅底外科相关专业的人才和资源，打破固有的学科划分，以疾病为中心，发挥不同学科在诊断治疗方面的优势，协作诊治，制定最佳的诊疗方案，提高颅底外科疾病治疗的安全性和有效性，降低术后并发症的风险，并在学术交流、科研合作、人才培养等方面搭建平台和提供必要的支持。

颅底多学科学术沙龙、论坛及协作组的系列活动大大提高了我国颅底相关疾病的治疗水平，为进一步成立颅底外科协会打下了良好的基础。2016 年 4 月，在中国医疗保健国际交流促进会支持下，颅底外科分会正式成立。从此我国开始有了独立的颅底外科组织，它的成立对于全面推动我国颅底外科的发展具有里程碑式的意义。颅底外科分会对内为广大颅底外科医生提供了交流与学习的平台，对外代表中国在世界颅底外科舞台上发出中国声音。

目前，广大颅底外科工作者在颅底外科分会的团结和领导下，开展了形式多样的学术活动，多种新技术、新方法在颅底外科分会的帮助下得到推广，最终使广大颅底疾病患者受益。中国的颅底外科事业进入快速发展的新时期。

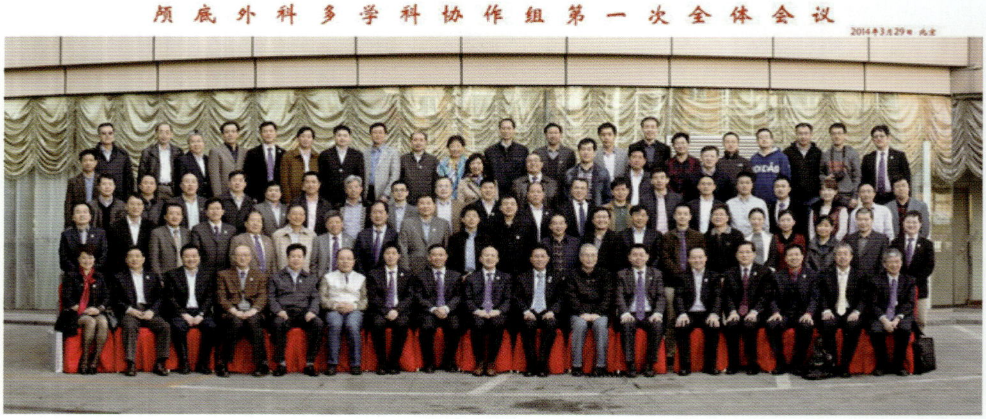
颅底外科多学科协作组第一次全体会议
2014年3月29日 北京

2014 年 3 月中国颅底外科多学科协作组成立

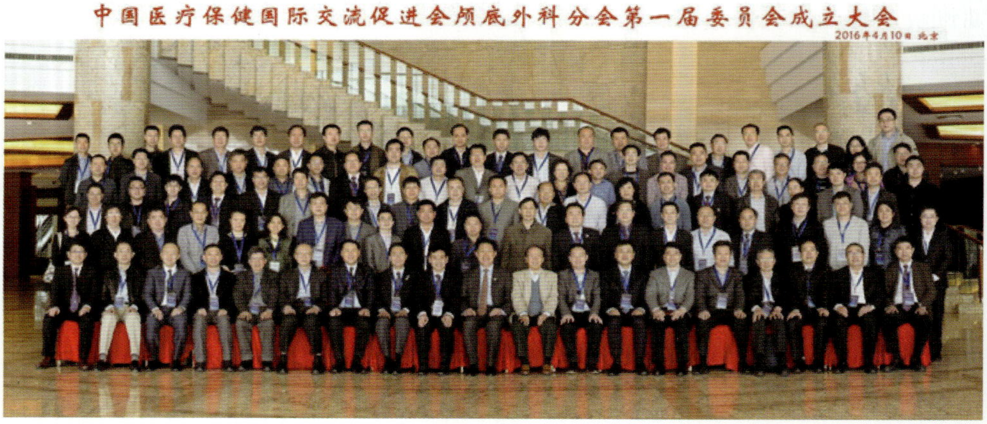
中国医疗保健国际交流促进会颅底外科分会第一届委员会成立大会
2016年4月10日 北京

2016 年 4 月中国医疗保健国际交流促进会颅底外科分会成立

（张雷　郭传瑸）

附录二

ADT 国际会议及基金会简介

ADT（Advancing Digital Technology，先进数字技术）基金会成立于 2010 年，是加拿大的一家非营利团体组织。其创建目的是帮助确定和探索创新的数字化技术在头颈修复重建中的应用与发展。该基金会的工作任务是：①促进头颈修复重建领域知识的普及和教育；②为提高头颈修复重建水平，组织会议、实践培训班、研讨会，其中包括“先进数字技术在头颈部重建中的应用”（Advancing Digital Technology in Head and Neck Reconstruction）国际会议（ADT 国际会议）。

ADT 国际会议的历史要追溯到 2001 年。来自加拿大的 Johan Wolfaardt 教授和来自英国的 Adrian Sugar 教授联合探索并发起了第一次小规模的、由医生和工程师共同参加的数字化头颈重建技术研讨会，讨论了这一交叉学科未来的发展方向和面临的挑战。2002 年 3 月，他们在加拿大阿尔伯塔省埃德蒙顿市组织召开了第一次 ADT 国际会议。来自加拿大、英国、德国、荷兰的一些最初的大会发起者本意是开一个小型研讨会，可出乎意料的是，有 100 余人热情参与了此次会议。在会议上，大家一致同意此后将按期举行这一研讨会。

2005 年，第二届 ADT 国际会议在加拿大的班芙举行。超过 250 人和 20 余家合作商参加了会议。这次会议上确立了一个共识：数字化技术在头颈重建领域的应用正在快速发展，同时健康评价体系、伦理学、卫生经济学、材料学等各类相关学科的发展与数字化技术息息相关，必须协同发展。2008 年，第三届 ADT 国际会议在英国威尔士举行。2011 年，第四届 ADT 国际会议在德国弗莱堡举行。北京大学口腔医院郭传瑸教授带领团队在德国第一次参加了该会议，并在会议上展示了团队在计算机辅助设计、导航下口腔颌面外科手术、医疗机器人研发方面的研究工作，获得了与会研究者的广泛关注。此后，会议组织者即决定 2014 年会议在北京举办。

2014 年 9 月，第五届 ADT 国际会议在北京召开。此次会议由北京大学口腔医院和中国医师协会共同承办，是第一次在亚洲举办的 ADT 会议。郭传瑸院长担任此次大会主席。此次会议参会人员共计 244 人，其中国际学者 188 人，国内学者 56 人；共收到口头发言投稿 87 个，海报投稿 39 个。经过学术委员会认真筛选，最终选出57个口头发言，38个学术海报，10个特邀发言，6个工作坊。此次会议参会人员来自25个国家，包括许多国际著名学者及我国口腔颌面外科领域的知名专家，是包括医学、计算机科学、先进制造、材料等多个领域在内的一次学科交叉的盛会。会议围绕头颈外科的数字化技术研发及应用展开，内容涉及计算机虚拟手术设计、手术导航技术、虚拟现实技术、三维打印技术等热门研究领域。此外，手术辅助机器人、动态三维数据获取技术（4D Imaging）、头颈部软组织的功能模拟、肌肉精细结构的计算机建模、语音功能分析等前沿领域受到广大与会代表关注。正如ADT基金会主席Johan Wolfaardt教授所说："中国必将成为未来医学领域数字技术发展的中心。"这次大会标志着中国以颌面外科为主导的头颈修复领域迈入国际先进水平。

2017年5月，第六届ADT会议在法国亚眠举行。会议的主题是"崭新的面部、崭新的未来"。讨论专题涉及多个方面。技术方面包括3D打印、计算机辅助手术、触控系统、导航系统、机器人、纳米技术、增强现实系统、手术规划、头颈重建，生物学方面包括生物工程、组织工程、生物打印、生物治疗，影像学方面包括功能影像学、分子影像学、虚拟建模、4D活动影像学，管理学方面包括数据管理、技术评估、商业模型、风险控制、卫生经济学等。

ADT会议的特别之处在于，它的涉猎非常广泛，包含了外科、牙科、修复重建、康复医学、诊断影像、放疗肿瘤学、计算机科学、工程学、材料科学、健康科技评价、卫生经济学、基础医学、伦理学等。而商业公司并不是仅仅作为展商，而是直接作为重要的研究参与者进入这个领域，呈现了产品公司和临床医生、研究者直接合作的态势。ADT会议将成为未来创新的缔造者。

ADT为了发展的需要，近年来成立了专门的ADT基金会、ADT区域领导团。ADT基金会的所有事务由主任联席会共同商讨决定。郭传瑸教授是我国唯一一位该基金会的共同主任。我国成立了独立的ADT区域领导团，并独立开展先进数字技术的研发和推广。中国区域领导团的目标是：建立相关硬件、软件的指南和标准，探索有利于公司和临床医生双方的商业合作模式，推动数据共享和交换的发展，发展良好的数字技术应用于医疗的资金运作模式，推动先进知识和技术的转化，提供相关学习和技能训练的培训。ADT基金会还设立了面向个人、机构和企业的会员制度：ADT会员缴纳年费，享有参与ADT所有大会、区域会议、论坛、学习班的优惠，可以使用ADT所有资源和商业合作优惠。

在现在这样一个智能科技改变生活的时代，先进数字技术的内涵和外延正在飞速改变，越来越多的新技术、新方法正在大规模地应用于临床医疗，它要求我们紧扣时代脉搏，把握前沿方向，扩大多领域合作，接纳并创造新的方法、模式，为战胜疾病、提高生存质量做出努力。ADT基金会正以开放的姿态欢迎先进数字技术和临床医疗领域的实践者、开拓者携起手来，开创更加美好的未来！

（王晶）

参考文献

[1] 张彬. 因地制宜、协同发展，不断提升我国头颈修复水平. 中华耳鼻咽喉头颈外科杂志，2015，50（5）：354-356.

[2] http://www.adt-foundation.com.

二维码资源扫描说明

在观看二维码视频资源之前，请您刮开下面二维码，使用微信扫码激活。

03312

本册图书激活二维码

温馨提示：每个激活二维码只能绑定一个微信号。

更多优质服务请微信扫码关注“北京大学医学出版社官方微信号”。

北京大学医学出版社
官方微信号二维码